Alzheimer

Das Buch

Die Alzheimersche Krankheit gilt als Geißel des Jahrhunderts, die Ursachen des unaufhaltsamen Verlöschens des Geistes kennt man bis heute nicht. Im Mittelpunkt dieses Buches steht der Wissenschaftler, der der Krankheit seinen Namen gab: Alois Alzheimer. Nicht nur seine Arbeit als Neurologe, auch die Biographie des Privatmannes Alzheimer ist eine spannende Geschichte. Was das Vermögen seiner jüdischen Frau mit seiner Entdeckung zu tun hatte, wie die gemeinsamen Kinder als »Mischlinge« im Nationalsozialismus um ihr Leben zittern mußten, wie die frühe Diagnose Alzheimers für Jahrzehnte vergessen wurde – das alles ist Medizingeschichte, wie sie interessanter nicht sein kann.

Der Autor

Michael Jürgs, Jahrgang 1945, studierte Politische Wissenschaften, Geschichte und Germanistik. Seit über 30 Jahren ist er Journalist. Unter anderem war er Chefredakteur von *Stern* und *Tempo*. Michael Jürgs ist Autor mehrerer Sachbuch-Bestseller, die zum Teil auch verfilmt wurden.
In unserem Hause sind von Michael Jürgs bereits erschienen:

Das Kleopatra-Komplott
Der Fall Romy Schneider

Michael Jürgs

Alzheimer

Spurensuche im Niemandsland

List Taschenbuch Verlag

List Taschenbuch Verlag 2001
Der List Taschenbuch Verlag ist ein Unternehmen der
Econ Ullstein List Verlag GmbH & Co. KG, München

Umschlagkonzept: HildenDesign, München – Stefan Hilden
Umschlaggestaltung: DYADEsign, Düsseldorf
Umschlagfotos: Focus, Hamburg
Abbildungen im Innenteil:
1–9: Privatbesitz
10: Archiv der Klinik für Psychiatrie und Psychotherapie, Universität
Frankfurt am Main, mit freundlicher Genehmigung
von Prof. Dr. K. Maurer
11–12: Neurogenetics, 1/1998, mit freundlicher Genehmigung
von Dr. Manuel Graeber
13–16: Neurogenetics, 1/1997, mit freundlicher Genehmigung
von Dr. Manuel Graeber
Druck und Bindearbeiten: Clausen & Bosse, Leck
Printed in Germany
ISBN 3-548-60019-0

Inhalt

»Erinnerung ist das Seil, heruntergelassen vom Himmel, das mich herauszieht aus dem Abgrund des Nicht-Seins.«

Marcel Proust, Auf der Suche nach der verlorenen Zeit

Prolog

Vor mir liegt das aufgeschnittene Hirn einer Toten. Zum erstenmal im Leben sehe ich so etwas, und es berührt mich unangenehm, als würde ich die Intimsphäre eines Menschen verletzen, in sein Innerstes schauen. Für den Mann, der mir das Mikroskop einstellt, ist der Umgang mit fremden Gehirnen ein alltägliches Geschäft. Er öffnet einen rechteckigen schwarzen Holzkasten, holt vorsichtig winzige Glasplättchen mit Präparaten heraus und betrachtet sie fast andächtig, bevor er mir die farbigen Tupfer unterschiebt. Einen ähnlichen Gesichtsausdruck hatten die Pfarrer meiner katholischen Kindheit, wenn sie uns gähnenden Ministranten zur Frühmesse die Hostie zwischen die Zähne schoben.

Dies ist nicht der Leib des Herrn. Es sind Teile der Hirnrinde einer längst vermoderten Frau. Nicht irgendeiner Frau: Was mir unter dem Mikroskop in tausendfacher Vergrößerung wie eine Mondlandschaft mit Erhebungen, Verkrustungen, Tälern erscheint, ist das zerstörte Gehirn von Auguste Deter. Sie ist am 8. April 1906 in der Städtischen Irrenanstalt Frankfurt gestorben und in der Geschichte der Medizin als Auguste D. unsterblich geworden. Nach ihrem Tod hatte ein Arzt bei der Untersuchung ihres Gehirns zahlreiche kleine Ablagerungen von der Größe eines Reiskorns und verklumpte

Bündel von Nervenfasern vorgefunden, was ihm »eigenartig« vorkam, und in diesen Veränderungen hat er die Ursachen einer seltsamen Krankheit vermutet, die später nach ihm benannt wurde.

Er hieß Alois Alzheimer.

Die an dieser Krankheit leiden, und das sind zum Ende des 20. Jahrhunderts in Deutschland etwa eine Million Menschen über 65 und in den USA schon mehr als vier Millionen, verlieren langsam den Verstand. So wie Auguste Deter. Schlimmer: Ihnen entgleitet auf einem unaufhaltsamen Absturz ins Nichts ihre Identität, also ihr Selbst. Sie verstehen die Welt nicht mehr. Nur am Anfang ihres freien Falls merken sie noch, wie sie die eigene Biographie verläßt und damit das, was ihr Leben ausgemacht hat. Darum sind die ersten Phasen der Krankheit, so seltsam dies klingen mag, für die Betroffenen viel schlimmer als kurz vor dem Tod das Endstadium. Diese dann totale Umnachtung ist für uns, die wir in einer Wirklichkeit jenseits ihrer Realität leben, das eigentliche Schreckensszenario, kann aber für die Erkrankten die einzige Gnade ihrer letzten Jahre sein. Am Ende mag sogar gelten: Glücklich ist, wer vergißt.

Das darf man doch nicht mal denken.

Zu Beginn meiner Recherchen auf den Spuren Alzheimers, auf der Suche nach der leise verlöschenden und der für immer verloschenen Zeit, wäre ich tatsächlich über solchen Zynismus noch erschrocken gewesen. In vielen Gesprächen haben mir Wissenschaftler, Ärzte, Pfleger, Therapeuten bestätigt, daß in diesem kitschigen Versprechen einer Operettenmelodie jedoch viel Wahrheit steckt. Manche meiner Vorstellungen über Alter und Tod sind deshalb gestorben. Beim Übergang von der einen in die andere Welt wird zum Beispiel nicht nur betroffen geweint, sondern auch unbeschwert gelacht. Während ich diesen Satz schreibe, sehe ich die sechsundachtzigjährige Frau vor mir, die in ihrer Vorstellung zwölf Jahre alt ist und morgens zur Schule gehen will und die geradezu glücklich ist, wenn der Stationsarzt sie untersucht, denn sie hält ihn für ihren über alles geliebten Klassenlehrer. Das kann sie nicht mehr klar ausdrücken, aber noch so zum Ausdruck bringen, daß der Sinn klar wird. Bald wird auch dieser Wahn verlöschen. Sie hat in der echten Welt höchstens noch ein Jahr vor sich, und in dieser Zeit wird ihr nichts Schlimmes mehr widerfahren, nur der Tod. Die traumatische Erfahrung, daß der Körper den Geist überlebt, hat sie bereits hinter sich.

Geht es ihr nicht viel besser als dem Musikprofessor, der erst am Anfang seiner Irrfahrt steht und den Namen der Krankheit, die von ihm Besitz ergreift, gar nicht wahrhaben will? Der sich einfach weigert, so lange das noch geht, sie zur Kenntnis zu nehmen? Der alternativ versucht, die sich verlangsamenden Fertigkeiten seines Verstandes auszugleichen durch Vorausplanungen, basierend auf lebenslanger Erfahrung, was von seiner Umgebung als Weisheit bewundert wird? Der aber natürlich ahnt, daß er keine Chance hat, weil hinter der nächsten Ecke schon die ersten jener gesichtslosen Gespenster lauern, die ihn von nun an begleiten werden.

Die Realität außerhalb unseres Kopfes, die Außenwelt, bestimmt zwar unser Verhalten. Aber die Eindrücke werden gemischt mit selbstbewußten, selbstentwickelten Vorstellungen von Leben und Sein, der Innenwelt. Die komplizierte und fein ausgewogene Mischung ergibt den Verstand. Den kann man zeitweise außer Kraft setzen, sozusagen ausschalten. Ein Fall von Liebe zum Beispiel läßt Menschen ihren Verstand verlieren. Das geht bei Gesunden vorüber. Nur Verrückte sehen die Realität auf Dauer nicht mehr. Alzheimer-Kranke zum Beispiel. Weil ihre Realität verrückt ist, die Außenwelt fremd und die Innenwelt nicht mehr fähig, sinnvoll darauf zu reagieren. Die Verbindungen sind unterbrochen, das Netzwerk zwischen ihrer Welt und der wirklichen Welt ist gestört. Der Verstand hat sie verlassen.

Meine Reise führte mich nicht nur in viele verlorene Vergangenheiten, sondern aus ihnen direkt in die Zukunft, denn weltweit wird von Pharmakonzernen in hochgerüsteten Labors nach einem Mittel geforscht, um das unheimliche Siechtum namens Alzheimer zu behandeln und zu heilen.

Angesichts der dramatisch ansteigenden Zahl von Kranken – in Deutschland 50 000 neue Fälle pro Jahr – winkt dem Multi, der das Medikament als erster auf den Markt bringt, ein Milliardengeschäft. Die Spezialisten, die sich mit dem Hirnleiden beschäftigen und nach Ursachen suchen, wissen außerdem, daß sie bei entsprechendem Erfolg nicht nur die Chance auf Ruhm und Reichtum haben, sondern vielleicht sogar mal sich selbst retten, denn Alzheimer kann jeden treffen. Auch das motiviert.

Von Begegnungen und Erlebnissen im Niemandsland, auf der Suche nach dem erschreckenden, immer noch nicht erklärbaren Leiden und seinen Auswirkungen will ich berichten wie von einer Expedition ins Unbekannte. Es war nicht nur eine Reise, die mit Fahrplänen zu tun hatte oder mit Straßenkarten oder mit Flugstrecken, mit Terminen bei Erkrankten und ihren Familien, bei Pflegern und in Heimen, bei Ärzten und in Kliniken, in staubigen Archiven und in blitzenden Laboratorien. Vieles in Sachen Alzheimer habe ich gelernt über die Bildschirme meiner Computer, denn im Internet gibt es fast 30 000 Möglichkeiten, Begriffe im Zusammenhang mit Alzheimer anzuklicken – Selbsthilfegruppen, Leitfäden für Betroffene, Fachliteratur etc. Wichtiger: Jeder noch so schwache Hinweis auf eine mögliche neue Spur wird im elektronischen Netz vermeldet, jedes hoffnungmachende neue Testergebnis unter den Fachleuten ausführlich diskutiert.

Über Nacht gehe ich in ein Labor der Cambridge University in England, da sind erste Versuche mit Kulturen künstlicher Nervenzellen abgeschlossen worden. Am Morgen schnell ins Forschungszentrum eines Pharmakonzerns nach New Jersey, wo ein Molekularbiologe die mit Alzheimer zusammenhängenden Eigenschaften einer bestimmten körpereigenen Substanz entdeckt hat, von der ich bislang nicht mal wußte, daß es sie überhaupt gibt. Am Ende meiner Reise wird sie mir geläufig sein wie eine Abkürzung aus meinem ganz alltäglichen Leben. Nachmittags nach Schweden in die Sahlgrenska-Universität, da erfährt man immer etwas Neues, weil sich im hohen Norden Hunderte von Experten ausschließlich mit der Ursachenforschung in Sachen Alzheimer beschäftigen. Abends dann noch ins Salk Institute for Biological Studies nach La Jolla, Kalifornien, denn dort soll es faszinierende Erkenntnisse über Zellen geben, die in totgeglaubten Regionen des Gehirns überlebt haben.

Aber vor allem will ich davon erzählen, wie ich auf den Spuren Alzheimers jenseits der veröffentlichten biographischen Fragmente sein zweites, sein unbekanntes Leben fand. Verbindungen zur Krankheit, die seinen Namen trägt, sind nicht zufällig. Denn nicht nur seine Entdeckungen unter dem Mikroskop, sondern auch seine Geschichte und vor allem die seiner Nachkommen, handeln indirekt vom Vergessen und dem, was am besten vergessen wird. Es ist eine typisch deutsche Geschichte. Eine Geschichte, die auf andere Weise mit dem Vergessen zu tun hat. Der fränkische Kleinbürger war verheiratet mit einer aus Frankfurt stammenden Weltbürgerin, die in New York gelebt hatte. Sie starb selbst für damalige Verhältnisse zu früh, und auch Alzheimer selbst wurde nicht sehr alt. Ihre Kinder waren nach der verbrecherischen und für so viele Menschen tödlichen Logik der Gesetze, dem Unrecht, das im Tausendjährigen Reich zwölf Jahre lang rechtens war, keine reinrassigen Arier, und selbst für deren Kinder galt noch eine menschenunwürdige Ordnung: Sie wurden als Mischlinge zweiten Grades bezeichnet. Wie die Nachkommen Alzheimers überlebten und mit welchen Tricks und wer ihnen dabei half und wann sie sich endlich ihrer verdrängten jüdischen Geschichte bewußt wurden – auch das steht im Protokoll meiner Reise. Ich gebe zu: Als ich mit den Planungen begann, wußte ich über Hirnleiden gerade so viel wie unbedingt nötig. Die Hölle ist, du lieber Himmel, doch immer in den anderen, warum zum Teufel sollte ich mich näher mit Alzheimer beschäftigen?

Weil es uns alle treffen kann.

1. Kapitel

Alter Depp, sagt der Volksmund, oder blöde Alte. Chronische Hirnerkrankung, sagt der Mediziner. Stimmt alles. Die Alzheimer-Krankheit, häufigste Ursache für verwirrende Veränderungen im Alter, die als Demenz bezeichnet werden, ist die schwerste aller psychisch bedingten organischen Störungen. Sie beginnt mit scheinbar zufälliger Vergeßlichkeit, mit der Suche nach Begriffen, die gestern noch vertraute Begleiter waren, mit Fremdsein in einer gewohnten Umgebung. Der Schlüssel ist verlegt. Die Brille unauffindbar. Wie hieß bloß der Nachbar, der immer so freundlich grüßte? Mit dem Auto an der falschen Ecke abgebogen. Den Herd nicht ausgemacht. Zum dritten Mal dieselbe Wäsche in den Trockner gepackt. Ein Buch gelesen, und beim zweiten Kapitel schon den Anfang wieder vergessen. Aus dem Fahrstuhl zum eigenen Büro im Stockwerk darunter ausgestiegen. Das sind die ersten Zeichen – und Menetekel zugleich.

Die so Getroffenen wehren sich mit großer Macht und kleinen Tricks gegen die dämmernde Erkenntnis, auf schwankendem Grund zu gehen. Das Gedicht aus der Jugendzeit noch auswendig aufsagen zu können, aber vergessen zu haben, was sie zum Frühstück aßen. Sie verdrängen ihre aufsteigende Ratlosigkeit und ihre plötzliche Panik anfangs erfolgreich und errichten sich ein paar Geländer, an denen sie sich unauffällig festklammern können. Dabei unterdrücken sie ganz einfach ihre Verstörung, weil ihnen ihr Zustand nicht nur vor Fremden, sondern sogar vor ihren Angehörigen peinlich ist. Die Alzheimer-Krankheit ist immer noch eine Tabu-Krankheit, eine Art Aids im Gehirn. Wer mag schon zugeben, mehr und mehr zu verblöden, unaufhaltsam abzusinken in eine irre Realität? Krücken gegen schwindende Geistesgegenwart sind große Zettel in der Brusttasche, am Telefon, im Badezimmer, am Kleiderschrank, in der Küche. Hinweise, auf denen Banalitäten stehen, über die bisher nicht nachgedacht worden war, weil sie automatisch abliefen: Zahnbürste blau, Socken vom Fuß nach oben anziehen, erst Hörer abnehmen, dann wählen etc. Im Beruf einprägen von Hilfen wie: Schreiben Sie mir das mal auf, damit ich es in Ruhe nachlesen kann. Entschuldigung, ich war mit meinen Gedanken ganz woanders, was haben Sie gesagt?

Gleichzeitig ziehen sich die Kranken, die sich anfangs noch nicht für richtig krank halten, sondern eher ratlos sind über ihre Ausfälle und diese mit einer vorübergehenden Schwäche wie einer Erkältung verwechseln, Stück für Stück in ihre Welt zurück. In der wähnen sie sich sicher, weil sie da nur mit sich sind. Auftretende depressive Verstörungen gehören zwar schon zum Krankheitsbild, aber Depressionen hat doch jeder mal, also was soll's. Sie bauen für ihren Rückzug scheinbar nachvollziehbare, sinnvolle Erklärungen wie eine Schutzmauer um sich herum auf, geben vor, müde zu sein oder keine Lust zu haben, Freunde zu treffen, einen Film anzuschauen, in Urlaub zu gehen. In der Tat sind sie erschöpft und ausgelaugt, denn das Festklammern im Jemandsland vor dem Abgang ins Niemandsland kostet sie Kraft.

Bis es nicht mehr geht. Bis sie nicht mehr verbergen können, daß sie anders geworden sind. Weder vor der Familie noch vor den Mitarbeitern. Bis die Hilfskonstruktionen sie nicht mehr tragen. Bis sie unaufhaltsam abstürzen ins Nichts. »Ich kann spüren, wie ich diesen rutschigen Abhang hinuntergleite. Ich empfinde eine Traurigkeit und Angst, die ich nie zuvor erfahren habe,« beschrieb der Amerikaner Larry Rose diesen Zustand, solange er ihn noch in Worte fassen konnte. Wie ihm geht es allen Kranken. Bis sie im Wortsinne die Zeiger auf ihrer Uhr nicht mehr erkennen und ihre Zeit bestimmen können. Bis ihre Uhr stehenbleibt. Für immer.

Gefangen in einem Labyrinth, das nicht einmal einen Ausgang hat, wächst unaufhörlich und schleichend die Angst vor totaler Isolation. Eine Angst, die sie anfangs vor Entsetzen geradezu lähmt, von der die Kranken irgendwann nicht einmal mehr erzählen, sich mitteilen – und damit die Last mit anderen teilen – können, weil am Ende ihre zu Leerformeln degenerierte Sprache kaum mehr einer versteht. Sie werden sich auf der Abreise in die Nacht selbst fremd, und ihre Verzweiflung läßt gleichzeitig die verzweifeln, die sie doch ganz anders kannten. »Unbemerkt, in Stücken und Stückchen entglitt ihr die Vergangenheit, alles Gewesene löste sich auf und verschwand. Die Gegenwart trat auf der Stelle, eine Zukunft gab es nicht«, schildert Leonore Suhl eine an Alzheimer erkrankte Greisin in ihrem Roman *Frau Dahls Flucht ins Ungewisse*. Der amerikanische Friedensnobelpreisträger Elie Wiesel läßt in *Der Vergessene*, seiner fiktiven Geschichte von Vater und Sohn auf der Suche nach ihrer nie vorhandenen jüdischen Heimat, den von Alzheimer getroffenen alten Mann sagen: »Ich hatte Angst, in eine bodenlose Tiefe zu stürzen, wo mich das Lachen des Bösen erwartete.« Und jener Ingenieur Larry Rose, der in seinem Bericht *Ich habe Alzheimer* so lange die ersten Phasen seiner Krankheit notierte, den noch spürbaren und merkbaren und beschreibbaren Verfall, bis ihn sein Zustand endgültig stumm machte: »Meine Gedanken sind verworren, entbehren jeglicher Ordnung. Ich spüre einen Zorn, eine Wut in meinem Kopf. Sie ist nicht zielgerichtet, hat keinen genauen Gegenstand – sie läßt sich nicht auf etwas Bestimmtes fixieren. Diese Wut richtet sich weithin gegen mich selbst.«

Es kann bis zu dreißig Jahre dauern, ehe die ersten Symptome der Krankheit auffällig werden. So lange schlummert sie unentdeckt im Gehirn, das – grob aufgeteilt – aus Hinterhirn, Mittelhirn und Vorderhirn besteht. Der hintere Teil ist zuständig für Herzschlag und Atmung und die normalen Bewegungen des Körpers. Im Mittelhirn wird zum Beispiel der Wechsel zwischen Schlafen und Wachen koordiniert. Die Alzheimer-Krankheit beginnt im sogenannten limbischen System des Vorderhirns, einem dicht geknüpften Netzwerk von Nervenzellen und Leitungsbahnen. Hier werden die vegetativen und hormonellen Vorgänge des Körpers gesteuert, hier befinden sich das Gedächtnis und die Emotionen, die angeborenen Triebe und die erworbenen Instinkte. Hier entstehen Liebe und Haß, Furcht und Mut. Genau hier bilden sich die ersten eiweißhaltigen Ablagerungen, die sogenannten amyloiden Plaques, und zwar außerhalb der Nervenzellen. Ablagerungen von solchen Proteinen kommen bei allen älteren Menschen vor – übrigens auch bei anderen Säugetieren wie Affen und Hunden –, ohne deren geistige Fähigkeiten zu beeinträchtigen. Normalerweise werden sie von den dafür zuständigen Enzymen vernichtet, bevor sie sich zu Plaques zusammenballen, und diese Bruchteile dann einfach aus dem Gehirn weggeschwemmt.

Bei der Alzheimer-Krankheit dagegen springt plötzlich die Produktion dieser Spaltprodukte an, sie vermehren sich dann geradezu dramatisch. Die körnigen Eiweißbrocken besetzen nach und nach, oft über zwanzig Jahre lang, die gesamte Festplatte Großhirnrinde, in ihrer Umgebung sterben alle Nervenzellen ab. Eine ausgewachsene Plaque, ein Zehntel so dick wie die Seite, auf der dieser Satz jetzt steht, bedeckt die Fläche von etwa hundert Neuronen. Eine befallene Zelle zieht die andere mit in den Abgrund, und dies geschieht in einer rasenden Kaskade, einem unaufhaltsamen Prozeß, schneller und schneller. Die unheilvolle Vermehrung ist nicht zu stoppen. Die Wege werden blockiert. Der Transport von Botenstoffen, den Neurotransmittern, die normalerweise für den blitzschnellen Austausch von Informationen sorgen und in Milliarden von Schaltungen die Signale zwischen den Nervenzellen mit einer Geschwindigkeit von hundert Metern pro Sekunde hin- und herjagen, wird mit wachsender Zahl von

Proteinklumpen immer schwieriger, irgendwann dann unmöglich. Neue Wahrnehmungen können deshalb nicht mehr verarbeitet und verglichen werden mit den gespeicherten Erfahrungen. Das Koordinatensystem des Lebens wird verrückt.

Wie das genau funktioniert, daß nichts mehr funktioniert, habe ich mir von Ursachenforschern in Sachen Alzheimer immer wieder erklären lassen. Zu Beginn meiner Reise ins Zentrum der Krankheit hielt ich Mittäter wie Freie Radikale, die bei dem Anschlag aufs Gehirn entscheidend beteiligt sind, noch für etwas ähnliches wie Ex-Terroristen, die in den Genuß einer Amnestie gekommen waren. Die Assoziation ist so wahnsinnig nicht, denn was in Wirklichkeit passiert, ist ein Attentat gegen den Verstand. In der Schaltzentrale des Gedächtnisses, das die Form eines Seepferdchens hat – und davon abgeleitet seinen lateinischen Namen Hippocampus –, wohnt der Geist des Menschen. Der wird vertrieben.

Dies ist, ich weiß, medizinisch inkorrekt ausgedrückt, denn es gibt keinen Beweis für den Geist des Menschen, der zum Beispiel unter dem Mikroskop sichtbar wäre. Es gibt keinen Beweis dafür, daß im Hippocampus plötzlich ein Vakuum entsteht, was der Computer durch entsprechende Zahlenreihen dokumentiert. Für Molekularbiologen und Biophysiker und Neurologen bin ich von allen guten Geistern verlassen, wenn ich mich der Alzheimer-Krankheit auf diesen Wegen nähere. Wissenschaft basiert auf überprüfbaren Gesetzen und Prinzipien und versucht die systematisch so zu organisieren, daß die Realität klarer wird. Das schließt zum Beispiel Schöpfungslehre aus, und auch Gott darf nicht mitspielen. Naturwissenschaft und nichts sonst ist das Schwert des Geistes. Die menschliche Art, definiert Edward O. Wilson, amerikanischer Evolutionsforscher und Begründer der Soziobiologie, »ist ein Produkt der biologischen Evolution, die Menschen entstanden in einem Umfeld biologischer Habitate, und keine Philosophie und keine Religion macht einen wirklichen Sinn ohne Berücksichtigung von Punkt eins und Punkt zwei.«

Reicht denn nicht der medizinisch feststellbare Horror ganz

ohne Transzendenz? Die Diagnose *ALZHEIMER* bedeutet nämlich nicht etwa ein unmittelbares Todesurteil. Viel furchtbarer: Der nach auffälligen Symptomen, nach Messungen der Gehirnströme, mentalen Tests und eingehender klinischer Beobachtung erstellte Krankheitsbefund, Treffsicherheit achtzig Prozent, ist die Ankündigung des langen Abschieds vom normalen Leben. Keine ärztliche Kunst vermag den beginnenden Verfall jenes Gehirnteils zu stoppen, das für Emotionen zuständig ist, für die Bilder aus dem Album einer unverwechselbaren Biographie, für die eigene Persönlichkeit. Trotz aller Fortschritte der Medizin ist kein Mittel gegen diesen Altersschwachsinn entdeckt worden, denn tote Nerven und Nervenzellen können nicht – oder noch nicht? – repariert werden. Andere gesunde Zellen im Körper gleichen Verluste immer wieder bis zum Lebensende durch Teilung aus. Rote Blutzellen werden automatisch erneuert, denn in jeder Sekunde sterben rund 2,5 Millionen von ihnen, Lungenzellen schaffen es über achtzig Tage, bevor sie ersetzt werden müssen, Magenzellen nur knapp zwei Tage. Wer siebzig Jahre alt wird, ist zehnmal neu geboren, denn alle sieben Jahre erschaffen unsere Zellen uns neu.

Das Gedächtnis aber erlischt, es kann nicht neu geschaffen werden, jede der pyramidenförmigen Nervenzellen birgt eine ganz spezifische Erinnerung in sich. Wenn sie verkümmert, ist diese Erinnerung tot. Edward O. Wilson: »Der Abruf von Bildern aus der Langzeitdatenbank, die kaum oder gar nicht mit spezifischen Ereignissen gekoppelt sind, ist Gedächtnis; ist das Abgerufene mit etwas Bestimmtem gekoppelt und auch noch vom Nachhall spezifischer Gefühle begleitet, ist das Erinnern.« Das hat er nicht mir allein gesagt, das habe ich mir in seinem großartigen Buch *Einheit des Wissens* erlesen.

Einigen Wissenschaftlern ist es gelungen, Nervenzellen zu züchten, aber die Kunstprodukte haben in ihrem Kern keine Erinnerung. Was sollen sie tun im Gehirn? Und an welcher Stelle? Versuche mit Ratten, Mäusen und, zum erstenmal vermeldet im November 1998, mit Embryonenzellen, sind Experimente der Hoffnung und gleichzeitig – besonders was die menschlichen Substanzen betrifft – als unerlaubter Eingriff in die Natur umstritten. Nach vielversprechenden Versuchen mit embryonalen Stammzellen von Mäusen folgten Züchtungen ausgehend von menschlichen Stammzellen aus künstlich gezeugten Embryonen. Stammzellen sind die Mütter aller Zellen, sie können in jede Funktion hineinwachsen, für alle Notfälle im Körper benützt werden. Sie sind allmächtig. Müßten theoretisch in der Lage sein, bei Krankheiten des Gehirns, Alzheimer und Huntington und Parkinson, die Aufgaben der verstorbenen Nervenzellen zu übernehmen. Wie das vielleicht tatsächlich machbar ist, habe ich mir bei Abstechern von meiner Reiseroute angeschaut, auf den Strecken, die in die Zukunft der Medizin führen. Man muß wohl genauer sagen: führen könnten, denn keiner weiß, ob es nicht nur Irrwege sind.

Weil die Medizin in den letzten Jahrzehnten so große Fortschritte gemacht hat, gibt es so viele Alzheimer-Kranke. Was wahnsinnig klingt und doch logisch ist: Früher starben die Alten früher, manche sagen sogar: rechtzeitig, so lange sie noch gesund waren. Heute leben sie dank modernster Therapien und Medikamente länger – und entsprechend lange dauert das Sterben. Im Diesseits zwar noch vorhanden, aber bereits im Jenseits angekommen. Wie fühlen Sie sich denn? wurde in einem Fernsehfilm eine alte Frau gefragt, und mühsam sagte sie, ganz gut, doch: ganz gut. Was könnte denn besser sein? Das Leben.

Dr. Gerhard König, Demenzforscher beim Pharmariesen Bayer in Wuppertal, hat für die Heimsuchung namens Alzheimersche Krankheit ein anschauliches Bild gefunden, das ich nicht vergessen habe, weil es in so klaren Farben gemalt war. Wenn hinter einem Haus ein Müllhaufen liegt, hat er mir gesagt, ist das im Prinzip ja kein Problem. Man räumt ihn halt irgendwann weg. Falls man diesen Müllhaufen aber nicht wegschafft, aus Faulheit oder aus Nachlässigkeit, entstehen weitere Probleme. Das Regenwasser läuft nicht mehr richtig ab, Würmer siedeln sich an, es beginnt zu stinken und zu vergammeln, was wiederum Ratten anlockt, und der

Rasen, der unter dem Müll liegt, der stirbt. Dieser Müllberg, das sind die Amyloid-Plaques, und die sind anfangs nicht das Problem, weil sie nicht so zahlreich sind, weil man sie wie den Müllberg einfach umgehen kann, in unserem Fall: weil die Botenstoffe im Gehirn dennoch durchkommen.

Irgendwann aber wird, um sein Beispiel auszumalen, der tägliche Gang zum Einkaufen oder zur Arbeit schwierig, weil wir durch den Müll am Haus kaum mehr durchkommen. Wir hätten ihn doch wegräumen sollen. Nun beißen uns die Ratten. Die Entsorgung einzelner Müllteile ist nicht mehr möglich, der Berg ist ein harter Klumpen geworden, die Wege insgesamt sind verstopft. Eine Schneise zu schlagen bringt nur kurzfristig Entlastung, denn der Müllberg an sich, der bleibt. Wir haben weder etwas an den Ursachen der Verstopfung geändert noch rechtzeitig den Abfall weggeräumt.

Wieder übersetzt: Die Alzheimersche Krankheit, die Belästigung im Kopf, springt irgendwann an, wenn der Müll zu hart geworden ist und der Berg nicht mehr umgangen werden kann. Wir brauchen eine Substanz, sagt König, die entweder den Müll ganz wegräumt oder vor jedes Haus einen Müllmann hinstellt oder die Ratten abschießt. Einfach wegziehen, werfe ich ein, um im Bild zu bleiben, wäre das keine Lösung? Das wäre im übertragenen Sinn vergleichbar mit gezüchteten Nervenzellen, das geht theoretisch natürlich auch. Die toten Nervenzellen zurücklassen und mit frischen ein neues Leben beginnen. Aber der Briefträger hat unsere Adresse nicht mehr, es gibt keinen Anschluß mehr fürs Wasser, für den Strom. Gezüchtete Nervenzellen haben ja keine Erinnerung.

Und falls ein Arzt den Müll im Kopf, die Veränderungen rechtzeitig bemerkt hätte, was mit Computertomographie bei anderen Krankheiten des Gehirns wie Tumoren doch möglich ist?

Würde nichts daran ändern, daß nichts mehr zu ändern ist, denn bei dieser Form von Demenz gibt es keinen Begriff wie rechtzeitig. Wenn Alzheimer-Kranke endlich zum Arzt kommen oder zum Arzt gebracht werden, weil sich die meisten bis zuletzt dagegen gesträubt haben und mit aller Kraft vor sich und ihren Angehörigen ihren Zustand möglichst lange verbergen wollten, haben sie – statistisch gesehen – noch fünf Jahre zu leben. Die Patienten sterben in der ihnen verbleibenden Zeit jeden Tag ein bißchen mehr, ohne schon wirklich sterben zu dürfen. Ein vorübergehender Stillstand des demütigenden Abfalls, dieses unwürdigen Zustands, der mit Medikamenten unter beträchtlichen Nebenwirkungen manchmal erreicht werden kann, gilt beim schleichenden Hirntod als Fortschritt. An entsprechenden Mitteln arbeiten viele.

Weil die für Kreislauf und Atmung zuständigen Bereiche im Hinterhirn im Gegensatz zu den anderen Teilen funktionieren, bleiben die psychisch Erkrankten aber physisch noch ziemlich lange gesund. Kranker Geist in einem noch intakten Körper. Nur der Zerfall in jenem Areal unseres Zentralorgans, das Erfahrungen speichert und Emotionen und Erlebtes, ist nicht zu stoppen. Die Patienten verlieren im wahrsten Sinn des Wortes ihre Orientierung, weil im Laufe der Zeit wegfällt, woran sie sich festhalten könnten. Erst verdämmert ihre Erinnerung, dann verödet ihr Verstand, dann versinkt ihre Rede in sinnlosem Gebrabbel. Wenn sich der normale Tod ihrer gnädig erbarmt, hat der mit ihrer ursprünglichen Erkrankung eigentlich nichts zu tun und wird als Lungenentzündung, Herzinfarkt oder Schlaganfall registriert.

Das Wesentliche, sagt Dr. Parviz Mehraein, der meinen Augen-Blick auf Auguste D. durch die Feineinstellung am Mikroskop geschärft hat, das Wesentliche, nämlich andere zu erkennen und sich zu erinnern, löst sich einfach auf. Es gibt keine Rettung vor dem sich öffnenden schwarzen Loch der unendlichen Leere. Am Ende dieses Kabelbrands ist die Hälfte der Nervenzellen im menschlichen Gehirn zerstört, und dann sind, so unfaßbar diese Zahl sich anhört, über fünfzig Milliarden Zellen tot. Jeder Mensch verliert normalerweise täglich etwa hunderttausend Nervenzellen, für immer, denn sie sind ja nicht ersetzbar, und das summiert sich bei einer durchschnittlichen Lebenserwartung von siebzig Jahren auf rund zwei Milliarden. Aber da es sicher hundert Milliarden Nervenzellen gibt, sind diese zwei Milliarden eine zu vernachlässigende Größe.

Anders beim unheimlichen Verfall während der Alzheimer-Krankheit. In der letzten Phase vor der Erlösung, erklärt der Professor, bei dem ich meine Recherche begonnen habe, ist das Gehirn manchmal auf zwei Drittel seines ursprünglichen Umfangs geschrumpft. Erst post mortem – und das Sterben muß nicht »nur« fünf Jahre, es kann mitunter sogar schreckliche zehn Jahre und mehr dauern – läßt sich auf dem Seziertisch in der Pathologie die klinische Beobachtung einer Alzheimer-Demenz mit absoluter Sicherheit bestätigen. Die Diagnose sieht dann etwa so aus:

Schmale Hirnwindungen und breite Furchen statt breiter Hirnwindungen und schmaler Furchen wie bei Gesunden. Erweiterte Hirnkammern. In der Großhirnrinde Millionen von unauflöslichen Eiweißknötchen, ebenjene Amyloid-Plaques, die steinernen Platten des riesigen Friedhofs im Kopf. Verkrustete eiweißhaltige Fadenknäuel winziger Nervenfasern in den Zellen, Neurofibrillenbündel, die unter dem elektronischen Mikroskop in tausendfacher Vergrößerung aussehen wie schwarze Haarzöpfe ohne Kopf. Amerikanische Wissenschaftler haben diese Todesboten treffend *Ghost-Tangles* getauft. Verklumpt die Hälfte aller Synapsen. Über nur millionstel Millimeter breite Spalten, die Trennungsgräben zwischen einzelnen Nervenzellen, sind vor Ausbruch der Krankheit Informationen und Erkenntnisse blitzschnell im Gehirn weitergeleitet worden. Synapsen überbrücken die Wege zwischen den Zellen. Sie senden und empfangen Tausende von biochemischen Substanzen. Innerhalb der Zellen geht es elektronisch zu, denn Impulse werden elektrisch übertragen wie ein Stromstoß, zwischen den Zellen wird mit Hilfe chemischer Übertragungen kommuniziert.

Von ihrem Bauplan her sind alle Nervenzellen gleich, zumindest sehen sie etwa gleich aus: Kern oder Kopf (Soma), ein dichtes Geflecht von Ästen (Dendriten), ein sich fortsetzender Auswuchs, der manchmal mehr als einen Meter lang sein kann, und tief ins Rückenmark reicht, Axon genannt. Bei Gesunden stehen Pyramidenzellen miteinander in Kontakt durch Aussprossungen, und durch diese tauschen sie sich aus. Dendriten empfangen die elektrischen Signale, Axone geben sie weiter, scheiden dabei an ihrem Ende chemische Botenstoffe aus, die überspringen die Synapsen und sorgen für den reibungslosen Austausch von wichtigen Nachrichten. Das geht bei Alzheimer-Kranken nicht mehr. Die Substanz, die als Überträger jener von Zelle zu Zelle zischenden Informationen nötig ist, wird auch nicht mehr hergestellt. Also können die Botschaften nicht mehr weitergegeben werden. Ohne Botenstoff funktioniert das Gehirn nicht mehr, es erstarrt. Funkstille. Ein Motor ohne Benzin fängt an zu stottern und irgendwann bleibt er stehen. Beim Auto kann nachgetankt werden, im Gehirn geht das nicht.

Um die Dimensionen der Veränderung deutlich zu machen: Eine Plaque besetzt nicht nur die Fläche von hundert Nervenzellen, sondern ebenso die Fläche von einer Million Synapsen. Wissenschaftler diskutieren immer noch darüber, ob Amyloid-Plaques und verfilzte Neurofibrillen die Ursachen des Hirnleidens oder die Auswirkungen sind. Die Mehrheit der Forscher hält die Ablagerungen, die durch Umwandlung von normalen Zellproteinen in schädliche Endprodukte entstehen, inzwischen für die Ursache der Erkrankung. Die Experten haben aber nur Theorien darüber, warum sie bei den einen entstehen und bei den anderen nicht, und das werden sie mir noch ausführlich erklären müssen.

Diese Knoten und Faserbündel sind nicht nur bei verschiedenen Erkrankungen des Gehirns wie der Parkinsonschen oder der Creutzfeldt-Jakob-Krankheit nachzuweisen, es gibt sie auch bei gesunden alten Menschen über 75. Die Menge dieser »Herdchen« und »merkwürdiger Veränderungen«, wie sie einst Alzheimer nannte, ist entscheidend für den Ausbruch der Krankheit, die seinen Namen trägt: »Nichts spricht wohl gegen die Annahme«, schrieb damals der Arzt in seinem 1911 veröffentlichten und inzwischen berühmten Referat über »Eigenartige Krankheitsfälle des späteren Alters«, daß der unauflösliche harte Kern »seine Entstehung der Ablagerung irgendeines noch unbekannten Stoffwechselprodukts in der Hirnrinde verdankt«.

Die Gründe für diesen abnormen Stoffwechsel sind bis heute unbekannt, obwohl durch Methoden moderner Molekularbiologie, die Erforschung von Erbsubstanzen an Hand von Molekülen, und durch Fortschritte der Gentechnik einige wenige Ursachen definitiv bestimmt sind. Bei den Erkenntnissen über die Wirkungen sind die Forscher natürlich weiter als Alzheimer am Beginn des 20. Jahrhunderts, sie kennen sogar bestimmte Risikofaktoren, die zum Ausbruch der Krankheit führen, zum Beispiel Vererbung, zum Beispiel Gendefekte, zum Beispiel traumatische Hirnverletzungen. Daß sich die Ergebnisse in Plaques zeigen, hat allerdings schon damals der Mann gesehen, der die Psychiatrie mit dem Mikroskop betrieb. Die Definition von Alois Alzheimer, die präzise Beschreibung dessen, was er unter dem Mikroskop entdeckte, und seine Schlußfolgerungen daraus, gelten im Prinzip noch immer. Man weiß zwar immer mehr darüber, was da oben im Kopf bei den Kranken passiert und wie sich das in verschiedenen Stadien äußert. Doch immer noch weiß keiner, warum es passiert. Die Lehre vom Erkennen und von der Behandlung organisch bedingter Nervenkrankheiten fasziniert deshalb die Forscher weltweit. Vom Jahreskongreß der Neurologen, bei dem sich regelmäßig bis zu 25 000 Experten treffen, wird berichtet, daß sich etwa die Hälfte von ihnen ausschließlich mit dem Morbus Alzheimer befaßt.

Was haben die Opfer der Krankheit von klugen Theorien, da es doch keine Medikamente gibt? Ist es nicht eher noch schlimmer, zu wissen, daß man nichts weiß, und hilflos mit ansehen zu müssen, wie ein Mensch vergeht und zu einem Wesen ohne Eigenschaften wird, augenscheinlich vertrottelt, in Wirklichkeit schwer krank? Alzheimer-Patienten werden im letzten Stadium ihrer Krankheit zu lebenden Leichen. Ohne ihr Gedächtnis existieren sie in einer Gegenwart, die keinen Sinn mehr ergibt, weil Vergangenheit fehlt und Zukunft erst recht. Sie sind abwesend von sich selbst: lachen und weinen, aber sie wissen nicht mehr, warum. Sie empfinden in ihrer Selbstvergessenheit noch Zuneigung und Liebe, Abneigung und Haß, aber sie können diese Gefühle nicht mehr mitteilen. Wutanfälle und Aggressionen sind keinesfalls der Beleg dafür, daß frei nach der Lehre von Konfuzius mit dem Tod des Geistes das Gute gestorben und das Böse geblieben ist. Solche Ausbrüche sind oft nur ein Ausdruck verzweifelter Ohnmacht, Schreie mit der anders nicht mehr auszudrückenden Bitte um Hilfe. Eine Erkenntnis, die weder ihnen noch ihren Angehörigen hilft. Denn die müssen ja genauso hilflos ertragen, was nicht zu ändern ist.

»Anworte mir. Komm mir zu Hilfe«, fleht der Enkel in Elie Wiesels Roman den toten Großvater in einem stummen Gebet an, »dein Sohn braucht dich, und ich brauche dich auch. Mein Vater versteht keinen Menschen mehr, und keiner versteht ihn. Als sei er verrückt geworden. Aber das ist nicht der Fall. Man sagt doch, ein Verrückter besäße wie ein Tier, das geopfert werden soll, eine gewisse Einsicht oder wenigstens eine primitive Form von Verstand, der anders geartet ist als bei uns. Aber bei ihm ist der Verstand, ist der Geist selbst betroffen. Großvater, er ist krank ... Sein Leiden hat einen Namen, aber er weigert sich, ihn zur Kenntnis zu nehmen.«

Stellen Sie sich das mal vor, sagt Parviz Mehraein, Sie wissen nicht mehr wo Sie sind, und Sie wissen nicht mehr, wer Sie sind, und Sie wissen nicht mehr, was Sie tun. Sie verlieren Ihre Würde, ergänzt er leise, obwohl Sie doch nur Ihren Geist verloren haben und nicht Ihre Seele. Stellen Sie sich das mal vor.

Das will ich nicht und rette mich vor dem Alptraum dieser Vorstellung deshalb mit simplen Fragen: Was genau heißt Amyloid? Was machen Proteine? Woraus bestehen die? Welche Funktion haben Enzyme? Was passiert da oben im Kopf? Ich muß darüber mehr wissen, obwohl ich nach dem Abitur nie wieder etwas hören wollte von Biologie und von Chemie und von Physik und von Mathematik erst recht nicht. Ich muß über die Grenzen meiner gesunden Halbbildung hinausgehen. Ich muß mich dabei nicht blöde stellen. Ich bin es.

Aus Proteinen bestehen fünfzig Prozent des Trockengewichts aller Körperzellen. Proteine in Form von Enzymen regeln den Stoffwechsel des Körpers. Bis hier ist mir alles klar. Der Arzt und Biologe Rudolf Virchow hat vor rund hundertfünfzig Jahren steinharte Ablagerungen in zerstörten Nervenzellen entdeckt, lerne ich dazu, und die hat er als Amyloide bezeichnet, weil sie ihn an stärkeähnliche Stoffe in Birnen erinnerten. Inzwischen weiß man, daß Amyloide aus Eiweißprotein bestehen, genauer aus einem zwischen 39 und 42 Aminosäuren langen Protein. Aminosäuren sind organische Verbindungen, Grundstoffe des Lebens, die chemischen Bausteine der Proteine und die Eiweißstoffe wiederum die wichtigsten Substanzen für lebende Organismen, also auch für Menschen. Diese Eiweißmoleküle heißen Beta-Faltblätter, und davon abgeleitet nennt man die Grabsteine im Gehirn inzwischen in der Fachsprache »Beta Amyloid 4 Protein« oder noch kürzer: βA4. Bei Gesunden werden diese Proteine durch Enzyme, von denen die Stoffwechsel im Körper betrieben werden, bereits außerhalb der Nervenzellen unschädlich gemacht und die winzigen Brocken aus dem Gehirn auf Nimmerwiedersehen abtransportiert. Enzyme sind eine Art molekularer Scheren, sie zerschneiden die Feinde im Kopf. Es entstehen keine Plaques. Bei Alzheimer-Kranken funktioniert dieser alltägliche Vorgang nicht mehr, bei dem nur harmlose Spaltprodukte abfallen. Da fangen diese Enzyme fatalerweise innerhalb der Zellmembran an zu schnipseln, zu zerstören, nämlich genau da, wo sie gar nicht arbeiten sollen. Sie verwandeln sich von Helfern zu Mördern. Das Eiweißmolekül wird an der falschen Stelle gespalten, nicht mehr weggespült, es klumpt sich in Amyloiden zusammen, die unauflöslich sind. Warum das so ist? Allgemeines Achselzucken bei den Experten.

Ein anderes Protein, das Tau-Protein, ist zuständig für die Stabilisierung der Transportwege im Gehirn, für die insgesamt etwa 360 000 Kilometer langen Leitungen zwischen den Millionen von Synapsen und Nervenzellen. Tau-Protein ist ein stäbchenförmiges Phosphat-Molekül, zugleich Autobahnpolizei und Straßenwacht, und zuständig für die Aufrechterhaltung der Infrastruktur oben im Hirn. Durch Fehlsteuerung degeneriert das Tau-Protein und macht das Gegenteil von dem, was es eigentlich sollte, es läßt die Leitungen, die es stärken müßte, brüchig werden, bis sie zerfallen. In den Schlaglöchern wuchert es fest. Tau-Protein verfilzt zu starren Bündeln, die das Innere der Nervenzellen besetzen, bis die abgestorben sind, und die anderen Parasiten des Geistes übrigbleiben. Die Neurofibrillen. Wodurch diese Mutation ausgelöst wird, weiß wiederum keiner. Sicher ist: Bei Alzheimer-Kranken ist der Anteil an Tau-Protein dreimal höher als bei Gesunden. Und dieser Anteil steigt mit zunehmender Demenz.

Neurologen wissen nur, was da in den Nervenfasern abläuft und welche Wirkungen das im Gehirn hat: Die körpereigenen Proteine geraten außer Kontrolle. Statt ins Gewebe ausgeschüttet zu werden, ballen sie sich in den Synapsen, ausgerechnet an den sensiblen Stellen, wo die Empfangsstränge für die Zellen liegen. Bald geht wie bei einem Verkehrsstau buchstäblich nichts mehr. Das Kommunikationssystem stirbt ab. Am Ende sind alle Verbindungen im Vorderhirn tot. Alle Leitungen gekappt. Alle Relaisstationen außer Betrieb. Keiner weiß, und ich natürlich auch nicht, wieviel die Kranken noch mitbekommen von diesem Verfall und ob das Begreifen, nichts begreifen zu können, der entsetzlichste Teil ihrer Verzweiflung, ihrer unendlichen Angst ist.

Wandern sie vielleicht deshalb so ruhelos herum, auf der Suche nach ihrer für immer verlorenen Zeit? Diese Eigenart bei den Patienten mit der »eigenartigen« Krankheit fiel bereits Alois Alzheimer auf. Über den Tagelöhner Johann Feigl, medizinhistorisch der zweite berühmte Fall in der Geschichte der Krankheit, notierte er unter dem Datum des 12. Juni 1908: »Im Garten geht er, ohne sich aufhalten zu lassen, so lange man ihn gewähren läßt, im raschen Tempo, obwohl er völlig in Schweiß gebadet ist, immer einen kreisförmigen Weg herum, wobei er ständig die langen Schöße seines Rockes mit der Hand wickelt und krampfhaft zusammenhält.«

Diese krankheitstypische Ruhelosigkeit hat vor ein paar

Jahren den amerikanischen Architekten David Hoglund auf eine naheliegende Idee gebracht, als er den Auftrag zum Bau eines Pflegeheims speziell für Alzheimer-Patienten bekam. In einem kurzen Satz: Wenn die unbedingt laufen wollen, muß man ihnen Platz zum Laufen geben. Logisch. Er wollte zwar hier in Oakmont im US-Bundesstaat Pennsylvania keine Art von psychiatrischer Rennstrecke bauen, auf der die verwirrten Alten bis zur physischen Erschöpfung in die Unendlichkeit gehen sollten. Aber das Ergebnis seiner Überlegungen, ein großzügig und weitflächig angelegter Gartenpfad, ist Teil der Therapie geworden, wird inzwischen als beispielhaft gepriesen und, wo immer es geht, nachgebaut.

So entfällt das nicht nur bei Alzheimer-Kranken übliche Festbinden in Betten und Rollstühlen oder das Ruhigstellen durch Psychopharmaka, die vorübergehend Erleichterung schaffen, aber auf Dauer nur dem meist überforderten Personal helfen, nicht den Patienten. Je mehr ich darüber lese, desto weniger erstrebenswert scheint mir ein hohes Alter zu sein. Friedhof scheint damit verglichen die bessere Alternative.

Bei einer überraschenden Stichprobe in 26 Pflegeheimen stellte man in Deutschland im Sommer 1998 übrigens 2200 »freiheitsentziehende Maßnahmen« fest, wie das in feiner Umschreibung der Amtssprache heißt. Grob gesprochen wären das, Nacht für Nacht, in den rund 8000 Häusern hochgerechnet 380 000 angebundene Heimbewohner. Diese Zahlen haben keinen überrascht, die Empörung verflog schnell, denn die Zustände waren seit Jahren bekannt. Sie zu ändern fehlte angeblich das Geld. Die meisten unserer Alten, entschuldigte sich ein ertappter christlicher Anstaltsleiter, merken doch eh nicht mehr, was mit ihnen geschieht. Überhaupt reden wir doch nur von höchstens fünf Prozent der als Senioren bezeichneten Bevölkerung, die anderen fünfundneunzig leben doch noch in ihren eigenen vier Wänden. Die bindet doch keiner an, die verlaufen sich doch höchstens mal. Beim Zuhören kam in mir der unchristliche Wunsch hoch, der Herr möge solche Menschen im Alter mit der Einweisung in eines dieser totenstillen Heime belohnen und möglichst lange warten, bevor er sie zu sich rufen läßt. Nach dieser gemeinen Vision ging es mir besser.

Hoglund plante von Anfang an große freie Flächen auf dem Gelände von Woodside Place, auf dem sich Patienten bewegen konnten, ohne von Türen, Treppen, Wegkreuzungen, Wänden aufgehalten zu werden. »The Wandering Problem«, wie Psychiater das mit einem treffenden Fachausdruck nennen, definiert die merkwürdige Tatsache, daß Alzheimer-Kranke unentwegt ihrer zerstörten Innenwelt entfliehen wollen, in der die Bedeutung von Wörtern und Bildern abgestorben ist. Umschreibt Fluchtversuche aus dem Gefängnis, in dem sie sich eingeschlossen fühlen. Sie versuchen offensichtlich laufend, etwas Unaussprechliches zu finden, aber was das sein könnte, scheint ihnen entfallen zu sein. Zwei Begriffe lassen sich dabei manchmal in verwirrten Schreien überall auf der Welt noch heraushören, in jeder Sprache: zu Hause und Mutter. Wie Kinder, aber ohne deren Prinzip Hoffnung, sind die Alten zurückgeworfen auf den Anfang, als ob ihr Leben gerade beginnt, statt zu verenden. Ist durch diesen Zustand erklärbar das Greif- und Saugeffekt genannte hemmungslose Verhalten im letzten Stadium der Krankheit? Das verzweifelte Festklammern an anderen Menschen, an der symbolischen Mutter?

Das läßt sich zwar so interpretieren, aber nicht belegen, weil es aus dieser Welt der letzten Schreie keine verwertbaren Meldungen mehr gibt. Man kann die Betroffenen ja nicht mehr fragen. Der deutsche Neurologe Günter Krämer, Chefarzt einer Klinik für Epilepsie in der Schweiz, hat vor ein paar Jahren seine Erfahrungen mit Alzheimer-Kranken in einem schmucklosen, sehr menschlichen und deshalb verständlichen Buch aufgeschrieben. Grundlegende Bedürfnisse nach Liebe und Geborgenheit bestehen während der Krankheit weiter, stellte er fest, und zwar in allen Phasen. Ähnlich wie bei kleinen Kindern, die Nähe und Zuflucht bei ihren Eltern suchen, tritt dann umgekehrt die Situation ein, in der Eltern wieder zu Kindern und Kinder zu Eltern werden.

In Woodside oder in der niederländischen Kleinstadt Emmen, wo ebenfalls andere Umgangsformen mit den Pflegefällen des Alters erprobt werden, ist die durch keine Abzweigung gestörte Endlosschleife eine von vielen Ideen, mit denen man versucht, tägliche Niederlagen gegen die Alzheimer-Krankheit erträglicher, menschenwürdiger zu gestalten. Es geht nur um Niederlagen, Siege gibt es bei dieser Erkrankung nicht mehr. Besuchen Sie uns mal, hatte mir ein Leiter des holländischen Heims am Telefon gesagt, schauen Sie sich alles an. Erleben Sie mal die Wirkung, bevor Sie sich mögliche Ursachen erklären lassen. Piet Schievink fügte hinzu: Erwarten Sie aber keine Wunder. Was ich dort später erlebt habe, kam mir aber in der Tat wie ein Wunder vor.

Weltweit schätzt man die Zahl derer, die an der »Krankheit des Jahrhunderts« leiden – denn es gibt nur Schätzungen, weil die meisten Alzheimer-Kranken daheim gepflegt werden, von ihren Verwandten dabei hilflos mitleidend erlitten –, auf fünfzehn Millionen Menschen. In Entwicklungsländern ist das Siechtum fast unbekannt, da wird, wie man weiß und schon lange nicht ändert, früh genug an anderen Krankheiten gestorben. Es sind mehr Frauen als Männer an Alzheimer erkrankt, aber das zu erklären ist einfach, denn Frauen haben eine viel größere Lebenserwartung und erkranken deshalb absolut gesehen häufiger. Es existieren einfach mehr alte Frauen als alte Männer, deshalb mehr Kranke unter ihnen.

Selten betrifft das Gehirnleiden Menschen unter fünfzig, fast ausschließlich alte über 65 werden getroffen. Da die Lebenserwartung in den reichen Staaten des Westens wächst, ist bis zum Jahre 2040 mit einer Steigerung der Erkrankungen um fünfzig Prozent zu rechnen. Dann wird, sagen kühle Statistiker, jeder sechzehnte über fünfundsiebzig, aber schon jeder vierte über achtzig an dem von Alzheimer erkannten Hirnschwund verkümmern, und dies ist nicht nur ein unvorstellbares Schicksal. Dies kann vor allem unvorstellbar teuer werden. Mehr als 400 Milliarden Dollar pro Jahr würde allein in den USA dann die Pflege der Alzheimer-Kranken kosten.

Derzeit sind es 125 Milliarden. Die Verwüstung der Innenwelt, die mit einer von der Außenwelt nachsichtig belächelten Vergeßlichkeit beginnt, ist jetzt schon nach den großen Killern Schlaganfall, Herzinfarkt und Krebs die häufigste Todesursache bei allen Menschen, und zwar ohne geschlechtsspezifische Unterschiede.

Gestorben wird erst einmal psychisch, nicht physisch, und das bedeutet: die Krankheit an sich ist zwar unheilbar, führt aber nicht unmittelbar zum Exitus wie die anderen drei. Bei Gott kein Trost. Wer an Krebs erkrankt, weiß zwar in den meisten Fällen, daß er kein Morgen mehr haben wird und fortan den Tod als treuen täglichen Begleiter, doch bleibt bis zum Schluß die Erinnerung an ein ganz persönliches Gestern. Selbst die hat ein Alzheimer-Kranker verloren, denn die ist nach und nach erloschen.

Typisch deutsches Endzeitgemälde, widerspricht der Hamburger Neurologe Dr. Jan Wojnar meinem resignativen Bild der Nacht. Er ist zuständig für 350 Kranke in Heimen und Stationen von »pflegen und wohnen«, einer staatlich finanzierten Einrichtung der Hansestadt. Typisch deutsch: Nur die dunkle Seite sehen. Den Horror. Das Grauen. *Never look to the bright side of life.* Die meisten von denen, die im End-Stadium der Alzheimer-Krankheit bei uns leben, sind viel zufriedener als Gesunde im gleichen Alter. Ich glaube ihm kein Wort, und das merkt er. Habe ich nicht gerade auf dem Flur einer Station die verstörten Alten herumschlurfen sehen, den Blick gerichtet ins Nirgendwo, auf jeden Fall nicht mehr von dieser Welt? Habe ich nicht beobachtet, wie sie regungslos vor einem Spiegel standen und in ihm den Menschen nicht erkannten, der doch ihr Spiegelbild war? Wojnar ahnt, woran ich denke, und lächelt dennoch milde. Klingt für Sie absurd? Völlig verrückt? Sie werden schon noch begreifen lernen, warum das einfach logisch ist.

Ich rette mich zunächst in die andere Vergangenheit. In eine, die ich begreifen kann. Auguste Deter, deren Hirnrindenpartikelchen an einem heißen Sommertag vor mir liegen, wurde Ende des Jahres 1901 in die Irrenanstalt am Affensteiner Feld in Frankfurt eingeliefert. Sie hatte ihren Mann, einen Kanzleischreiber bei der Eisenbahn, nicht mehr erkannt, wirres Zeug geredet und war für ihre Familie zu einem Pflegefall geworden, mit dem die alleine nicht mehr fertig wurde. Die Anstalt sollte sie nicht mehr verlassen können, dort wird sie nach viereinhalb Jahren Leiden sterben. »Sie fand sich in ihrer Wohnung nicht mehr zurecht, schleppte die Gegenstände hin und her, versteckte sie, zuweilen glaubte sie, man wolle sie umbringen, und begann laut zu schreien«, berichtete nach ihrem Tod Alois Alzheimer seinen Fachkollegen über die Symptome bei ihrer Einlieferung, von denen ihr Frankfurter Hausarzt nach bestem Wissen auf chronische Hirnparalyse geschlossen hatte. Die zuhörenden Geheimräte bei der 37. Jahrestagung der Südwestdeutschen Irrenärzte am 3. November 1906 nahmen Alzheimers kurzes Referat eher gelangweilt hin. Kein Diskussionsbedarf, verzeichnete das Protokoll. Diese bedauernswerte Frau war offenbar ein Fall von Demenz, etwas früh in dem Alter, also wohl präsenile Demenz, aber die vom Kollegen Alzheimer beschriebenen Symptome waren doch eindeutig. Der Nächste, bitte.

Demenz ist abgeleitet aus dem lateinischen *dementia*, Blödsinn, und bezeichnet auffällig eintretenden geistigen Verfall im Alter. Daß manche alte Menschen verkalken und dabei mehr und mehr verblöden, schien zu Alzheimers Zeiten gottgewollt und vor allem kein Problem, denn nur fünf Prozent der Bevölkerung wurden damals überhaupt 65 oder gar älter. Insofern mag das Desinteresse der Irrenärzte in Tübingen verständlich sein. Die durchschnittliche Lebenserwartung eines Kindes, das 1870 geboren wurde, lag bei 37 Jahren. Wer es über die statistische Grenze in seine sechziger Jahre schaffte, dann ein wenig wunderlich war, gestört und nicht mehr Herr seiner Sinne schien, wurde bis zum Ende meist im Schoße der Familie aufgefangen.

Demenz muß nicht immer etwas mit Verblödung zu tun haben, die kann in der Tat normal sein. Nur senile Demenz war als Begriff in der Medizin bekannt und als Krankheit akzeptiert. Das weiß natürlich auch Doktor Alzheimer. Die

Patientin, die im November 1901 auf seine Station gebracht wurde, ist aber erst 51 und sie fällt deshalb unter den üblichen Irren auf. Alle Erscheinungsformen ihrer psychischen Störungen gleichen denen der senilen Demenz, die Alzheimer an verschiedenen Patienten registriert und handschriftlich in deren Krankenblättern festgehalten hat. Deshalb vermutet er bei ihr zunächst eine Art von präseniler Demenz. Auch solche Fälle hat er in den vergangenen Jahren beobachtet. Tagsüber bei seinen Visiten als Klinikarzt, nachts forschend im Labor, wenn er zusammen mit seinem Freund Franz Nissl bei der Hirnuntersuchung Verstorbener nach den Ursachen der Auswirkungen sucht, die er schon am lebenden Fall gesehen hat. Die nächtliche Arbeit ist unbezahlt, denn für solche Forschungen hat man nicht nur in Frankfurt kein Geld. Es wird aber von den Ärzten erwartet, sozusagen als eigene Initiative zur Fortbildung. Alzheimer selbst sah das genauso: »In Wirklichkeit ist nicht einzusehen, warum nicht der bessere Anstaltsarzt der sein sollte, der neben seiner Berufsarbeit auch die wissenschaftlichen Grundlagen der Psychiatrie zu fördern bemüht ist.«

Die Psychiatrie beginnt nämlich gerade erst, sich einen Platz unter den anerkannten medizinischen Wissenschaften zu ertrotzen. Sie gilt vielen Medizinern noch als Bastard, wird von den Etablierten mißtrauisch betrachtet und gern verhöhnt. Wer als Berufswunsch beim Studium Psychiater angibt, gerät in Gefahr, als verrückt angesehen zu werden. Alois Alzheimer hat seinen Doktortitel in Würzburg mit einer Arbeit über völlig unverdächtige Ohrenschmalzdrüsen erworben, diese in feine Schnitte zerlegt und analysiert und vor allem selbst gezeichnet. Was ihm später bei Hirnuntersuchungen nützlich sein soll. Er arbeitet seit 1889 in Frankfurt mit geistig Verwirrten und ist als Irrenarzt zum Fachmann für alle Erkrankungen des Nervensystems geworden. Die fürs Hirn zuständige Unterabteilung der Psychiatrie ist sein Gebiet. Der Franke, damals 37 Jahre alt, notiert in einem Krankenblatt die Eigenarten seiner neuen Patientin:

»26.XI.1901.

Sitzt im Bett mit ratlosem Gesichtsausdruck.

Wie heißen Sie? Auguste.

Familienname? Auguste.

Wie heißt Ihr Mann? Ich glaube Auguste.

Ihr Mann? Ja, so, mein Mann (versteht offenbar die Frage nicht).

Sind Sie verheiratet? Zu Auguste.

Frau Deter? Ja zu Auguste Deter.

Wie lange sind Sie hier? Besinnt sich anschließend, drei Wochen.

Was ist das? Bleistift, Stahlfeder, Portemonnaie und Schlüssel, Notizbuch, Cigarre bezeichnet sie richtig.

Beim Mittagessen ißt sie Weißkohl und Schweinefleisch. Gefragt, was sie esse, sagt sie Spinat.

Während sie das Fleisch kaut, sagt sie auf Befragen, was sie esse, rohe Kartoffel und Meerrettich.

Zeigt man ihr Gegenstände, so weiß sie nach kurzer Zeit nicht mehr, was man ihr gezeigt hat.

Aufgefordert zu schreiben, hält sie das Buch so, daß man den Eindruck gewinnt, als bestehe nach rechts ein Gesichtsfeldausfall.

Sagt man, sie solle Frau Auguste Deter schreiben, so hat sie, nachdem sie Frau zu schreiben versucht hat, das wieder vergessen. Man muß ihr jedes Wort einzeln sagen (amnestische Schriftstörung).

Am Abend sind ihre spontanen Reden voller paraphasischer Wendungen und Perseverationen.

(Anm. des Verf.: Amnesie = Erinnerungslücken, Paraphasie = sinnlose Wortkombinationen, Perseveration = beharrliches Wiederholen des gleichen Wortes.)

28.XI.

Andauernd ratlos ängstlich, sagt immer, ich will mich nicht schneiden lassen. Verhält sich physisch ganz blind, geht immer herum, faßt die Kranken an, bekommt Schläge von denselben.

Auf Befragen, was sie mache: Ich muß Ordnung machen.

Wird in ein Isolierzimmer gelegt, wo sie sich ganz ruhig verhält.

29.XI.

Ratlos, widerstrebt allem.

Wie geht es? es ist immer eins wie das andere.

Wer hat mich denn hierher getragen eigentlich?

Wo sind Sie hier? Im Augenblick, ich hab, vorläufig – wie gesagt, Mittel habe ich augenblicklich nicht.

Man muß sich eben – ich weiß selber nicht – ich weiß gar nicht – ach liebe Zeit – was soll denn?

Wie heißen Sie? Frau Deter Auguste

Wann geboren? Achtzehnhundert und –

In welchem Jahr geboren? Dieses Jahr ein vergangenes Jahr

Wann geboren? Achtzehnhundert, ich weiß nicht

Was habe ich Sie gefragt? Ach Deter Auguste ...«

Fünf Jahre nach diesem seltsamen Gespräch läßt sich der Nervenarzt das Gehirn der inzwischen verstorbenen Auguste Deter nach München nachschicken. Dort leitet er seit 1903 das Labor der Königlichen Psychiatrischen Klinik in der Nußbaumstraße. Alzheimer hat die Patientin, die ihm so seltsam erschien und deren Verhalten angesichts ihres Alters in keines der bekannten Muster von Demenzerkrankungen paßte, nicht vergessen. Was er in Frankfurt als Kliniker beobachtet und aufgeschrieben hat, kann er nun als Pathologe im Labor überprüfen. Weil er glaubt, einer neuen Krankheit auf der Spur zu sein, denn eine Krankheit ist ja nicht so einfach plötzlich vorhanden wie ein Käfer oder eine Blume, und es muß sie nur noch einer mit dem richtigen Blick erkennen, und schon steht sie in den Lehrbüchern. Vieles muß passieren, bevor eine Erkrankung als atypisch auffällt und nicht falsch als eine bestimmte Form unter den bekannten Krankheiten eingeordnet wird. Es tauchen vielleicht über Nacht Patienten mit bestimmten Symptomen auf, und die kann man sich nicht erklären. Aber erst wenn diese eigenartigen Fälle verstorben sind, entdeckt eventuell der Neuropathologe in ihren Hirnrinden ebenso eigenartige Veränderungen, die wahrscheinlich die Ursachen für die Auffälligkeiten waren. Beides zusammen –

Symptome und Veränderungen im Hirn – ergeben ein Krankheitsbild und könnten, ja müßten auffallen. Aber nur dann, wenn wie damals üblich, der Kliniker auch Forscher war, der Arzt am Krankenbett identisch mit dem, der nachts forschend am Mikroskop saß.

Alzheimer kam schon seine Frankfurter Patientin ziemlich »eigenartig« vor, und ihr Gehirn, das er dann in seinem Münchner Labor zerschnitt, erst recht. Beide Eindrücke miteinander zu verbinden war seine eigentliche Leistung. Die Folgen von Demenz im Alter kannte die Psychiatrie schon vor Alzheimer. Er aber hat während der Untersuchung der Hirnrinde die ihm durch die Visiten bekannten Veränderungen und die jetzt nach dem Tod feststellbaren neurologischen Merkmale in eine ursächliche Beziehung gesetzt und daraus richtige Schlüsse gezogen. Ihm war klar, daß es eine Verbindung geben mußte zwischen dem einen und dem anderen, und genau davon hat er berichtet, als er in Tübingen ans Rednerpult trat.

Der Fall der 51jährigen Frau, von dem er spricht, habe schon klinisch »ein so abweichendes Bild« ergeben, daß er sich »unter keiner der bekannten Krankheiten einreihen ließ, anatomisch ergab er einen von allen bisher bekannten Krankheitsprozessen abweichenden Befund. In der Anstalt trug ihr ganzes Gebaren den Stempel völliger Ratlosigkeit. Sie ist zeitlich und örtlich gänzlich desorientiert. Gelegentlich macht sie Äußerungen, daß sie nicht alles verstehe, sich nicht auskenne. Den Arzt begrüßt sie bald wie einen Besuch und entschuldigt sich, daß sie mit ihrer Arbeit nicht fertig sei, bald schreit sie laut, er wolle sie schneiden, oder sie weist ihn voller Entrüstung mit Redensarten weg, welche andeuten, daß sie von ihm etwas gegen ihre Frauenehre befürchte. Oft schreit sie viele Stunden lang mit gräßlicher Stimme. Ihre Merkfähigkeit ist aufs schwerste gestört. Zeigt man ihr Gegenstände, so benennt sie dieselben meist richtig, gleich darauf aber hat sie alles wieder vergessen. Beim Sprechen gebraucht sie häufig Verlegenheitsphrasen, einzelne paraphasische Ausdrücke – Milchgießer statt Tasse –, manchmal beobachtet man ein Klebenbleiben. Manche Fragen faßt sie offenbar nicht auf. Den Gebrauch einzelner Gegenstände scheint sie nicht mehr zu wissen. Der Gang ist ungestört, sie gebraucht ihre Hände gleich gut. Nach viereinhalbjähriger Krankheitsdauer tritt der Tod ein. Die Kranke war schließlich völlig stumpf, mit angezogenen Beinen zu Bett gelegen, hatte unter sich gehen lassen…« Alzheimer berichtet zum Schluß über die Ergebnisse der Hirnuntersuchung, wobei seine Schnitte ergeben haben, daß nur »ein aufgeknülltes Bündel von Fibrillen« an den Stellen erkennbar war, wo einst die Nervenzellen gelegen haben. Er stellt sein Referat unter den Titel »Über eine eigenartige Erkrankung der Hirnrinde«, eigenartig deshalb, weil es »ganz zweifellos mehr psychische Krankheiten, als sie unsere Lehrbücher aufführen«, geben muß.

Doch von diesen Eigenarten wollen die Kollegen nichts wissen an diesem verregneten Samstag. Tübingen hatte den Akademikern mehr zu bieten als die reine Lehre. Auch Alzheimer kennt sich in den Kneipen aus, denn er hat hier studiert und sogar mal wegen ungezügelter Trunkenheit drei Mark Strafe zahlen müssen, weil er am 14. Februar 1887 durch »unangemessenes Verhalten«, übersetzt: wegen öffentlicher Ruhestörung, singend und lärmend ausgerechnet vor einer Polizeiwache aufgefallen war.

Die Krankenakte, auf der sein Tübinger Vortrag basiert, hat Professor Konrad Maurer, Direktor der Frankfurter Klinik für Psychiatrie, zwei Tage nach dem achtzigsten Todestag Alzheimers am 21. Dezember 1995, durch Zufall im Archiv der ehemaligen Irrenanstalt entdeckt. »Wir fanden zunächst unter den entsprechenden Buchstaben A. D. zwölf Exemplare von Krankengeschichten, aber kein dort notiertes Krankheitsbild paßte zur Beschreibung, die wir aus Alzheimers Referat kannten«, erinnert er sich, »eine systematische Suche hätte also nichts erbracht.« Die Akte mit dreißig Seiten Notizen und fünf Fotos der Auguste D., deren verlorener Blick heute noch etwas von der Verzweiflung vermittelt, an der sie gelitten haben muß, war unter einem falschen Jahrgang abgelegt. Deshalb hatten Maurers Mitarbeiter sie lange vergebens gesucht, und am Schluß ihrer Suche hatten sie einfach Glück, weil einer in der stillen Vorweihnachtszeit sagte, los, gehen wir noch einmal ins Archiv. Alzheimers handschriftliche Eintragungen »lassen erkennen, daß er seine Patienten damals genauso befragte und untersuchte, wie wir es heute noch tun«, stellte Maurer bewundernd fest, als er und seine Kollegen im Fachblatt *Lancet* darüber berichteten.

Daß die Hirnrindenreste dieser ersten auffällig gewordenen Alzheimer-Kranken noch so farbig vor mir leuchten und klar erkennbar sind, ist das Verdienst von Franz Nissl, mit dem Alzheimer seine Nächte im Frankfurter Labor verbrachte, aber das wiederum ist kein Zufall, und die spannende Geschichte, wie Nissl die Möglichkeit entdeckte, durch Färbungen die Veränderungen in den normalerweise grauen Hirnzellen unter dem Mikroskop erkennbar zu machen, steht auf ein paar anderen Blättern in diesem Buch. Bevor Nissl die richtige Methode erfand, galt der Satz, grau sei alle Theorie, nicht nur für Philosophen und Dichter.

Daß die Präparate knapp neunzig Jahre nach Auguste Deters Tod, die wenige Tage vor ihrem 56. Geburtstag gestorben war, überhaupt gefunden wurden, ist allerdings wirklich ein Zufall. Die Zehntelmillimeter dünnen Partikelchen lagerten im Keller jenes Gebäudes in München, in dem Professor Parviz Mehraein sein Büro hat. Mehraein ist Direktor des Neuropathologischen Instituts der Universität München, und erster Leiter des Labors nach der Gründung war Alzheimer. Mehraein ist also einer der Nachfolger Alzheimers. Nach der Hinrnrinde von Auguste Deter hatte nie einer gesucht. Man begnügte sich mit dem 1907 veröffentlichten Vortrag des inzwischen berühmt gewordenen Forschers, den seine Nachgeborenen heute in eine Reihe stellen mit Röntgen und Virchow. Alzheimers Tübinger Referat, das keinerlei biographische Details über den Fall enthielt, gehörte zur medizinischen Pflichtliteratur, und darin beschrieb er ja seine Beobachtungen:

»Die Sektion ergab ein gleichmäßig atrophisches (= geschrumpftes) Gehirn ohne makroskopische Herde. Die größeren Hirngefäße sind arteriosklerotisch verändert. An Präparaten ... zeigen sich merkwürdige Veränderungen der Neurofibrillen. Im Innern einer im übrigen noch normal erscheinenden Zelle treten zunächst eine oder einige Fibrillen durch ihre besondere Dicke und besondere Imprägnierbarkeit stark hervor. Im weiteren Verlauf zeigen sich dann viele nebeneinander verlaufende Fibrillen in der gleichen Weise verändert. Dann legen sie sich zu dichten Bündeln zusammen und treten allmählich an die Oberfläche der Zelle. Schließlich zerfällt der Kern und die Zelle, und nur ein aufgeknäultes Bündel von Fibrillen zeigt den Ort, an dem früher eine Ganglienzelle (Nervenzelle) gelegen hat ... Die Umwandlung der Fibrillen scheint Hand in Hand zu gehen mit der Einlagerung eines noch nicht näher erforschten pathologischen Stoffwechselprodukts in die Ganglienzelle ... Über die ganze Rinde zerstreut, besonders zahlreich in den oberen Schichten, findet man miliare (= Hirsekorngroße) Herdchen, welche durch Einlagerungen eines eigenartigen Stoffes in die Hirnrinde bedingt sind ... Alles in allem genommen haben wir hier offenbar einen eigenartigen Krankheitsprozeß vor uns. Solche eigenartigen Krankheitsfälle haben sich in den letzten Jahren in größerer Anzahl feststellen lassen. Diese Beobachtung wird uns nahelegen müssen, daß wir uns nicht damit zufrieden geben sollten, irgend einen klinisch unklaren Krankheitsfall in eine der uns bekannten Krankheitsgruppen unter Aufwendung von allerlei Mühe unterzubringen ...«

Erstaunlich ist das schon, wundert sich Mehraein, daß Alzheimer so viele grundlegende Dinge gesehen hat, und das ist angesichts der technischen Möglichkeiten, die er hatte, eine phantastische Leistung. Er hat nämlich schon damals erkannt, daß diese Änderungen etwas mit der Psyche zu tun haben. Offensichtlich hat er, da er von einer »größeren Anzahl« spricht, schon vor Auguste Deter Kranke behandelt, deren Verhalten ihm merkwürdig vorkam, deren Symptome er in die bekannten Musterbögen der Schulmedizin nicht so recht einordnen konnte: »Die Kenntnisse der außerordentlichen Schwierigkeiten des Arbeitsgebietes haben mich aber auch abgehalten, je zu hoffen, daß das Mikroskop in naher Zeit der Psychiatrie alle Rätsel lösen wird.« Die Bedeutung seiner Entdeckung allerdings hat Alzheimer selbst nicht richtig eingeschätzt, sonst hätte er vielleicht das Material nicht seinem italienischen Kollegen Gaetano Perusini 1909 für dessen Veröffentlichung über Demenz überlassen.

Weil er alles für sich hat behalten wollen? Selbst den Ruhm ernten wollte? Zu dieser Art von Wissenschaftlern hat Alzheimer nie gehört. Nein, er war überzeugt, noch nicht genug zu wissen. Hätte er wirklich schon beurteilen können, was er da entdeckt hatte, er würde wohl kaum im Herbst 1906 diesen unbedeutenden Kongreß in Tübingen als Forum gewählt haben, um darüber zu sprechen. Eine Veranstaltung, die dem jährlichen Treffen von Handlungsreisenden glich – nur daß es diesmal Vertreter in Sachen Wahnsinn sind, Irrenärzte –, und im Konzert wissenschaftlicher Symposien keine große Rolle spielte. Als Alzheimer weitere Hirnrinden zerschnitten und deren krankhafte Veränderungen unter dem Mikroskop geprüft hatte, wurde ihm klar, daß er nicht irgendwas im Gehirn gefunden hatte, sondern auf den Zellkern des Problems gestoßen war. Typisch für seine Art der Forschung war die Genauigkeit, mit der er vorging. Bevor er einen Lehrsatz hinschrieb, brauchte es Dutzende von Belegen.

Eigentlich logisch, daß im Archiv seines ehemaligen Labors die Indizien für Alzheimers Fall archiviert sein mußten. Aber keiner kümmerte sich darum, so wie sich jahrzehntelang niemand weiter um die von ihm entdeckte Krankheit gekümmert hatte, denn die galt als höchst selten, bis Bilder der offenbar geistig verwirrten und schwer erkrankten Rita Hayworth um die Welt gingen. Da tauchte der Begriff der Alzheimer-Krankheit zum erstenmal jenseits der Fachpresse auf, richtig beschrieben als unaufhaltsamer Hirnschwund, aber ohne Hinweise auf den Mann, dessen Namen sie trug.

Alois Alzheimer nämlich war längst vergessen.

2. KAPITEL

Die folgende Geschichte wurde nicht in Hollywood ausgedacht. Ein Brief des bekannten amerikanischen Neurologen Dr. Henry de F. Webster mit der Bitte, nach Alzheimers Präparaten zu forschen, abgeschickt am 5. November 1992, löst die Ereignisse aus, die zur Entdeckung von Alzheimers verborgenen Schätzen in München führen. Empfänger war Dr. Manuel Graeber vom Max-Planck-Institut für Neurobiologie. Zunächst bleibt seine Anfrage ohne greifbare Folgen. Sorry, es ist höchst unwahrscheinlich, daß wir noch Präparate haben, die aus Alzheimers Labor stammen, lautet die höfliche Antwort, allerdings sind wir nicht sicher. Anyway, eine Suche dürfte Monate, nein: Jahre dauern, und so viel Zeit, Detektiv zu spielen, haben wir leider nicht. Mit freundlichen Grüßen. Im Dezember 1992 trifft aus einem ganz anderen Ende der Welt ein Schreiben ein, wieder geht es um Alzheimer-Reste. Der japanische Hirnspezialist Kohshiro Fujisawa hält zwar die Chance, nach den Wirren zweier Weltkriege ausgerechnet Gehirnteile zu finden, die Alzheimer untersucht hat, für gering. Aber er glaubt an Wunder, denn die Deutschen bewahren alles auf, das weiß man doch. Im Originalschreiben begründet er das in einer Mischung aus Englisch und Deutsch: »However, I believe in a miracle. I believe because you German people have a world renowned prospensity for die Ordentlichkeit und die Pünktlichkeit.«

Seine Fachkollegen in München bewundern diesen Optimismus, sie lassen sich von seiner Begeisterung anstecken. Liegen wirklich im Keller, sozusagen vor ihrer Nase, die Geheimnisse Alzheimers, und sind sie bislang nur zu beschäftigt gewesen, die Treppen hinunterzusteigen? Sie haben eine vage Ahnung, wo die Präparate sein könnten, aber sie tatsächlich zu finden, wird der Suche nach der berühmten Nadel im Heuhaufen gleichen, zu viel Material ist ihres Wissens im Institut noch ungeordnet in Kisten gelagert. Eigentlich haben sie anderes zu tun. Forschungsgelder beantragen für neue zukunftweisende Projekte. Keine Zeit für die Vergangenheit. Der Japaner allerdings hat in seinem Brief angedeutet, daß er im kommenden Jahr in München sein und gerne selbst suchen wird. Das spornt sie dann doch an. Vor allem einen.

Der Neurowissenschaftler Dr. Manuel Graeber findet wenige Wochen nach der Anfrage aus Tokio am 11. Dezember 1992 Tausende von Präparaten, die eindeutig aus Alzheimers Labor stammen, also von ihm bearbeitet worden sind. An Hand der gut erhaltenen Materialien lassen sich Daten und Namen nachschlagen, die Hirnpartikel können bestimmten Krankheiten zugeordnet werden. Alle Glasplättchen sind gekennzeichnet mit dem Namen des betreffenden Kranken und in der braun-beigen Kladde durch die Unterschrift Alzheimers protokolliert. Allerdings hatte der Wissenschaftler zunächst den zweiten »Fall Alzheimer« gefunden, der längst schon vergessen worden war. Kein Grund, gleich Heureka zu schreien, überhaupt schreien Wissenschaftler heute selten Heureka, weil die modernen Computer ihnen ein Aha-Erlebnis blinkend abnehmen. Außerdem ist Graeber ein vorsichtiger Mann. Er wußte, in der Welt der Forschung wird gefälscht wie im richtigen Leben, nur nicht so oft darüber geschrieben. Wissenschaftler sind in dieser Beziehung ganz normale Menschen. »Unter einer zufälligen Auswahl von tausend Wissenschaftlern«, schreibt Wilson in der *Einheit des Wissens*, seinem verständlichen Meisterwerk, »wird man das gesamte menschliche Spektrum finden – gutmütig bis hinterhältig, angepaßt bis psychopathisch, zwanglos bis zwangsneurotisch, ernst bis leichtfertig, gesellig bis eremitisch. Der ideale Wissenschaftler denkt wie ein Dichter, arbeitet wie ein Buchhalter und schreibt ... wie ein Journalist.«

Erst fünf Jahre nach ihrer Entdeckung, erst nach komplizierten Untersuchungen zum Beispiel der Tinte von den Eintragungen auf den Präparaten, wobei das Bayerische Landeskriminalamt half, erst nach vielen vergleichenden Labortests und unter strikter Geheimhaltung, berichteten die Münchner über den genauen Inhalt der Mappe, die Graeber aufgespürt hatte: 150 gut erhaltene Präparate, die Reste des Gehirns eines Johann Feigl, Tagelöhner aus München, verstorben nach einer Lungenentzündung an den Folgen jener Krankheit, die zum erstenmal 1910 in einem Autopsiebuch als Alzheimersche Krankheit diagnostiziert wird – und zwar in der Handschrift ihres Entdeckers Alois Alzheimer. Die Nummer des Eintrags im Sektionsbuch: 784.

Glück sei dabei gewesen, gibt Graeber ohne Zögern zu, Glück in dem Sinne, wie es auch Maurer beim Fund der Akte Auguste D. gehabt hatte. Und dankbar müsse man Webster und dem japanischen Kollegen sein, denn ohne die wären sie gar nicht auf die Idee gekommen zu suchen. Auf Grund des Berichts von Alzheimer über den Fall Feigl hatte man mehr Daten und Hinweise und konnte nach der Klinikakte forschen und dann die Eintragungen dort mit denen im Sektionsbuch vergleichen. Der Patient Feigl war sehr gründlich beobachtet und entsprechend beschrieben worden. Er war der erste, bei dem schriftlich diagnostiziert wurde: *Alzheimersche Krankheit*.

So unbescheiden war dieser Alzheimer, daß er der Krankheit schon ihren Namen gab, nämlich seinen, bevor die überhaupt publik gemacht wurde? Nein, so simpel war es nicht, wie so vieles in Sachen Alzheimer nur auf den ersten Blick normal erscheint. Denn der berühmte Psychiater Emil Kraepelin, sein Chef, der ihn zu sich an seine Klinik nach München geholt hatte, benannte zwar schon drei Monate nach

Feigls Tod in seinem Lehrbuch den »Morbus Alzheimer«, aber das ist einfach zu erklären. Denn natürlich kannte er den Fall Johann Feigl und natürlich hatte Kraepelin sein Manuskript dem jüngeren Kollegen Alzheimer gezeigt, bevor es in Druck ging. Alzheimer war vielleicht sogar gedrängt worden von seinem Vorgesetzten, die Krankheit unter seinem Namen als Entdeckung einzutragen, denn nur dann wiederum konnte Kraepelin mit der Leistung seines Mitarbeiters renommieren. Der Münchner Professor in der achten Auflage seines Standardwerks *Psychiatrie – ein Lehrbuch für Studierende und Ärzte* aus dem Jahre 1910:

»Eine eigentümliche Gruppe von Fällen mit sehr schweren Zellveränderungen hat Alzheimer beschrieben ... Es handelt sich um die langsame Entwicklung eines ungemein schweren geistigen Siechtums mit den verwaschenen Erscheinungen einer organischen Hirnerkrankung. Die Kranken gehen im Laufe einiger Jahre allmählich geistig zurück, werden gedächtnisschwach, gedankenarm, verwirrt, unklar, finden sich nicht mehr zurecht, verkennen die Personen, verschenken ihre Sachen. Später entwickelt sich eine gewisse Unruhe, die Kranken schwatzen viel, murmeln vor sich hin, singen und lachen, laufen herum, nesteln, reiben, zupfen, werden unreinlich ... Sehr tiefgreifend sind vor allem die Störungen der Sprache. Die Kranken vermögen wohl noch einzelne Worte oder Sätze verständlich vorzubringen, verfallen aber gewöhnlich in ein ganz sinnloses Geplapper ... in dem die vielfache, taktmäßige Wiederholung derselben tonlosen Silben auffällt ... Die klinische Deutung dieser Alzheimerschen Krankheit ist zur Zeit noch unklar.« Diese präzise Beschreibung des Verhaltens von Alzheimer-Patienten könnte noch heute so abgegeben werden.

Als Graeber und Co. das Sektionsbuch gefunden hatten, besaßen sie eine Art Katalog für weitere Nachforschungen, denn die echten Namen der im Labor untersuchten Toten beziehungsweise ihrer Hirne standen da fein säuberlich verzeichnet. Wie es der japanische Mediziner vermutet hatte: bei den Deutschen, die Ordnungsliebe immer noch für eine

Primärtugend halten, war nichts weggeworfen worden. Der Wissenschaftler aus Japan hatte seine deutschen Kollegen zu einem Hort der Nibelungen geführt. Mit den Methoden der Molekularbiologie können die Neurologen jetzt sogar anderen Krankheiten auf die Spur kommen, die in diesen Partikelchen verborgen sind, sie mit Hilfe der Gentechnik enträtseln, was um so wichtiger ist, wie Graeber betont, weil die Autopsieraten zurückgehen und es deshalb an frischem Material für die notwendigen Forschungen mangelt. Sie werden ihren Fund samt bisher unveröffentlichten Informationen allen zugänglich machen, die sich dafür interessieren, den Tausenden von Neurologen und Grundlagenforschern und Psychiatern und Neurowissenschaftlern in vielen Ländern. So etwas geht heute einfach. Im Internet, auf eigenen Seiten im World Wide Web. Die Qualität der Präparate, sagt Graeber bewundernd, ist so hervorragend, daß dies ohne Schwierigkeiten machbar sein wird. Eigentlich irre: Die Auferstehung von Alzheimers Labor nach über neunzig Jahren wird in der neuen virtuellen Welt stattfinden. Jeder kann sich per Mausklick ein Stückchen Hirn vergrößern und dann in die Tiefe gehen.

In den entdeckten Aufzeichnungen fand sich unter der Nummer 181 schließlich auch der Hinweis auf Auguste D. aus Frankfurt, deren Gehirn laut Eintrag von Alzheimer am 28. April 1906, zwanzig Tage nach ihrem Tod, in München eingetroffen und von ihm untersucht worden war. Ihre Krankengeschichte war Graeber und seinen Kollegen durch Maurers Veröffentlichung bekannt, die passende Hirnrinde wiederum fanden sie am 21. September 1997 ebenfalls in den Kellern von München, in 270 farbigen Präparaten. »Es gibt sicher noch viele andere Fälle«, beteuert Graeber, der fest davon überzeugt ist, daß der wissenschaftlich und medizinhistorisch bedeutendere Fall Alzheimer nicht Auguste D. ist, sondern eben jener Johann Feigl. Auch wenn bei dem in der Autopsie nur senile Plaques in der Hirnrinde gefunden wurden – als Erscheinungsform genannt Plaque Only Disease –, und keine Neurofibrillen, die ja ebenso zum typischen

Erscheinungsbild der Post-mortem-Diagnose gehören. Ohne Plaques gibt es keine Alzheimer-Krankheit, Neurofibrillen dagegen sind zum Beispiel auch bei anderen Formen von Demenz festgestellt worden. Graeber hält wie viele seiner Kollegen die Alzheimer-Krankheit für eine Gruppe von Krankheiten, einfacher ausgedrückt: Es gibt zwar eine Alzheimer-Krankheit, aber verschiedene Subtypen.

Ich will aber erst einmal mehr wissen über Johann Feigl, nach dessen Tod am 3. Oktober 1910 zum erstenmal in der Medizingeschichte unter Ursache *Alzheimersche Krankheit* eingetragen wurde. Dieser Fall war offensichtlich der eigentliche Fall Nummer eins. Nur auf Grund der Angaben über Auguste D. hätte es Kraepelin nicht gewagt, der Krankheit den Namen Alzheimer zu geben. Der Patient Johann Feigl dagegen wurde sehr genau beobachtet von Alzheimer, wahrscheinlich sogar von Kraepelin. Und zwar über Jahre hinweg.

Alzheimer notierte bei der Einlieferung des 56jährigen Kranken durch die Münchner Armenpflege am 12. September 1907 als vermutliche Diagnose »Organische Hirnerkrankung«. Er berichtet in der Vorgeschichte, daß die Frau des Kranken vor zwei Jahren verstorben ist und daß Feigl ein starker Raucher war, aber das hält er als Ursache für unwesentlich, denn das ist er selbst. »Trank 6–4, gelegentlich 10 Halbe und mehr. Frau t vor 2 J. Still, seit 1/2 J. sehr vergeßlich, schwerfällig, fand sich nicht mehr zurecht, konnte einfach Aufträge gar nicht mehr oder sehr ungeschickt ausführen, stand planlos herum, besorgte sich kein Mittagessen, war mit allem zufrieden, konnte sich nichts mehr kaufen, wusch sich nicht mehr. Steht auf und uriniert neben das Bett. Gegenstände benutzt er falsch. Will sich mit einem Kamm den Rock bürsten. Bezeichnet einen Schlüssel als Kniescheibe. Heiter, lacht viel, ißt außerordentlich viel, arbeitet beständig mit den Händen, packt seine Bettstücke immer wieder zu einem Bündel zusammen und will damit fort. Hochgradig stumpf, leicht euphorisch, fasst schwer auf, unklar. Langsame Sprache, kaum Antworten, wiederholt vielfach die Frage.«

Aufgezeichnet in der altdeutschen Schrift des Alois Alzheimer zwischen 1907 und 1910. So wie es da beschrieben steht, könnten die Beobachtungen passen auf einen ganz anderen Fall, auf den Fall, der die Krankheit des Vergessens dem Vergessen entrissen und sie zurückgeholt hat in das kollektive Bewußtsein. Der Privatdozent Dr. Matthias M. Weber, Medizinhistoriker im Max-Planck-Institut für Psychiatrie, hat es mir so einfach wie möglich erklärt: Krankheiten müßten nicht nur entdeckt, sondern auch zu einem Zeitproblem werden, erst dann sind sie präsent im Bewußtsein der Öffentlichkeit.

So wie im Fall Rita Hayworth.

Der Gedanke, sich hin und wieder einfach fallenlassen zu können, ist sogar für Gesunde faszinierend. Alzheimer-Kranke haben keine Wahl, sie fallen. Als 1971 bei der erst 53jährigen Hollywood-Diva die ersten Aus-Fälle bemerkbar wurden, natürlich bei Dreharbeiten, denn Film war ihr Leben, nahm das keiner so richtig ernst. Angesichts des Alters von Rita Hayworth lag die Vermutung einer krankhaften Demenz fern. Schlechte Laune, Wutanfälle aus scheinbar nichtigem Anlaß, vergessene Dialogzeilen, Stimmungswechsel zwischen himmelhoch jauchzend und zu Tode betrübt – Starallüren halt. Es müssen aber die ersten Symptome der Krankheit gewesen sein, wie man vermuten darf. Ihre Tochter Yasmin aus der Ehe mit Ali Khan geht in ihrer Erinnerung sogar noch weiter zurück, in ihre Kindheit Ende der fünfziger Jahre: »Wir saßen beim Abendessen, und sie wurde plötzlich wütend, wegen des Essens oder etwas, was das Dienstmädchen angeblich falsch gemacht hatte. Sie ging dann in ihr Zimmer und kehrte wenige Minuten später zurück, als sei nichts geschehen. Ich dachte immer, es komme vom Trinken, obwohl ich sie nie sehr viel trinken sah.«

Daß sie vom Alkohol kommen könnten, diese Aggressionen, gefolgt von Depressionen, verbunden wahrscheinlich mit der Angst, als Sexgöttin Hollywoods, wie sie von Kritikern bezeichnet worden war, auf Grund fortschreitenden Alters abtreten zu müssen, glaubten alle in der Umgebung von Rita

Hayworth: Agenten, Kollegen, Produzenten und Regisseure. Als sie zum Beispiel bei einem läppischen Interview weder die Reihenfolge ihrer fünf Ehen noch die Namen der betreffenden Ehemänner richtig aufzählen konnte, wurde ihr dies als reine Koketterie vorgehalten. Warum hätte einer darauf kommen sollen, daß ausgerechnet Rita Hayworth, dieses Symbol von Jugend und Schönheit, an einer eigentlich altersbedingten Krankheit leiden könnte? Zumal in Zeiten, als jene Krankheit, die das Bewußtsein auffrißt, wie mir Weber erklärt hat, im Bewußtsein der Öffentlichkeit keine Rolle spielte, es sie zwar gab, sie aber nur individuell erfahren wurde. Nicht einmal Mediziner hätten mit solchen Symptomen etwas anfangen können, und selbst heute, trotz aller Erkenntnisse, wäre kaum einer auf die richtige Diagnose gekommen.

In den Kategorien der Alzheimer-Krankheit gedacht war Rita Hayworth noch viel zu jung, wäre sozusagen ein atypischer Fall gewesen, vergleichbar mit Auguste Deter. Es gibt bereits Erkrankungen in frühen Jahren, mit vierzig, mit fünfzig, aber das sind seltene Ausnahmen. Meist gehören diese jungen Patienten zu den Alzheimer-Kranken, bei denen – wie durch genetische Untersuchungen bewiesen ist – Erbanlagen verantwortlich sind für den Ausbruch. Menschen, in deren unmittelbarer Verwandtschaft, bei Vater oder Mutter oder Großeltern eindeutige Fälle vom »Morbus Alzheimer« nachzuweisen sind. Diese Methoden waren noch nicht erfunden, als der Absturz von Rita Hayworth begann.

Professor Hanns Hippius, ehemaliger Direktor der Psychiatrischen Universitätsklinik München, bestätigt die selbst in Fachkreisen bis in die siebziger Jahre verbreitete Ahnungslosigkeit. In allen Lehrbüchern standen nur zwei Begriffe für Demenzen, das eine war die Alzheimersche Demenz, das andere die Picksche Demenz, so benannt nach Alzheimers Zeitgenossen, dem Prager Hirnforscher Arnold Pick. Beide Demenzen galten als extrem seltene Krankheitsbilder, man mußte sie als Student nur für die Prüfung auswendig lernen und konnte sie dann getrost vergessen. »Im Examen haben die mir sogar gesagt, junger Mann, Sie werden in Ihrem ganzen Berufsleben vielleicht ein, zwei Fälle Alzheimerscher Demenz sehen. So habe ich meine psychiatrische Ausbildung angefangen, der Begriff Alzheimer tauchte nie auf.« Das ging etwa bis 1970, erst dann kamen zu ihm in der Klinik die ersten Fälle aus der Pathologie zurück mit den befremdenden Hinweisen, ihr habt zwar gesagt, das sei eine Cerebralsklerose, eine Verkalkung des gesamten Großhirns, aber wir haben festgestellt, nur die Hirnrinde zeigt Auffälligkeiten. Also Plaques, Neurofibrillen, verklumpte Synapsen. Laßt euch für den Totenschein mal was anderes einfallen.

Die von Hippius erwähnte Picksche Krankheit ähnelt zwar der Alzheimer-Krankheit, aber es gibt sie tatsächlich höchst selten, und sie beginnt durchschnittlich zwanzig Jahre früher. Die Patienten sind nicht innerhalb ihrer Persönlichkeit verwirrt, weil sich die wie bei Alzheimer-Kranken von innen auflöst, sondern ihre Persönlichkeit verändert sich früh, ohne daß sie ihre übrigen geistigen Fähigkeiten verlieren. Sie werden anders, aber sie driften nicht ab in andere Welten. Die Picksche Krankheit ist ebenfalls nicht heilbar. Bruce L. Miller, Hirnspezialist an der University of California in San Francisco, hat bei fünf Patienten ein paar verblüffende Feststellungen gemacht: alle fünf entwickelten parallel zu ihrer fortschreitenden Pickschen Krankheit künstlerische Fähigkeiten. Zwei zum Beispiel fingen an zu malen, obwohl sie das noch nie in ihrem Leben gemacht hatten, ein mathematisch-nüchterner Ingenieur begann zu komponieren, ohne je zuvor Noten gelernt zu haben. Während die Teile des Gehirns verkümmerten, die zuständig waren für soziales Verhalten, Mitleid, Liebe und ähnlich verdächtige Emotionen, entwickelten sich gleichzeitig bisher unbenutzte Bereiche.

Genie und Wahnsinn, so ahnte ich immer schon, liegen dicht nebeneinander. Offenbar ist es wirklich so. Weltberühmte Maler wie van Gogh und Goya haben ihre eigentlichen Meisterwerke geschaffen, als sie bereits eindeutig und für alle sichtbar geisteskrank waren. Man kennt in Europa seit Jahrzehnten die Gemälde der Verrückten aus der Heilanstalt Guggen bei Wien, die bei Auktionen hohe Preise erzielen, eine faszinierende Blüte im Kunstbetrieb. Miller glaubt, der Verlust sozialer Fähigkeiten und Hemmungen könne die Kunst seiner Patienten gefördert haben, so daß sich bisher nie erfahrene Talente zeigten. Der New Yorker Psychologe Nicholas Humphrey geht weiter und wagt sogar die Theorie, daß steinzeitliche Höhlenmalereien wie die in Chauvet und Lascaux nicht etwa die Zeugnisse früher Genies sind, sondern ihre Schöpfer schlichtweg geistig unterentwickelt waren. Künstlerische Fähigkeiten, meint er, blühen nicht trotz, sondern wegen mentaler Defekte erst richtig auf. Ein autistisches Mädchen aus England, dessen außergewöhnliche Zeichnungen von Pferden, Kühen, Elefanten berühmt sind, vergleicht er mit den Ahnen in den Höhlen. Deren Darstellungen von Mammut, Pferd, Bison sind für ihn ebenso sprachlose Kunst. Schwachsinn aber wäre es zu behaupten, daß Mangel an Sprache der Beginn einer künstlerischen Karriere ist. Humphrey veröffentlichte seine Erkenntnisse im *Cambridge Archaeological Journal*, und daß es ein solches Journal überhaupt gibt, hätte ich ohne den entsprechenden Hinweis im Internet nie erfahren.

Bevor ich wieder Rita Hayworth begleite auf ihrer langen Reise in die Nacht, blättere ich in einer programmatischen Schrift von Alzheimer aus dem Jahre 1910. Irgend etwas hatte ich da zum Thema Kunst und Krankheit gelesen und mich noch gewundert, daß sich dieser amusische nüchterne Mensch darüber Gedanken gemacht hatte. Da ist es. In seiner Bestandsaufnahme diagnostischer Schwierigkeiten in der Psychiatrie schreibt Alois Alzheimer: »Schon lange war der Begriff des manisch-depressiven Irreseins über seinen Namen hinausgewachsen, denn es gehörten Erscheinungsformen zu ihm, die man wohl kaum mehr als Irresein bezeichnen konnte. Er umfaßte Krankheitszustände, in welchem noch unsterbliche Werke geschaffen werden konnten.«

Ende 1972 bricht Rita Hayworth nach vier Drehtagen ihren letzten Film ab, sie kommt einfach nicht mehr auf den Set. Sie beginnt sich zurückzuziehen, das Haus selten zu verlassen, Anrufe von Produzenten nicht mehr zu beantworten.

Plötzlich will sie, ausgerechnet in Los Angeles, wo kein normaler Mensch zu Fuß geht, nicht mehr Auto fahren, wie sie ihrer Tochter in einem Telefongespräch mitteilt, das sie allerdings am nächsten Tag schon wieder vergessen hat. Als Gast auf einer Party wirft sie andere Gäste raus und randaliert, dann will sie eigentlich überhaupt niemanden mehr sehen. Und das in Hollywood, wo man gesehen werden muß, um im Gedächtnis zu bleiben. Berichte erscheinen, daß Rita Hayworth, die schöne rothaarige Gilda, der fleischgewordene Männertraum, vor dem berühmten Beverly Wilshire Hotel in Los Angeles aufgefallen ist: trotz Sommerhitze in einen Pelzmantel gekleidet, suchte sie vergebens den Eingang. Ein andermal wird sie völlig verwirrt aufgegriffen, als sie ziellos durch die Straßen schlurft, man findet aber einen großen Zettel mit ihrer Adresse in einer Manteltasche. Also muß sie geahnt haben, was mit ihr los ist, und ihre Anschrift für den Fall des Falles aufgeschrieben haben. In vorweggenommenen Nachrufen wird die Vergötterdämmerung der Rita Hayworth beschrieben. 1976 taumelt sie, augenscheinlich betrunken, nach der Landung in London aus einem Flugzeug, muß von einigen Helfern weggeführt werden.

Das weltweit gedruckte Foto zeigt eine zerstörte Frau. Sie ist nicht betrunken, obwohl das als Erklärung in allen Sensationsberichten zu lesen ist und das anfangs auch noch ihre Tochter Yasmin glaubt. Rita Hayworth ist schon fern der Wirklichkeit solcher Erzählungen, das kann man inzwischen auf Grund der Forschungen in Sachen Alzheimer rekonstruieren, sie muß bereits im zweiten Stadium der Krankheit gewesen sein, in dem es aber noch immer lichte Momente gibt und viele Tage ganz ohne Ausfälle.

Einlieferung in ein Krankenhaus in Kalifornien. Um sie herum Alkoholiker. Die Tochter besucht sie und stellt erschreckt fest, daß ihre Mutter weder weiß, welcher Monat gerade ist oder wie der Präsident der Vereinigten Staaten heißt, noch sich an die Namen ihrer Freunde und Ehemänner erinnert. Ein besonders schwerer Fall von Alkoholismus lautet das Fehlurteil. Aber für Hollywood, wo immer schon die Vergänglichkeit des Ruhms ertränkt oder weggespritzt worden ist, nichts Besonderes. Andere wie Marilyn Monroe haben sich rechtzeitig durch Selbstmord gerettet. Rita Hayworth' Zustand jedoch ändert sich selbst dann nicht, als sie überwacht wird und keinen Alkohol zu sich nehmen kann. Des langen Tages Reise in die Nacht führt Mutter und Tochter, die inzwischen ihre eigene Karriere als Sängerin aufgegeben hat, zu Dutzenden von Neurologen, bis endlich 1981 die richtige Diagnose gestellt wird: Alzheimer. Das sei, sagt Yasmin Khan heute, fast eine Art von Erleichterung gewesen, weil man endlich einen Namen hatte für die schreckliche Veränderung.

Schlagzeilen in allen Zeitungen und Berichte in vielen Magazinen. Zum erstenmal erfahren Millionen am Fall der Rita Hayworth von einer unheimlichen Krankheit, die jeden treffen kann und die bislang fast im verborgenen geblieben ist, von den Betroffenen verheimlicht, von Angehörigen und Ärzten wie einst zu Beginn des Jahrhunderts zu Zeiten Alzheimers als normaler Altersschwachsinn verkannt. Die Verachtung für eine versoffene alternde Hollywood-Diva wandelt sich in Mitleid mit einer auf grauenvolle Art und Weise verlöschenden Filmlegende. Rita Hayworth wird entmündigt.

Da aus der Ehe mit Ali Khan genügend Geld da ist, kann sie in New York rund um die Uhr in ihrem Apartment gepflegt und versorgt werden. Sie schläft viel, berichtet später ihre Tochter, sitzt meist regungslos im Sessel und starrt in eine Ferne, in die ihr niemand folgen kann. Manchmal kommen Sätze wie »He told me how to do that«, aber auf Nachfragen antwortet sie nicht, wen sie meint und was sie damit sagen wollte. Am Schluß erkennt sie selbst ihre Tochter nicht mehr, was normal ist für Alzheimer-Kranke im dritten und finalen Stadium, die in der Tochter dann die Mutter, im Enkel den Vater und vor dem Fenster auf Elefanten reitende weiße Ritter sehen. Ab und zu macht Rita Hayworth bei gewissen Melodien aus einem ihrer alten Filme noch Bewegungen, als wolle sie tanzen. Was aber dann auch körperlich nicht mehr geht.

Gelähmt und, wie man ihren Zustand zu nennen pflegt: geistig umnachtet, stirbt sie nach vielen Jahren des veröffentlichten Leidens am 14. Mai 1987 in New York. Yasmin Khan gründet zu ihrem Gedenken eine Organisation für Alzheimer-Kranke, und jedes Jahr feiert und spendet die High-Society im Namen von Rita Hayworth. »Ihr Tod erschreckt«, schrieb die FAZ in ihrem Nachruf, »hier ist eine der würdelosesten Krankheiten auf eines der strahlendsten Geschöpfe getroffen. Die unheilbare, in langem Siechtum kulminierende Alzheimersche Krankheit hat vor unseren Augen eine wahre Jahrhundertschönheit vernichtet.«

Andere Prominente, von deren Umgang mit der Erkrankung ich noch berichten kann, weil sie selbst Öffentlichkeit herstellten, werden folgen: der ehemalige US-Präsident Ronald Reagan und der Maler Willem de Kooning, der Boxer Sugar Ray Robinson und der New Yorker Impresario Rudolf Bing, die Schriftstellerin Iris Murdoch und der SPD-Stratege Herbert Wehner, der englische Ex-Premierminister Harold Wilson und der deutsche Fußballtrainer Helmut Schön. Als deren Verfall beschrieben wurde, gab es keine Verwechslungen mehr mit Alkoholismus und keine Häme mehr über eine angeblich verschlampte Alte, die aus dem Himmel des Ruhms abgestürzt war. Das Schicksal von Rita Hayworth und die Debatte darüber hatten klargemacht, daß die Epidemie klassenlos war, eine Volkskrankheit, und daß die Todesbotschaft ohne Ansehen der Person jede und jeden erreichen kann. Seitdem war bekannt, was die Diagnose Alzheimersche Krankheit in letzter Konsequenz bedeutet: Abschied vom Ich, bei den einen im Dunkeln, bei den anderen im Licht. In den Worten der ärztlichen Fachzeitschrift *Selecta*, die immer wieder zitiert wurden, weil sie so schön plastisch machten, was da oben im Kopf eigentlich geschieht: »Das Hirn wird brüchig wie ein alter Stiefel.«

Rita Hayworth ist nicht nur durch ihre Filme im Gedächtnis geblieben, sondern auch, weil sie ihr Gedächtnis verloren hat. Wenn Mediziner die drei Stadien der Alzheimer-Krankheit erklären, auf die sich Experten inzwischen geeinigt haben

– manche teilen allerdings in sechs oder sieben Phasen auf –, nehmen sie den Fall Rita Hayworth als Fallstudie. Vom Ausbruch der Krankheit bis zum Tod kann es fünf, acht, zehn oder in Ausnahmefällen sogar fünfzehn Jahre dauern. Bei ihr fing es 1971/ 1972 an, gestorben ist sie 1987.

Beispiele für Stadium eins: versäumte Termine (Dreharbeiten), depressive Stimmungen, Unsicherheit, Verlaufen in scheinbar bekannter Umgebung (Hollywood), Schwierigkeiten bei neuen Namen und Eindrücken (Skript). Der körperliche Befund ist normal, die selbständige Lebensführung kaum eingeschränkt. Im zweiten Stadium schon ziemlich schwere Sprachstörungen (Flughafen London), hochgradige Vergeßlichkeit, das Gedächtnis schwindet (fehlende Erinnerung an ihre Ehemänner), Angstzustände und plötzliche Ausbrüche von Wut und Trauer und Panik. Die Kranken sind noch ansprechbar, aber können nicht mehr in Zusammenhängen denken oder über den Tag hinaus etwas planen. Im dritten Stadium ist das limbische System tot, der Verstand aufgefressen, der Wortschatz bis auf immer wiederholte Floskeln verschwunden, die Patienten erkennen in ihrer Teilnahmslosigkeit weder sich selbst im Spiegel noch Familienangehörige (Yasmin) und teilen sich allenfalls, wenn überhaupt, in sinnlosen Sätzen mit (He told me ...). Sie werden zum Pflegefall.

Warum kann man denn nicht im ersten Stadium eingreifen und so das Fortschreiten der Krankheit vermeiden? frage ich den Münchner Psychiater Alexander Kurz, der Arzt geworden ist, um Menschen zu helfen. Das behaupten zwar viele, aber bei ihm ist es spürbar. Weil es keine Möglichkeit gibt, rechtzeitig zu diagnostizieren oder den weiteren Verlauf zu verhindern, antwortet er. Wenn wir Mediziner die Symptome erkennen, kann von früh nicht mehr die Rede sein. Dann ist es spät. Aber das ist ein relativer Begriff. Spät heißt: zu spät für eine Heilung, aber da es die nicht gibt, ist es zwar unmöglich, dem Leben noch ein paar gesunde Jahre dranzuhängen, aber immer noch möglich, in den halbwegs gesunden Jahren ein anderes Leben zu führen. Für die Erkrankten ist es nicht zu spät, um zum erstenmal zu verstehen, was sie bisher versäumt haben und warum es vielleicht Wichtigeres gibt in der ihnen verbleibenden Zeit bis zur letzten Einsamkeit. Ein junger Mann hat ihm erzählt, daß er einen ganz anderen Zugang zu seinem Vater gefunden hat, der an Alzheimer erkrankt war. Der Vater, der eigentlich als harter Hund galt und als unnahbar, habe sich in der Phase, als er noch verständlich war, geradezu geöffnet, seine Hülle war buchstäblich zerbrochen. Daran denkt der Sohn jetzt, da der Kranke keinen mehr erkennt. Diese Momente bleiben in seiner Erinnerung – der liebevolle, der verletzbare Vater, nicht der andere, den er so oft erlebt hatte.

Kurz ist kein gläubiger Mensch, ein Atheist und Humanist, und dennoch ertappt er sich manchmal dabei, Gottes Fügung da zu ahnen, wo andere nur noch die Hölle vor sich sehen. *Credo, quia absurdum*, ich glaube, auch wenn es mir unmöglich zu sein dünkt. Vielleicht hat sich ein Schöpfer etwas dabei gedacht, Kranken im Alter das totale Vergessen zu schenken?

Kurz und auch Wojnar sind nicht die einzigen Alzheimer-Experten, die sich auf die höhere Macht eines Schöpfers zurückziehen, wenn ich die Fragen nach dem Warum wiederhole. Der persönliche sozusagen biologische Gott meiner Kindheit, der bärtige Vater mit dem gütigen Lächeln, ist dabei nicht gemeint, das wäre dann doch zu simpel für Mediziner und Naturwissenschaftler. Aber die Existenz eines kosmologischen Gottes, wie ihn Wilson definiert, eines Erschaffers des Universums, der sich nicht in die alltäglichen Ereignisse in unserem Diesseits einmischt, ist noch nicht aus der Welt diskutiert. Weil die Entstehung des Lebens wie ein Wunder erscheint und weil es nicht geklärt ist, wie es einst begann. Gott als Synonym für alles, was wird. Kein Wesen, sondern unendliches Werden. Das nie angefangen hat und nie aufhört. Bis in alle Ewigkeit.

Nie angefangen? Nicht zum Beispiel doch mit einem genialen Schöpfungsakt vor einigen tausend Jahren? Wieder fährt mir Wilson in die Gedanken. Kann nicht stimmen, argumentiert der als Ameisenforscher berühmt gewordene Wissenschaftler. Wenn es so gewesen wäre, hätte dieser gütige Schöpfer viele falsche Spuren gelegt, dann müsse er gewollt haben, daß wir Menschen zu der Schlußfolgerung kommen, Leben habe sich erstens durch Evolution entwickelt und zweitens habe dies Milliarden von Jahren gedauert: »Nun macht uns aber die Bibel eindeutig klar, daß Gott so etwas niemals tun würde. Der Herr aller Dinge, ob nun im Alten oder Neuen Testament, kann liebend oder gebieterisch sein, sich verweigern, im Mysterium verstecken oder seinen donnernden Zorn über uns kommen lassen, aber durchtrieben ist Er gewiß niemals.«

Der Heidelberger Molekularbiologe Konrad Beyreuther zum Beispiel gibt dem Warum eine in diesem Sinne überirdische Wendung. Warum habe der Herrgott Alzheimer erfunden? Im übertragenen, im höheren Sinne, ist die Krankheit ein göttlicher Gnadenakt. Zu viele Informationen, zu viele Eindrücke können den Menschen erdrücken. Es wäre gut für ihn, mehr vergessen zu dürfen, weil er einfach nicht mehr verkraften kann. Das gilt, wie er einschränkt, natürlich nur bis zu einer gewissen Grenze. Totales Vergessen ist damit nicht gemeint. Gott soll schützen.

Andere Psychiater erkennen sogar im letzten Stadium noch eine »göttliche Vorsehung«, denn in der Zeit des Lebens, in der man gewöhnlich schwer krank wird und eigentlich nur noch auf den Tod wartet, versetzt die Krankheit namens Alzheimer einen in die schönste Zeit des Lebens, die Kindheit und die Jugend. Alles sonst ist weg. Man ist durch den Gedächtnisverlust von dem erdrückenden Gefühl befreit, nur noch das Sterben erleben zu dürfen, weil mehr wohl nicht mehr passiert. Die Endphase, in der sie sogar die Kontrolle über ihre Körperfunktionen verlieren, wie Babys gewickelt werden müssen und gefüttert, läßt die Alten gleichzeitig ertragen, daß sie keine Zukunft mehr haben. Denn der Verlust des Kurzzeitgedächtnisses führt zurück in die Kindheit, und das ist ein Lebensabschnitt, in dem man noch viele Jahre vor sich hat. In diesem Anfang lag noch ein Zauber, und der verzaubert sie jetzt erneut. Daß viele so Verwirrte am Schluß nicht einmal mehr Schmerz empfinden, weder den von bösartigen Geschwulsten in ihren Körpern noch den eines Oberschenkelhalsbruches, ist für den Hamburger Neurologen Jan Wojnar ein weiterer Beleg für seine Überzeugung: Gott nimmt den Armen im Geiste sogar ihre Schmerzen.

Man kann dies andererseits natürlich rein wissenschaftlich erklären und dann so begründen, daß der liebe Gott dabei nicht unsichtbar die Fäden zieht. Weil alle Rezeptoren, die Schmerzsignale normalerweise empfangen, außer Funktion sind. Das Gehirn selbst empfindet keinen Schmerz, es verarbeitet nur entsprechende Impulse aus dem Körper. Deshalb sind Patienten während einer Gehirnoperation stets bei Bewußtsein: Die Prozedur an sich ist nicht schmerzhaft für sie – und gleichzeitig kann der Neurochirurg durch Stimulation von gewissen Punkten im Großhirn testen, ob er in die Nähe gesunder Zellen gerät. Frei nach Charles Darwin und ohne Gott ist der Mensch bloß ein Element im Stammbaum des Lebens. Näher verwandt mit den Affen als mit dem Schöpfer aller Dinge, und damit nur eine weitere Stufe der Evolution. Was ich auf einer anderen Station meiner Reise versuchen werde zu erklären, wenn ich mehr von dem verstanden habe, was mir anfangs so unverständlich erschien.

Als Rita Hayworth langsam unter öffentlicher Anteilnahme verlosch, war Alexander Kurz gerade in den Milhauser Laboratories, einer Forschungsabteilung an der New York University. Studienaufenthalt, Erfahrungen sammeln in einem Krankenhaus der Stadt. Alzheimer-Symptome kannte er zwar aus der Notaufnahme einer Klinik in München, wo er gearbeitet hatte, aber für ihn waren das, wie für fast alle seiner Kollegen, nicht Zeichen für eine bestimmte Krankheit, sondern ein paar verwirrte Alte, die sich verlaufen hatten und nicht mehr wußten, wer sie sind und wo sie sind. Er hat deren Verhalten nicht mit einer krankhaften Demenz in Verbindung gebracht. Es war traurig anzusehen, aber nicht wesentlich. So was hatte es doch immer schon gegeben. Die Amerikaner dagegen hatten erkannt, nicht zuletzt durch den Fall Rita

Hayworth, daß es sich um keine normalen Alters-Verwirrungen handelte, sondern um ein ganz konkretes Leiden, über dessen Ursachen man nichts oder fast nichts wußte. Das gab nicht nur ihnen, sondern auch Kurz den Anstoß, sich fortan nur noch mit dieser Krankheit zu beschäftigen.

Das liegt jetzt über fünfzehn Jahre zurück. Seitdem arbeitet Kurz so, wie er es einst als junger Mann bei den Amerikanern gelernt und für sich als seine ganz persönliche Philosophie begriffen hat. Moderne Wissenschaft, sagt er, und »zutiefst menschliches Arztsein« schließen einander nicht aus. Selbst wenn dies in Deutschland selten ist. Mir fällt einer ein, für den diese seltene Mischung wohl gegolten haben könnte, bei allem, was ich über seine Arbeit weiß und was ich über ihn erfahren habe. Ich erwähne aber den Mann nicht, an den ich denke, Alois Alzheimer, denn das könnte Kurz peinlich sein.

Ein Fallbeispiel aus der Normalität seines Alltags in der Münchner Psychiatrischen Tagesklinik, die zur Technischen Universität gehört: Der bayrische Unternehmer, Anfang Fünfzig erst und unter dem Streß des Ausbaus seiner Firma stehend, die er wieder einmal vergrößern will, zeigt zum ersten Mal in seinem Leben Ausfallserscheinungen. Natürlich verdrängt er die, ein Manager kann sich so etwas wie Nachdenken über plötzlich auftretende Gedächtnislücken weder vorstellen noch leisten. Das trifft nur andere. Alte. Darüber liest man. Das hört man aus dem Bekanntenkreis. Er aber muß doch funktionieren. Seine Tochter merkt, daß er ihr bei den Schularbeiten nicht mehr helfen kann. Seine Frau merkt, daß er ihr Geschichten erzählt, die er schon am Vorabend erzählt hat. Seine Mitarbeiter merken, daß er sich in Konferenzen nicht mehr wie früher konzentrieren kann. Er selbst merkt irgendwann, daß er zum Beispiel mit dem Auto den Weg in die nächste Stadt nicht mehr findet. Zwei Wochen ohne den üblichen Termindruck, rät der konsultierte praktische Arzt. Urlaub wird helfen. Der Mann kommt scheinbar erholt zurück, aber bald passieren ihm wieder diese Ausfälle. Seine Frau überredet ihn, die Tagesklinik aufzusuchen, in der Kurz arbeitet und von der sie gelesen hat. Alzheimer ist zwar immer noch ein Tabu für die meisten, bei denen die ersten unheimlichen Symptome auftreten. Aber keine geheime Krankheit mehr, von der man nichts ahnt. Vor allem Frauen wissen viel mehr als früher und fragen bei anderen Medizinern nach, wenn die Diagnose ihres Hausarztes nicht schlüssig erscheint.

Die klinischen Untersuchungen bei dem bislang nur leicht gestörten Kaufmann ergeben keinen Befund. Er ist physisch völlig gesund, alle körperlichen Werte sind im Normalbereich für Männer seines Alters. Die Entnahme von Rückenmarksflüssigkeit und deren Untersuchung zeigen keine Besonderheiten. Bei den anschließenden Tests mit Kurz fällt dem allerdings auf, daß der Mann lange Wörter aus der Zeitung nicht mehr vorlesen kann, daß es ihm nicht mehr gelingt, das Zifferblatt einer Uhr zu zeichnen. Solche Fragen und Übungen sind kein Zufall, die werden nicht spontan als Idee geboren. Dafür gibt es vorgeschriebene Anleitungen, und die Ergebnisse lassen Schlüsse zu. Aber nur Fachleute können solche Tests durchführen und beurteilen.

Klingt bis dahin doch ganz normal, unterbreche ich Alexander Kurz hoffnungsvoll, kann jedem passieren, daß er was vergißt oder sich an einer Kreuzung mal verfährt oder zufällig mal nicht auf das richtige Wort kommt.

In der Tat, es kann jedem passieren, daß er seine Brille verlegt. Das ist die normale Altersvergeßlichkeit. Aber es kann eben nicht jedem passieren, daß er gar nicht mehr weiß, ob er eine Brille trägt oder nicht. Das ist dann eher eine Demenz. Der Mann, von dem ich rede, befindet sich eindeutig im Stadium eins der Alzheimer-Krankheit, erwidert Kurz, und dieses erste Stadium dauert nach allen Erfahrungen etwa drei Jahre. Diese Phase wird in Lehrbüchern unter anderem so charakterisiert: Selbständige Lebensführung ist weitgehend noch erhalten, obwohl es dem erst leicht Erkrankten schwerfällt, neue Informationen aufzunehmen und zu verarbeiten. Die Betroffenen vergessen, wo sie Gegenstände hingeräumt haben oder wie ihnen gut bekannte Menschen heißen. Die normale Arbeitsleistung nimmt ab. Störungen bei der Benennung von Begriffen, die sonst flüssig in eine Erzählung eingebaut werden. Depressive Stimmungen.

Und wie sagt man dem Patienten, daß dies zwar störend, unangenehm, ja: nervig, aber leider nur der Anfang ist? Daß es schlimmer werden wird bis hin …

Zunächst und zuerst die Wahrheit: Sie haben Alzheimer, und es gibt für diese Krankheit keine Heilung. Dann aber spricht man gleich anschließend von der Hoffnung, denn nur die niederschmetternde Wahrheit allein kann tödlich sein. Von wegen die Wahrheit und nichts als die Wahrheit, und von wegen, die müsse man halt verkraften können. Die Hoffnung wird so umschrieben: Wir haben überall in allen größeren Städten Selbsthilfegruppen und Zweigstellen der Alzheimer-Gesellschaft und sogar Tageseinrichtungen für die Kranken, wir haben inzwischen viel über die Krankheit gelernt, wir sind nicht mehr nur hilflos, und wir haben eine Art von begleitender Therapie. Gedächtnissprechstunden, Stützen wie größere Zifferblätter für diese verdammten klein gewordenen Uhren oder die berühmten großen Zettel, die Sie überall da verteilen, wo Sie sich täglich aufhalten.

Auf die Idee, daß dies eine Chance sein könnte, auch wenn es die letzte ist, sein Leben zu ändern, kommen die wenigsten in solchen Situationen. Das wundert mich nicht bei einem solchen Schock. Man muß ihnen das sagen. Vergessen Sie die üblichen Wünsche, erst einmal Karriere zu machen oder noch mehr Geld zu verdienen. Machen Sie all das, was Sie immer schon mal machen wollten, und machen Sie es vor allem bald. Reisen zum Beispiel, denn im zweiten Stadium der Krankheit wird das nicht mehr gehen. Kümmern Sie sich um Ihre Familie. Reden Sie mit Ihrer Frau. Reden Sie mit Ihrem Mann. Mit Ihren Kindern.

Solange Sie noch mit ihnen reden können.

Kurz ist nicht nur der Praktiker, der sich um das tägliche Elend kümmert und versucht, gerade und besonders intensiv in der dunklen Stunde einer Diagnose noch Licht aufzuzeigen. Er ist auch Forscher. Und wieder liegt der Vergleich mit

Alzheimer nahe. Mit seinen Fachkollegen in der Psychiatrie sucht Kurz vor allem mit Hilfe von biochemischen Markern in der Rückenmarksflüssigkeit, dem Liquor, nach Möglichkeiten der Früherkennung, denn alle Wissenschaftler sind sich einig: das ist der erste und wahrscheinlich einzige Ansatz, jemals mit der Krankheit fertig zu werden.

Keiner meiner vielen Gesprächspartner wagt eine Voraussage, ob man je Mittel entwickeln wird, das wären dann die Medikamente der Rettung, mit denen es möglich sein könnte, die Krankheit zu heilen. Künstlich ein Enzym herzustellen, das die angelaufene Produktion von Amyloid-Plaques stoppt, Transportwege vom Schutt befreit, Neurofibrillenbündel auflöst. Oder das entsprechende Gen zu manipulieren, falls man es denn bei der Suche nach den genetischen Risikofaktoren entdeckt, das für die falsche Bauanleitung verantwortlich ist, nach der das Beta-Amyloid-Protein erzeugt wird, das letztlich aus dem Hirn einen Friedhof macht.

Medikamente, die es schon gibt oder die angeblich bald marktreif sind, doktern an den Symptomen herum. Sie schaffen eventuell, je nach individuellem Fall, einen Stillstand der Krankheit für eine gewisse Zeit. Die nächste Generation von Heilmitteln, die allerdings noch nicht mal in der klinischen Phase der Erprobung ist und die es vielleicht im Jahre 2009 geben wird, kann den Übergang von Stadium eins zu Stadium zwei entscheidend verzögern. Je länger diese Verzögerung dauert, desto besser für die Betroffenen. Ideal wären fünfzig Jahre, hat mir ein Molekularbiologe gesagt und dies nicht zynisch gemeint, denn weil die Krankheit selten vor dem 65. Lebensjahr ausbricht, wäre sie zwar nicht heilbar geworden, aber durch diese Verzögerung praktisch erledigt. Je länger wir den Ausbruch der Krankheit hinausschieben können, sagt Dr. Bernd Sommer, der bei Novartis auf dem Gebiet Neurodegeneration forscht, desto besser, klar, für die Betroffenen. In fünf Jahren könnten wir ein solches Mittel, das Stillstand bedeutet, gefunden haben. Irgendwann dann, und da hilft uns nur die genetische Forschung weiter, vielleicht etwas, was die Bildung von Plaques und Tangles überhaupt verhindert. Für diese Verzögerungstherapie müßte man zuvor allerdings Methoden entwickelt haben, durch genetische Untersuchungen herausfinden zu können, wer überhaupt gefährdet ist und wer nicht. Also Risikofaktoren finden.

Das können wir bereits, ergänzt Professor Roger Nitsch, Ordinarius für molekulare Psychiatrie an der Universität Zürich, mit dem ich ausführlich über die faszinierende Welt der Genforschung reden werde. Es gibt aber Grundregeln für solche Untersuchungen. Beispielsweise müssen die von uns Getesteten damit einverstanden sein, daß sie vom Ergebnis nichts erfahren. Warum denn dann der Test? frage ich ihn verblüfft? Erkläre ich Ihnen später.

Von einer Lösung weit entfernt, helfen Kleinigkeiten auf dem Weg zum Ziel, die in Sachen Alzheimer Feststellungen erlauben, von denen der Entdecker damals mangels technischer Möglichkeiten noch gar nichts ahnen konnte. Zum Beispiel hat, veröffentlicht im September 1998, eine Gruppe von Neurologen und Biologen und Ärzten, zu der Alexander Kurz gehört, in einer retrospektiven Studie anhand von 206 vergleichbaren Fällen beweisen können, daß bei Alzheimer-Patienten ohne genetische Vorgeschichte, genauer: ohne Erkrankungen bei Verwandten ersten Grades, ihre Väter bei der Geburt erheblich älter waren als die Väter von gesunden Menschen. Kinder älterer Väter haben deshalb ein deutlich höheres Risiko, an Alzheimer zu erkranken. Bisher wußte man nur von älteren Müttern, daß bei denen die Gefahr bestand, Babys mit dem Down-Syndrom (wissenschaftlich korrekt: Trisomie 21) auf die Welt zu bringen, was der Fachausdruck ist für sogenannte mongoloide Menschen. Die wiederum erkranken früher und häufiger an der Alzheimer-Krankheit. Falls Down-Syndrom-Kranke über dreißig Jahre alt werden, was nicht oft vorkommt, bekommen sie sogar automatisch Alzheimer.

Bei älteren Eltern sammeln sich im Gegensatz zu jüngeren Schäden in der DNA an, die sie an ihre Kinder weitergeben. DNA ist die allgemein gebräuchliche englische Abkürzung für *desoxyribonucleic acid*, auf deutsch Desoxyribonukleinsäure, die Erbsubstanz der Zellen. Die DNA steuert als Alphabet der Vererbung die Biochemie, die Morphologie, die Physiologie des Menschen – und sein Verhalten. Aus dieser chemischen Substanz, den sogenannten Nukleoproteinen, Gymnasiasten heutzutage selbstverständlich in ihrer spiralförmigen Struktur bekannt als räumliches Helix-Modell zweier umeinander gewundener Schlangen, bestehen die 23 Chromosomenpaare, und diese bilden die Zellkerne, in denen die genetischen Merkmale, jeweils von Mutter und Vater vererbt und für jeden Menschen einzigartig, aufbewahrt werden. Also speichert jede einzelne menschliche Körperzelle die gesamten genetischen Informationen. Entschlüsselt werden die von Molekularbiologen. Die Zellen enthalten alle nötigen Bausteine zum vollständigen Aufbau eines lebenden Organismus – Muskeln, Blut, Knochen, Nervenzellen – und werden über Millionen von Zellgenerationen weitergegeben. Daß es so etwas wie DNA gibt, haben die meisten Erwachsenen erfahren, als es zum erstenmal durch den genetischen Fingerabdruck, den Speicheltest, den Spermatest, eben die DNA-Analyse, gelungen war, Verbrechern ihre Taten nachzuweisen. Heute ist die DNA-Analyse eine übliche Methode, unter vielen Verdächtigen den Richtigen zu finden, beispielsweise einen Mörder, beispielsweise einen Präsidenten, der dummerweise auf einem Kleid aus sich herausgegangen ist. Oder beweisen zu können, daß diese Knochenreste da wirklich die Überreste der Romanows sind, der von bolschewistischen Revolutionären erschossenen russischen Zarenfamilie.

Durch Mutationen können Gene, die das Leben steuern, beschädigt werden und zum Ausbruch von Krankheiten führen. Bei der Alzheimer-Krankheit sind inzwischen fünf Gene bekannt. Der einzige eindeutige Risikofaktor, sagt Privatdozent Dr. Christian Behl vom Max-Planck-Institut für Psychiatrie in der nach Emil Kraepelin benannten Straße in München, bevor er andere Faktoren wie Umwelteinflüsse und Streß aufzählt und für ein weiteres Kapitel ein paar wenige, die uns vielleicht ein bißchen schützen könnten, ist das Alter. Alzheimer-Krankheit begreift man nur am einzelnen Patienten, ergänzt Professor Hanns Hippius im persönlichen Rückblick auf Jahrzehnte der Praxis in der Klinik. Denn jeder Fall ist verschieden. Er könne eigentlich nur zwei Ratschläge geben, rettet sich Dennis J. Selkoe, Neurologe an der Harvard University und Kliniker im benachbarten Boston: sich seine Eltern sorgfältig auszusuchen und möglichst früh zu sterben.

Die Alzheimer-Krankheit ist keine ansteckende Krankheit, die durch Infektionen übertragen wird. Allerdings ist noch nicht erforscht, ob sie durch Infektionen im Gehirn ausgelöst werden könnte oder ob die toxischen Prozesse im Hirn nur eine Folge der Krankheit sind. Abgeleitet von dem Begriff der Amyloid-Plaques nennt man sie eine amyloidose Krankheit, zu dieser Gruppe gehört zum Beispiel die Creutzfeldt-Jakob-Krankheit. Auch so eine Seuche, die es lange schon gibt, entdeckt bereits vor siebzig Jahren, aber im Bewußtsein der Öffentlichkeit erst dann als Bedrohung wahrgenommen, als nach Ausbruch des Rinderwahnsinns in England die ersten Menschen erkrankten und elendig starben. Da schafften es die Herren Creutzfeldt und Jakob in die Schlagzeilen, ähnlich wie damals Alzheimer durch den Verfall von Rita Hayworth.

Die Seuche erwischt als sogenannte BSE-Krankheit zunächst nur Kühe, die in schrecklichen Zuckungen enden. BSE ist die Abkürzung für *Bovine Spongiform Encephalopathy*. Sie zerstört aber durch die in dem Fall ansteckende Nahrungskette – Verzehr von Fleisch der befallenen Rinder, die durch Futtermehl, gewonnen aus zerstampften Schafhirnen, infiziert worden waren – das menschliche Gehirn. Die proteinhaltigen Erreger sowohl für die *Scrapie* genannte Epidemie bei Schafen und Ziegen als auch für die verrückten Rinder heißen Prionen, abgeleitet von der englischen Bezeichnung *proteinacious infectious agent*. Symptome sind Verblödung, Muskelstarre, Lähmungen, sowohl beim Tier als auch beim Menschen, der Verlauf ist ebensowenig zu stoppen wie bei Alzheimer. Die Creutzfeldt-Jakob-Patienten sterben früher, spätestens nach zwei Jahren, manche bereits wenige Wochen oder Monate nach dem Auftreten erster Symptome.

Ihr Gehirn wird zu einer weichen Masse, bei Alzheimer wird es hart und schrumpft. Prionen sind wie ein Virus ansteckend, mit der Alzheimerschen Erkrankung haben sie nichts zu tun.

Alfons Maria Jakob und Hans Gerhard Creutzfeldt beschrieben unabhängig voneinander in drei Artikeln 1921 »Eigenartige Erkrankungen des Zentralnervensystems mit bemerkenswerten anatomischen Befunden«, und nicht zufällig taucht wie bei Alzheimer der Begriff »eigenartig« in ihrer Bestandsaufnahme auf. Beide lernten im Münchner Labor der Königlichen Psychiatrischen Klinik unter dem damaligen Chef Alois Alzheimer ihr Handwerk in der Hirnpathologie, beide entdeckten wie er unter dem Mikroskop eine Erkrankung des Gehirns. Da könnten die Gemeinsamkeiten auch schon enden, als Fußnote in der Geschichte der Hirnforschung. Zumal Prionen-Experten bis zum Ausbruch der BSE-Seuche eher als besondere Spinner betrachtet wurden, weil sie nach den Ursachen einer Krankheit suchten, die unter einer Million Menschen höchstens einmal vorkam.

Kein Vergleich mit der Volkskrankheit Alzheimer, obwohl die Prionen-Pioniere auf die Ähnlichkeiten – amyloide Plaques, fehlgesteuerte Eiweißkörper – mit der Alzheimer-Krankheit hinwiesen, schon deshalb, um Gelder für ihre Experimente lockerzumachen. Die Pharmaindustrie, immer engagiert, wenn es um kommerzielle Nutzung vielversprechender Forschung geht, zeigte kein Interesse, denn offenkundig lohnte es sich angesichts der Seltenheit von Creutzfeldt-Jakob-Fällen nicht, ein Medikament gegen die BSE-Seuche zu entwickeln. Die Entwicklung eines Heilmittels kostet manchmal viele hundert Millionen Mark.

Das änderte sich schlagartig, als im vergangenen Jahr einem Team in Düsseldorf, darunter mit Professor Detlev Riesner ein überzeugter Anhänger und Freund des umstrittenen amerikanischen Prionenforschers und Nobelpreisträgers Stanley Prusiner, ein entscheidender Durchbruch gelang. Zwei Biophysiker, ein Neurologe und ein Psychiater entwickelten ein kompliziertes Diagnoseverfahren, das mir Riesner noch Schritt für Schritt zu erklären verspricht, wenn ich erst die

Eindrücke aus den Besuchen in verschiedenen anderen Labors verarbeitet habe. Die Heinrich-Heine-Universität hatte endlich ein teures Gerät erworben, mit dem die vier Forscher auch Proben aus der Rückenmarksflüssigkeit von Alzheimer-Patienten testen konnten. Sie kamen dabei zu denselben Ergebnissen wie bei ihren bisherigen Versuchen mit dem Liquor von Creutzfeldt-Jakob-Fällen bzw. Fällen der mit ihr verwandten Tierkrankheit Scrapie. Im Rückenmark findet die Spülung fürs Gehirn statt. Falls es da oben also Erkrankungen gibt, müßten sich die Ablagerungen in den dem Rücken entnommenen Proben feststellen lassen.

Doch eine Methode der Früherkennung? Nicht sehr hilfreich bei der Creutzfeldt-Jakob-Krankheit, denn was nützt dort die frühe Erkenntnis, da doch in absehbarer Zeit früh gestorben werden muß. Aber hilfreich bei der Alzheimer-Krankheit, weil dort die Frist vom Ausbruch bis zum Ende Jahrzehnte dauern kann? Erstens, meint der Düsseldorfer Biophysiker, sind wir Prionenfachleute, und Prionen haben mit Alzheimer nicht viel zu tun. Zweitens, dämpft er gleich alle Hoffnungen, zweitens haben wir nur siebzehn Patienten untersucht, es müssen noch sehr viele klinische Tests gemacht werden, bevor man wirklich etwas Endgültiges sagen kann. Und drittens? Er zögerte. Drittens, ergänzt er dann nachdenklich, welcher Arzt will es verantworten, die Tatsache einer möglicherweise früh erkannten Alzheimer-Erkrankung einem Patienten mitzuteilen, solange man dem die automatisch folgende Frage nicht beantworten kann. Die nach einem rettenden Medikament.

Mir ist das alles noch zu kopflastig. Ich beschließe, mich aus der verlorenen Vergangenheit erst einmal zu verabschieden und mich um die Vergangenheit zu kümmern, die man ins Gedächtnis zurückholen und von der ich erzählen kann. Fragen zu stellen, die sich beantworten lassen.

Wer eigentlich war dieser Alois Alzheimer?

3. Kapitel

Ihren berühmten Großvater hat seine Enkelin nie erlebt. Ilse Lieblein kennt ihn nur aus den Erzählungen ihres Vaters Hans. Alle Geschichten über Alois Alzheimer, von denen sie und die anderen Nachkommen des Hirnforschers noch etwas wissen, sind deshalb Geschichten aus zweiter Hand, denn er starb, bevor die Enkel geboren wurden. Da seine Kinder auch längst tot sind, Gertrud und Hans und Maria, treiben im großen Meer der kollektiven Erinnerung nur vereinzelt Reste einer authentischen Familiengeschichte, biographische Bruchstücke aus dem Leben des Alois Alzheimer.

Es muß im Herbst 1932 gewesen sein, das zumindest weiß Frau Lieblein noch genau, denn sie war gerade erst zehn Jahre alt geworden, als sie mit ihrem Vater einen Spaziergang machte und der mit seiner kleinen Tochter plötzlich über seinen vor langer Zeit verstorbenen Vater sprach. Ausgelöst vielleicht durch den Anblick eines Käfers oder einer Pflanze, der Hans Alzheimer in seine eigene Kindheit zurückversetzte, denn Kleintiere und Blumen waren ihm einst von seinem Vater bei gemeinsamen Ausflügen in die Natur erklärt worden. Ich habe zwar keinen Buben, so etwa hat er angefangen, wie sich die alte Dame zu entsinnen glaubt, und da ich der einzige Sohn bin, wird nach mir in der nächsten Generation keiner mehr so heißen, aber der Name Alzheimer wird bleiben. Dein Opa war nämlich ein bekannter Arzt und Wissenschaftler. Er hat eine Krankheit entdeckt, die nach ihm benannt ist und deshalb wird Alzheimer nie sterben. Dann hat er ihr erzählt, was der Großvater im Gehirn des Menschen gefunden hatte, doch das konnte Ilse damals noch nicht verstehen. Heute ist sie 76 Jahre alt, versteht das nur zu gut, aber hofft, daß sie mit Alzheimer nie etwas anderes verbinden wird als ihren Mädchennamen und die Geschichte ihres Großvaters.

Ihre Cousine Hildegard Koeppen war schon vierzehn, als sie zum erstenmal erfahren hat, warum der tote Großvater, den sie nur von Fotos kannte, in den Lehrbüchern stand. Alzheimers Tochter Gertrud, ihre Mutter, hat es ihr gesagt, aber das hat sie kaum getröstet, wie sie sich noch erinnert. Es gab Wichtigeres für das Kind. Ihre Freundinnen waren alle in den Bund deutscher Mädel aufgenommen worden, nur sie nicht. Daß sie eine Außenstehende war, konnte man schon rein optisch bei Veranstaltungen der Schule sehen, beim Volkstanz zum Beispiel, denn ihre Mitschülerinnen hatten die übliche BdM-Uniform an, sie aber durfte keine tragen. Darüber war sie traurig und konnte es nicht so recht begreifen: Warum die alle, und warum ich nicht? Auch das hat ihr die Mutter erklärt: Deine Großmutter war Jüdin, also bin ich als ihre Tochter eine Halbjüdin und du wiederum als meine Tochter für die Nazis nicht reinrassig. Deshalb kein BdM, deshalb keine Uniform, deshalb am Rande stehen müssen bei Schulfesten. Nicht mal angeben konnte Hildegard mit dem Großvater. Im Gegenteil. Besser, man erwähnte ihn in solchen Zeiten gar nicht mehr, denn der Name klang so jüdisch.

Alzheimer wird am 14. Juni 1864 in dem kleinen Städtchen Marktbreit in Unterfranken geboren. Auf seinem Taufschein, in korrektem Latein mit *Testimonium baptismi* überschrieben, steht als Vorname Aloysius, benannt nach einem der Heiligen, von denen die katholische Kirche für die Namensgebung neuer Schäfchen viele zur Auswahl hat. Sein Vater ist der Justizrat und Königliche Notar Eduard Alzheimer, seine Mutter Theresia schon dessen zweite Frau. Alzheimers erste

Frau war nach der Geburt ihres Sohnes Karl am Kindbettfieber verstorben, einer damals häufigen Krankheit, gegen die es keine Mittel gab und gegen die Beten nicht half. Erkenntnisse des österreichischen Gynäkologen Ignaz Philipp Semmelweis, daß Infektionen der Grund für das tödliche Fieber waren und mit welchen hygienischen Maßnahmen man die verhindern konnte, waren über sein Krankenhaus in Wien nicht hinausgedrungen. Eduard Alzheimer, der Witwer, hatte die Schwester seiner verstorbenen Frau geheiratet, und mit ihr gleichzeitig wieder eine Mutter für den kleinen Karl ins Haus geholt. Es blieb, in solchen Trauerfällen bei passenden Umständen durchaus üblich, alles in der Familie.

Marktbreit ist für die streng katholische Familie Alzheimer eine Art Außenposten in der protestantischen Landschaft. Pfarrer Ignaz Ruland, der Aloysius am 3. Juli das geweihte Taufwasser über die Stirn träufelt, was nach katholischer Lehre gleichbedeutend ist mit Unsterblichkeit der Seele, dem lieben Gott empfohlen im Falle eines frühen Falles, denn nur Ungetaufte fahren direkt zur Hölle, reist aus der nahe gelegenen Bischofsstadt Würzburg an, wo er als Domkapitular predigt. Das Ehepaar Alzheimer vermeldet jeweils per Geburtsanzeige im örtlichen Wochenblatt in den nächsten Jahren noch fünf weitere Kinder: die Söhne Eduard, Alexander, Alfred, die Töchter Elisabeth und Johanna. Von seinen vielen Geschwistern sollte Schwester Elisabeth im Leben von Alois Alzheimer eine entscheidende Rolle spielen.

Die allein seligmachende Kirche wird, nach Aussagen seiner Enkel, die sich auf entsprechende Gespräche in der Familie berufen, für Alzheimer nicht lebensbestimmend sein wie für seine Eltern oder seine Geschwister. Er gehört, sobald dies ohne aufzufallen möglich ist, nicht mehr zu den regelmäßigen Kirchgängern am Sonntag. Was auch zu tun haben dürfte mit dem Gebiet, auf dem er dann forscht, denn in der Naturwissenschaft werden als Quelle für die Herkunft des Menschen nun mal eher Darwins Schriften zitiert als die Heilige Schrift. Ein Freidenker? Ein Liberaler? Es fallen bestimmte Handlungen von Alzheimer auf, die einen solchen Schluß zulassen, aber kein Bekenntnis, kein Brief, kein Zitat. Wie liberal und frei von irgendwelchen Vorurteilen er war, könnte sich unter anderem aus der Tatsache schließen lassen, daß er eine Frau jüdischen Glaubens geheiratet hat.

Aus seiner Kindheit gibt es erst recht keine Unterlagen, die wesentlich wären für ein besseres Verständnis des Menschen hinter dem Wissenschaftler. Altsheimer oder Altzheimer oder Alzheimer hießen viele in der Gegend. Daß einer von denen mal berühmt werden sollte, konnte wirklich niemand ahnen. Die Bürger von Marktbreit hatten bis Ende der achtziger Jahre keine Ahnung, wer da längst vergessen war, bevor im Zusammenhang mit dem Tod von Rita Hayworth die lokale Presse von Alzheimers Kindheit in ihrer kleinen Stadt berichtete. Im Gemeinderat war daraufhin debattiert worden, wie man den so überraschend entdeckten Sohn der Stadt am besten ehren könne. Eine Gedenktafel am Geburtshaus war die nächstliegende Idee.

Über den berühmten Neubürger hat damals für die »Kitzinger Zeitung« die Redakteurin Heidrun Alzheimer berichtet. Lange her. Inzwischen hat sie den Beruf gewechselt, ihr Volkskunde-Studium beendet und will sich mit einer Schrift über den Ursprung der deutschen Sekundärtugenden Pflicht, Ordnungsliebe, Pünktlichkeit und Co. habilitieren, um einmal als ordentliche Professorin berufen zu werden. Auf die Namensgleichheit und eine mögliche Verwandtschaft wird sie immer wieder angesprochen, nach ihren Reportagen und Fotos damals erst recht. Eine eventuelle Alzheimer-Connection hat sie neugierig zunächst in der eigenen Familie, dann in Chroniken und in Taufregistern nachgeprüft.

In Kirchenbüchern von Rieneck zum Beispiel, einem kleinen Ort an der Sinn zwischen Würzburg und Frankfurt, finden sich viele Alzheimers, mal so und mal anders geschrieben, und deren Stammbäume sind verzweigt bis hin zu Nachkommen im amerikanischen Bundesstaat Minnesota. Der armen Gegenwart zu entfliehen in eine bessere Zukunft jenseits ihrer Wälder, auszuwandern über den großen Teich, war Anfang des 19. Jahrhunderts für Bauern und Handwerker im Spessart eine Überlebensstrategie. Zwischen den Alzheimers aus Marktbreit und Heidrun Alzheimer aber fanden sich keine verwandtschaftlichen Beziehungen. Siehe oben: Viele heißen Alzheimer und haben mit dem einen weder so noch hoffentlich so etwas zu tun.

Das Geburtshaus ist eine Art Museum geworden, aber der heutige Bürgermeister von Marktbreit kann nicht helfen, als ich mir das Gebäude mit der Tafel, die an Alois Alzheimer erinnert, mal von innen ansehen will. Er hat keinen Schlüssel. Die Firma Lilly, Hersteller von pharmazeutischen Produkten und in der Forschung gegen alle Formen von Demenz aktiv, besonders jene, die den Namen Alzheimers trägt, hat das Anwesen erworben und renoviert, anschließend eine »Gedenk- und Tagungsstätte« daraus gemacht. Entsprechende Hinweise auf den Wissenschaftler, der hier geboren wurde, und an den großzügigen Sponsor, der das Haus vorzeigbar gemacht hat, stehen auf der Gedenktafel. Sogar die Abteilung Psychiatrie der Universität Würzburg hat noch ein Plätzchen gefunden, denn sie hat das Geld für die Tafel als solche zusammengekratzt. Zuständig für das Museum war lange Zeit ausschließlich die Frau des Frankfurter Neurologen Konrad Maurer, der die Krankenakte der Alzheimer-Patientin Auguste D. gefunden hatte. Ulrike Maurer hat Möbel aus der Zeit zusammengetragen sowie Fotos und Dokumente aus dem Leben Alois Alzheimers aufhängen lassen, in einer Ecke steht sogar sein Mikroskop. Eine Leihgabe der Enkel in memoriam ihres Großvaters. Inzwischen hat der Bürgermeister die Schlüsselgewalt und kann das Museum für Interessierte öffnen lassen.

Denn eigentlich ist das Haus, das meist leblos und leer vor sich hindämmert, eine zumindest kleine Attraktion für Touristen, denen Marktbreit nur eine sanfte Landschaft am Rande des Steigerwalds oder den historischen Malerwinkel in seiner Altstadt verkaufen kann. Sonst gibt es außer dem – für Orte in dieser Gegend üblichen – alljährlichen Weinfest und einem Saal im Heimatmuseum mit Chroniken aus den Zeiten, als von Marktbreit aus die Handelsschiffe über den Main in ferne Länder fuhren, nicht viel, was Feriengäste an grauen Tagen interessieren könnte. Eine »veralzheimerisierte Gegend«, wie Konrad Maurer, der im benachbarten Sommerhausen ein Domizil besitzt, mit der ihm eigenen feinen Ironie bemerkt. Alzheimer kennt auf der ganzen Welt dagegen jeder. Zumindest die Krankheit. Sogar Japaner – und Amerikaner erst recht. Aber die Besitzer sind gegen diese Art Öffentlichkeit. Ein Blick von außen soll genügen, und sie haben genaugenommen sogar recht. So viele authentische Einblicke in Sachen Alzheimer bietet die Gedenkstätte nun mal nicht. Und bis heute gibt es Zweifel, ob er wirklich in diesem Haus geboren ist.

Bürgermeister Walter Härtlein zeigt mir statt dessen etwas anderes, ein reich verziertes Haus am Marktplatz, Baujahr 1725, in dem früher das Königliche Notariat untergebracht war, und übersetzt mir die Inschrift über dem Tor: »Seht hier meine sicher gefügte Wohnstätte, meine Hoffnung, Ort des Friedens und glückliches Bollwerk.« Blättert in einem kleinen Buch mit Postkartenansichten vom alten Marktbreit. Auch da ist das Haus abgebildet. Der da, sagt er stolz, denn Härtlein ist der Herausgeber des Bildbandes, und weist auf den Kopf, der auf dem Foto auf Seite 43 hinter dem Fenster im ersten Stock erkennbar ist, der da ist Eduard Alzheimer. Der Vater von Alois. Die Frau neben ihm ist nicht genau zu erkennen, aber es könnte seine Frau Theresia sein. Die hat übrigens wie ihre Schwester die Ehe mit ihm nicht überlebt, er hat anschließend aber noch ein drittes Mal geheiratet.

Aloysius Alzheimer geht bis 1874 in Marktbreit zur Volksschule, damit endet seine unmittelbare Beziehung zum Geburtsort. Der Bub, inzwischen nicht mehr mit seinem vollen Taufnamen, sondern abgekürzt Aloys genannt und zum erstenmal belegbar in seinem Abiturszeugnis dann wie künftig Alois geschrieben, wird aufs Königliche Humanistische Gymnasium nach Aschaffenburg eingeschult. Die anderen Alzheimers folgen erst vier Jahre später. Alois ist in dieser Zeit bei fremden Leuten untergebracht und verbringt nur die Ferien und die Feiertage zu Hause. Ob er unter der Trennung gelitten hat oder nicht, schließlich war er noch klein, ist unbekannt. Es gibt keine Briefe des Schülers an seine Mutter oder an seinen Vater.

Der hat zwar ein geregeltes festes Einkommen, aber kommt gerade so hin damit, denn immer mehr Kinder sind zu versorgen. Das für eine bereits stattliche Familie zu klein anmutende Gebäude in Marktbreit entspricht eher den ökonomischen Zwängen als den Wünschen seiner Besitzer. Als Eduard Alzheimer 1878 das Notariat in Aschaffenburg übernimmt, kann er sich dort ein großes, repräsentatives Haus leisten, nun lebt Alois wieder bei seiner Familie. Sein Vater ist endlich ein wohlhabender Mann und gehört zu den Honoratioren der Stadt. Eine selbstgebastelte Lebensphilosophie des Juristen ist überliefert: »Der Stärkere soll immer den Schwächeren unterstützen, der mit dem Studium Fertige und schon Verdienende soll dem Studierenden beistehen.« Die hat vor Jahren der Student Thorsten Thalmann ausgegraben, der aus Marktbreit stammt, was sein Interesse an Alzheimer erklärt, und in seiner Dissertation zitiert. Unter anderem auf den Recherchen des Zahnmediziners in verschiedenen Archiven baut ein Buch über Alois Alzheimer auf, das Thalmanns Doktorvater Konrad Maurer zusammen mit seiner Frau Ulrike herausgebracht hat.

An die väterliche Mahnung, sich um die anderen Alzheimers zu kümmern, wenn es ihm mal gut genug ginge, hat sich Alois stets gehalten. Seinem jüngeren Bruder Eduard, der ihn um mehr als dreißig Jahre überleben wird, kaufte er bereits 1902 die St.-Elisabeth-Apotheke in der Hohenzollernstraße 150 in München. Seine Schwester Elisabeth, in der Familie Tante Maja und heute in den Erzählungen der Enkel »die Maja« genannt, nahm er selbstverständlich in seinen Haushalt auf, als er sich das leisten konnte. Allerdings sollte er sie dann auch brauchen, denn sie wird nach dem zu frühen Tod seiner Frau die drei Kinder erziehen. Von seinen anderen Geschwistern ging eine Schwester ins Kloster, ein Bruder wurde Pfarrer, da konnte Alois Alzheimer die Sorge ums tägliche Brot getrost einem Höheren überlassen.

Das Aschaffenburger Gymnasium, auf dem sowohl sein Vater als auch sein Onkel ihr Abitur gemacht haben, verläßt Alois Alzheimer im Sommer 1883 mit dem Reifezeugnis. In der Urkunde wird als lobenswert sein Fleiß in den Lehrfächern erwähnt, die »ihm größeres Interesse einflößten«. Das waren die naturwissenschaftlichen Fächer. Für Literatur und Kunst und Musik hat er sich zeitlebens nicht besonders begeistert, wie wiederum Ilse Lieblein von ihrem Vater Hans weiß. Kam der mit einer Frage nach irgendeiner Pflanze, ließ ihr Großvater alles liegen und nahm sich Zeit, wollte ihm der Sohn dagegen ein gerade erlerntes Lied auf der Flöte vorspielen, war er nicht interessiert und schützte wichtige Arbeit vor. Oper und Theater langweilten ihn, gesungen hat er selbst bei passenden Gelegenheiten. Was auch sein späterer Vorgesetzter Emil Kraepelin aus gemeinsamen Erfahrungen der Münchner Jahre bestätigt: »Sein ganzes Herz gehörte außer der Natur seiner Wissenschaft, der Musik stand er verständnislos, den übrigen Künsten ziemlich gleichgültig, der Philosophie fremd, der Politik ablehnend gegenüber.« Am liebsten sei er, erzählt seine Enkelin, wohl mit dem kleinen Hans und dessen Botanisiertrommel und Schmetterlingsnetz losgezogen, um Käfer und Schmetterlinge einzufangen. Die wurden in Glaskästen aufgespießt und geordnet, auf deutsch und lateinisch mit den richtigen Namen versehen. Weihnachten gab es nicht nur eine Eisenbahn, sondern Kokons, aus denen exotische Falter schlüpften.

Eine andere Beurteilung aus dem Abiturzeugnis vom 14. Juli 1883 wird sich für das künftige Leben des gerade neunzehnjährigen Alois als treffende Diagnose zweier wesentlicher Charaktereigenschaften herausstellen. Eine »anstandsvolle Haltung« sei während seiner Schulzeit beobachtet worden, heißt es im Gymnasial-Absolutorium, und eine solche Haltung beweist der Forscher, als er die Exponate von mikroskopischen Hirnrinden-Untersuchungen seinen Kollegen für deren eigene Veröffentlichungen überläßt. Was weder damals noch heute unter Professoren als normales Verhalten bekannt ist, denn forschend ist sich jeder selbst der Nächste. Weiter habe der Abiturient »Beweise einer positiv dem Guten zugewendeten Gesinnung gegeben«. Modern ausgedrückt und ebenso durch Ereignisse in seinem Leben belegbar: Der Mediziner Alois Alzheimer hat anderen Menschen geholfen, wann immer es ihm möglich war. Selbst als vielbeschäftigter Mann, in seiner Zeit als Direktor der Psychiatrie in Breslau, bedeutete das, Patienten umsonst zu behandeln, die sich einen Arztbesuch nicht hätten leisten können.

Die Noten des Schulabgängers sind durchweg gut, allerdings in Französisch nur genügend, und vom Sport ist er dispensiert. Fremde Sprachen sollte er kaum brauchen, denn er wird die Welt hauptsächlich im Labor erfahren, und seine körperlichen Betätigungen dürften sich in gelegentlichen Bergwanderungen und Spaziergängen vor allem mit seinen Kindern erschöpft haben. Das Reifezeugnis hat der Heimatforscher Martin Goes aus Aschaffenburg in einer kleinen Schrift über Alois Alzheimer im Wortlaut zitiert: »Unter seinen schriftlichen Prüfungsarbeiten zeugt vorzugsweise der deutsche Aufsatz, durch dessen sinnvolle Bearbeitung er sich schon während des Studienjahres ausgezeichnet hatte, von Reife des Urteils und Gewandtheit in der Darstellung. Auch beim mündlichen Übersetzen aus den beiden alten Sprachen zeigt er größtenteils richtiges Verständnis des Gelesenen und wußte sich passend über den betreffenden Inhalt auszusprechen. Geringer waren seine Leistungen im Französischen, gut die in der Mathematik und in der Geschichte. Hervorragende Kenntnisse bekundete dieser Abiturient aus den Naturwissenschaften, mit denen er sich während seiner ganzen Gymnasialzeit mit Vorliebe beschäftigt hatte.«

Es ist nicht verwunderlich, obwohl es dafür keine Vorbilder in der Geschichte seiner Familie gegeben hat, daß er sich auf Grund dieser Neigungen zu einem Medizinstudium entschließt. Der Vater kann ihm das inzwischen finanziell ermöglichen. Im Oktober 1883 immatrikuliert sich Alois Alzheimer an der Friedrich-Wilhelm-Universität in Berlin, wo Rudolf Virchow, der berühmte Wissenschaftler, ungekrönter König ist. Anatomievorlesungen hört er bei Wilhelm von Waldeyer-

Hartz. Der referiert über seine frischen Erkenntnisse vom Feinbau der Körpergewebe und begründet einleuchtend, warum seiner Meinung nach das gesamte Nervensystem des Menschen aus ganz bestimmten Zelleinheiten aufgebaut sei, aus Neuronen und Gliazellen. Das fasziniert den jungen Alois Alzheimer. Als Waldeyer-Hartz ein paar Jahre später über seine weiteren Forschungen vom Gehirn berichtet, ist Alzheimer bereits praktizierender Nervenarzt in Frankfurt, und die Geheimnisse des Gehirns und die Gründe für dessen Verfall beschäftigen ihn nicht nur am Tag bei seinen Visiten, wenn er die oft deprimierenden Wirkungen an Menschen sieht, sondern auch bei Nacht im Labor, wenn er die Hirnrinde der Verstorbenen begutachtet.

Die Wissenschaft vom Feingewebe der Organe, die Histologie, hat Alzheimers Leben als Forscher geprägt, und die hat er in Würzburg gelernt, wo er nach dem Semester in Berlin weiterstudierte. Anatomie, die Lehre vom Aufbau des menschlichen Körpers, und Pathologie, die von seinen krankhaften Veränderungen, sind die Voraussetzungen für sein Berufsziel Nervenarzt: Wer Funktionen und krankhafte Veränderungen des Körpers nicht erkennt, wird erst recht nicht die der Seele erkennen. Der dann vierzigjährige Professor umschreibt später seine Überzeugung etwa so, daß jede pathologische Veränderung des Wesens mit Veränderungen im Hirnrindengewebe parallel verläuft. Diese Zusammenhänge hat er früh erkannt. Die Universität Würzburg hat einen internationalen Ruf, hier ist der erste deutsche Lehrstuhl für Psychiatrie eingerichtet worden, hier wird ein Mann namens Wilhelm Conrad Röntgen zum erstenmal von den Strahlen berichten, mit denen es möglich ist, Teile des menschlichen Körpers durchschaubar zu machen und Krankheiten zu entdecken, die im verborgenen wachsen. Die Liste der Vorlesungen, die Alois Alzheimer belegt hat, ist lang. Sie liest sich wie der Arbeitsnachweis eines fleißigen Studenten, der sich nur um seine Pflichten kümmert und offenbar lieber Reste einstigen Lebens unter dem Mikroskop betrachtet, als sich im wahren Leben herumzutreiben.

Das täuscht. Es war schon immer unter kreativen Akademikern Sitte, sich für ganz bestimmte Vorlesungen nur pro forma einzutragen, wenigstens in den ersten Semestern, und mit diesem Trick schriftlich abgesichert für die wahren Abenteuer des Lebens das Weite zu suchen. Mit solchen Bräuchen wollte Alzheimer nicht brechen. Für den lag das Gute besonders nah, er engagierte sich in der schlagenden Verbindung Franconia, die unter den vielen Corps, Burschenschaften und Verbindungen in Würzburg als tolerant galt. In dieser fröhlichen Runde, zu der auch sein Halbbruder Karl und bald sein Bruder Eduard gehörten, bewies er vor allem Standfestigkeit im allabendlichen Saufen. Das fiel ihm nicht schwer, denn Alois war groß und stämmig, er konnte einiges vertragen. Und er zeigte Standfestigkeit bei der Mensur, wenn sich die jungen Herren Corpsstudenten auf dem Paukboden mit dem Säbel zum Duell forderten. Ein Schmiß auf der linken Wange wird ihm als vernarbte Erinnerung an seine wilden Jahre bleiben.

Alois Alzheimer ist jedoch mit zu viel Humor gesegnet, beherrscht die für Franken an sich seltene angelsächsische Kunst der *practical jokes*, um sich mehr als eine blutige Wange zu holen. Der Gefahr, zu einer deutschnationalen Dumpfbacke zu degenerieren wie so viele aus diesem Milieu der selbsternannten akademischen Eliten, entzieht sich Alois Alzheimer immer dann, wenn er wieder nüchtern ist und die völkischen Lieder verklungen sind. Grundsätzlich ist er nicht anfällig für dunkler Worte tiefen Sinn. Der Naturwissenschaftler glaubt nur das, was er sieht und was sich beweisen läßt. Weder große Sprüche noch große Gesten haben ihn beeindruckt, und von der Eitelkeit studierter Besserwisser hat er sich nie anstecken lassen. »Mit kühler Ruhe stand er allem Übertriebenen, Modischen in der Wissenschaft gegenüber. Hinter dem liebenswürdigen gütigen und selbstlosen Mann stand der unerbittliche Verteidiger des heiligen Ernstes der Wissenschaft und der unantastbaren Würde des ärztlichen Berufes«, bestätigt 1915 der Kollege und Freund Robert Gaupp in seinem Nachruf auf Alois Alzheimer, »ein Methodiker ersten Ranges, war er sich der Grenzen seiner Forschung stets bewußt, das Spekulative war seinem anschaulichen Denken fremd. Und wenn er theoretische Probleme zu behandeln hatte, so geschah es mit der gleichen innerlichen Bescheidenheit gegenüber dem Unerforschbaren, die sein ganzes Leben erfüllte.« Auch sein engster Weggefährte Franz Nissl erinnert sich nicht an ein einziges Gespräch, in dem es um »Ahnen und Glauben« gegangen wäre: »Ich weiß nur, daß er Erörterungen über den Zusammenhang von Seele und Leib lieber anderen überließ und sich lediglich auf den Boden der Tatsache stellte, daß ohne lebendes Gehirn seelische Äußerungen ein Nonsens sind.«

Aber was ist unerforschbar und was nicht? Was kann nur der Glaube an einen vielleicht ja doch allmächtigen Schöpfer erklären und was nur der Realist Alois Alzheimer unter dem Mikroskop entdecken? Eine leidenschaftliche Lust zu forschen, über die Grenzen der bekannten Wissenschaften hinaus, bestimmte sein Leben. Um durch seine Arbeit berühmt zu werden? Nein, dafür war er zu bescheiden, wie sich durch Äußerungen in seinen Referaten belegen läßt. Er war überzeugt, psychisch kranken Menschen nur dann helfen zu können, wenn er möglichst viel über ihre auch physischen Krankheiten wußte, und daß Geisteskrankheit nicht nur eine einzige Ursache hatte, sondern viele, ahnte er bald. Die Auslöser mußten gefunden werden, denn dann würde es eine Therapie geben. Die alltäglichen Freuden der Pflicht verschafften ihm Befriedigung, nicht die Freuden künftigen Ruhms.

Ein unlösbar scheinendes Dilemma war ihm dabei bewußt. Es gab für Mediziner in geschlossenen Anstalten – und dort sollte er einen Großteil seines beruflichen Lebens verbringen – nichts zu gewinnen, denn sie hatten keine Erfolgserlebnisse, wenigstens keine, die man vorführen konnte. Irre wurden selten wieder normal. Bei den üblichen körperlichen Erkrankungen konnten seine Kollegen aus etablierten medizinischen Fachrichtungen sichtbare Fortschritte vorweisen, weil das Wesen solcher Krankheiten im Prinzip erkannt war, und damit die Methoden, wie man sie heilen könnte. Es gab Operationstechniken, und es gab Medikamente, und es gab erprobte Therapien. Irgendwann waren diese Patienten gesund, falls sie nicht während der Behandlung verstorben waren. Dann konnte der Pathologe feststellen, welche Ursachen verantwortlich waren, und daraus wiederum ließen sich für den nächsten Fall die vielleicht richtigen Schlüsse ziehen.

Selbstkritisch aber, wie er ist, sieht Alzheimer nicht nur den Splitter im Auge der anderen: »Wenn heute dem Psychiater noch vielfach nicht die gleiche Wertschätzung entgegengebracht wird wie den Vertretern anderer medizinischer Disziplinen, so liegt das sicher zum grossen Teil an den Mängeln unseres therapeutischen Könnens und an der Langsamkeit des Verlaufes der psychischen Krankheiten, welche unsere ärztliche Ohnmacht deutlicher demonstriert als der rasche Ausgang vieler körperlicher Krankheiten.« Bei Geisteskranken beschränkte sich die medizinische Kunst lange Zeit darauf, sie ruhig zu halten, wie auch immer man das anstellte, selten menschenwürdig, um die Auswirkungen ihrer Leiden zu dämpfen. Schon deshalb, weil die Normalen vor ihnen geschützt werden wollten. Zu heilen gab es zwar viel, aber nichts, um zu heilen.

Dennoch hat diesen ernsthaften Wissenschaftler seine so undeutsche Lust auf Blödsinn nie verlassen. Die treibt sogar noch den etablierten würdigen Professor Alois Alzheimer in München um. Seine Enkelin Ilse Lieblein erzählt das am Beispiel einer Anekdote, die sie von ihrem Vater gehört hat. Im Fasching sei in der Klinik in der Nußbaumstraße ein Hausierer mit einem Bauchladen voller Spielzeug aufgetaucht und habe auf den Fluren des Krankenhauses seine Ware angeboten. Große Aufregung unter Krankenschwestern und Pflegern. Wer hat den Mann reingelassen? Soll man nicht die Polizei rufen? Ein abgerissener Hausierer in diesen hehren Hallen! Dem Professor Alois Alzheimer werde man Bescheid sagen, verkündete das Personal, unserem Oberarzt, der würde es dem frechen Kerl schon zeigen. Nicht nötig, habe daraufhin der Hausierer geantwortet und seinen Mantel ausgezogen und seinen falschen Bart abgenommen, bin schon da. Eine andere Faschingsgeschichte, als er seiner Schwägerin Anna, der Frau des Bruders Karl, einen Streich spielte, fällt seiner Enkelin noch ein: Die Gattin des Münchner Staatsanwalts war offenbar eine vornehme Dame, und das habe Alois Alzheimer gereizt, was heißt hier schon vornehm? Er zwängte seinen stattlichen Bauch in ein rosafarbenes Trikot, zog ein kurzes Röckchen an und tanzte im Vorgarten vor Karls Haus herum. So war ihr bekannter Großvater, der unbekannte, eben auch.

Von Würzburg aus macht der Corpsstudent Alzheimer einen Abstecher an die Universität nach Tübingen, eine Erlaubnis seines Vaters muß er dabei vorlegen und daß der für seinen Unterhalt aufzukommen gedenke. So streng sind die Vorschriften. Am Neckar fällt er ein paar Monate lang erneut nicht durch großen Fleiß auf, eher durch andere Aktivitäten, siehe Polizeiprotokoll. Tübingen ist damals wie heute eine Hochburg fröhlicher akademischer Zecher. Aber dann, in seinem letzten Semester, zurück in Würzburg, holt er alles Versäumte nach und lernt wirklich für sein künftiges Leben. Alzheimer beendet sein Studium im Herbst 1887 und legt dabei zur »Erlangung der Doctorwürde« eine Abhandlung über die Ohrenschmalzdrüsen vor. Ein ausgefallenes Thema, doch nicht überraschend, denn erstens läßt sich mit verhältnismäßig wenig Aufwand Wirkung erzielen, weil sich keiner vor ihm mit ausgerechnet diesen Drüsen beschäftigt hat. Zweitens fasziniert Alzheimer tatsächlich alles, was mit dem Hirn und dessen unerforschten Windungen zu tun hat, seit er in Berlin in den Vorlesungen von Waldeyer-Hartz saß. Das Ohrenschmalz galt nach vorherrschender Meinung der Fachwelt in dieser Zeit nicht nur als »Schutzmittel vor allerlei Ungeziefer, das während des Schlafes ins Ohr einkriechen könnte«, sondern vor allem als »Abfall der Hirnthätigkeit«. Was natürlich, wie Alzheimer schon bald wußte, absoluter Blödsinn war.

Der Student Alzheimer zeigt bereits in seiner Dissertation, was ihn als Wissenschaftler auszeichnen sollte: Kühle Präzision bei allen Untersuchungen und schmucklose Sprache, wenn er von den Ergebnissen seiner Arbeit berichten muß. Schreibfaul, wie er nun mal ist, was nach seinem Tod als Erklärung dafür herhalten muß, daß man nur wenige Aufzeichnungen seiner Forschungen gefunden hat, schätzt Alzheimer kurze Sätze. Er hat die Unlust, Forschungsergebnisse zu notieren, so begründet, daß er seine Zeit lieber über dem Mikroskop verbringen würde. Die knappe Zusammenfassung komplizierter Vorgänge entwickelt er zur Kunst. Er beschreibt nur das, was er gesehen hat, und nie das, was er sich vorstellen könnte, gesehen zu haben. Er mag die Schwätzer nicht, von denen es in der Psychiatrie, wo es schließlich um die unerklärbaren Dinge zwischen Himmel und Erde geht, schon zu jener Zeit viele gab. Die meisten Schönredner der damaligen Epoche muß er kennengelernt haben. Nur so ist eine für diesen eigentlich stets freundlichen und bescheidenen Mann atypisch harsche Bemerkung erklärbar: »Gewiß ist auch zuzugeben, daß unsere schreibfreudige Zeit uns eine Überfülle gedruckter Krankengeschichten beschert, deren Studium uns kaum mehr sagt, als was an anderen Orten schon besser beschrieben steht.«

Die Abbildungen der mikroskopischen Quer- und Längs-Schnitte von Ohrenschmalzdrüsen stammen vom Kandidaten selbst, er wird diese zeichnerische Begabung später mal für die Darstellung der Neurofibrillenbündel und Plaques nutzen, die er im Gehirn von Auguste D. entdeckt. In seinem Fazit, die Ohrenschmalzdrüsen würden entstehen durch »Auswachsen der äußeren Wurzelscheide«, verzichtet er auf jedes überflüssige Wort: »Sie münden noch beim Neugeborenen in die Haarbalge. Die Mündungen rücken aber langsam und allmälig am Haarbalg höher, um beim Erwachsenen meist auf der freien Hautfläche auszumünden. Manche bleiben bei dem früheren Verhältnis stehen.« Ob das, was er da schildert, vielleicht irgendwelche tiefere Bedeutung hat für den Menschen oder für bestimmte Krankheiten, kann und will er nicht beurteilen. Alzheimer ahnt wohl, daß es ziemlich unwichtig ist, und übt sich deshalb geschickt in Bescheidenheit: »Dies möge hier nicht bewogen werden.« Für sein mündliches Staatsexamen, das er dann im darauffolgenden Mai vor der Staatlichen Prüfungskommission ablegt, erhält er die Note sehr gut und die Zulassung als Arzt.

Alzheimer ist noch jung, nicht einmal 24 Jahre alt, und nach acht Semestern mit dem Medizinstudium fertig. Erstaunlich für heutige Verhältnisse, aber mit ein bißchen Nachdenken ist die Erklärung einfach: Damals mußten angehende Ärzte keine solchen Stoffmengen lernen, weil viele Krankheiten, die uns heute schrecken, noch nicht bekannt waren. Angesichts der durchschnittlichen Lebenserwartung ist vierundzwanzig nicht jung, sondern für die Mehrheit der hart arbeitenden Bevölkerung schon die Hälfte ihres irdischen Daseins.

Der Herr Doktor, wahrscheinlich Stolz seiner Familie, aber das ist wie so vieles nur zu vermuten, bleibt noch einige Wochen in Würzburg. Die freie Zeit läßt sich vor allem bei der Verbindung Franconia aushalten. Hoch die Gläser, liebe Corpsbrüder, gaudeamus igitur. Als Assistent im histologischen Labor seines Doktorvaters Albert von Kölliker kann Alois Alzheimer außerdem hautnah lernen, was die Erforschung von den Funktionen der Körpergewebszellen und speziell der krankhaften Veränderungen von Nervenzellen, die Hirnpathologie, für ihn mal so spannend machen wird. Er beherrscht schon die Kunst des feinen Schnittes, und den notwendigen Blick durchs Mikroskop übt er täglich. Da sieht einer wie Alzheimer inzwischen mehr, weil es medizinischen Tüftlern gelungen ist, neue Techniken zum Färben der Gewebeproben zu entwickeln.

Irgend etwas muß sich der junge Doktor Alois Alzheimer aber einfallen lassen, denn die Zuwendungen von zu Hause dürften mit Abschluß des Studiums eingestellt worden sein. Sein Vater hat in seiner dritten Ehe für ein weiteres Kind zu sorgen, auch andere Söhne brauchen noch eine Ausbildung. Um seine Töchter macht er sich keine Gedanken, entweder werden die – wie es Sitte ist – geheiratet und müssen schon deshalb nichts gelernt haben, außer einen Haushalt zu führen und Kinder zu erziehen, oder sie gehen ins Kloster. Der älteste aus der nächsten Alzheimer-Generation, Halbbruder Karl, verdient nach dem juristischen Staatsexamen sein eigenes Geld. Er wird es mal bis zum Generalstaatsanwalt in München schaffen und in der Biographie Alzheimers erst nach dessen Tod wieder in einer als tragend zu bezeichnenden Rolle auftauchen, als sein Testamentsvollstrecker. Die beiden hatten, wie die Enkel gehört haben, ein gutes Verhältnis, ja, ein fast inniges.

Alois Alzheimer soll also seinen Lebensunterhalt selbst verdienen und am besten doch auf dem Gebiet, das er studiert hat. Er wechselt vom schlecht bezahlten Theoretiker mit dem Mikroskop deshalb in die Praxis der Psychiatrie und läßt sich »als Reisebegleiter einer geisteskranken Dame« engagieren, wie er danach im Lebenslauf seiner Bewerbung für eine Assistenzarztstelle schreibt. Es ist darüber spekuliert worden, ob diese geheimnisvolle Dame seine zukünftige Frau Cäcilia war und ob sie ihm nach seiner Behandlung, weil sie in Frankfurt gute Beziehungen hatte, eine Anstellung an der dortigen Irrenanstalt vermittelt hat. Ob die beiden sich auf dieser Reise ineinander verliebt haben, aber ihre Affäre geheimhielten, weil Cäcilia noch verheiratet war und eine Scheidung aus religiösen Gründen nicht in Frage kam. Für solche Vermutungen gibt es nicht die geringsten Belege, und erst recht keine Hinweise darauf, daß die Witwe, die er mal heiraten wird, an einer Geisteskrankheit gelitten hat. Gesichert ist nur, daß Alzheimer zwischen Mai und Oktober 1888 eine geisteskranke Dame begleitet hat. Aber wer die war und wohin die Reise führte und ob es ihm gar gelungen war, sie von ihrem Leiden zu befreien, oder ob sie in einer Anstalt endete, läßt sich nicht recherchieren.

Rupert Finsterwalder, Sohn der jüngsten Alzheimer-Tochter Maria, hat wie sein Großvater Medizin studiert. Er sieht überhaupt nichts Geheimnisvolles in dessen erster praktischer Tätigkeit. Es war damals üblich unter jungen Ärzten, reiche Patienten bei Kuraufenthalten oder auf Reisen zu begleiten, bevor sie ihre erste feste Anstellung bekamen. Das ist, sagt mir der pensionierte Chef einer orthopädischen Klinik, durchaus vergleichbar mit einem Job als Schiffsarzt bei einer Kreuzfahrt in unseren Tagen. Für viele damals war eine Reisebetreuung die schönste Zeit ihrer Laufbahn, denn wenn sie erst mal als Assistenzärzte eingestellt waren, wurden die meisten wie Hauspersonal behandelt, schlecht bezahlt und rücksichtslos ausgebeutet. Im Krankenhaus hatten sie wenige Rechte und viele Pflichten, immer waren sie im Dienst, so etwas wie geregelte Arbeitszeit gab es nicht. Sie hatten sich abzumelden, wenn sie mal das Haus verlassen wollten. Da war es kein Trost, wenn ihnen, wie in Bayern vorgeschrieben, zusätzlich zum Gehalt eine Maß Bier pro Tag zustand.

Lesen Sie doch mal in zeitgenössischen Berichten, empfiehlt mir der Alzheimer-Enkel, welche Zustände an Krankenhäusern herrschten und erst recht in Irrenanstalten. Sie werden sich wundern. Schlüpfen Sie doch mal zur Abwechslung in die Rolle eines Journalisten der damaligen Zeit, der für eine Reportage vor Ort recherchieren muß. Das hat schließlich unmittelbar mit meinem Großvater zu tun, denn das war die Welt, die er betrat nach jenen fünf Monaten auf der Reise.

Vier oder fünf belegte Betten in einem Krankenzimmer. Ein Ofen in der Ecke, mit Steinkohle beheizt, später mit Erdöl, das aus Rumänien eingeführt wird und im Etat mancher Klinik den größten Posten beansprucht, mehr als die Ausgaben für Löhne und Gehälter. Die Verpflegung ist gar nicht schlecht, es gibt morgens schon eine braune Suppe, und es gibt Kaffee, es gibt Gemüse und Rinderbrühen, und es gibt anständige Fleischbrocken zu den Kartoffeln, manchmal sogar Kalbsbraten. Das alles ist nachzulesen. Folge dieser viel zu schweren, wenn auch dankbar aufgenommenen Ernährung: Es stinkt, Toiletten etwa mit Wasserspülung gibt es noch nicht, pro Flur steht nur ein Abort zur Verfügung, und der ist naturgemäß stets besetzt. Bei Einbruch der Dunkelheit, je nach Jahreszeit früher oder später, herrscht Bettruhe. Dann flackern kleine Petroleumlampen als einzige Beleuchtung. Was nicht weiter stört: Operiert wird bei Tageslicht, und die wenigsten der Kranken können lesen.

Alle Patienten müssen bei der Einlieferung ins Krankenhaus ihre Kleidung und ihre Wertsachen beim Pförtner abgeben. Nachthemden werden von der Verwaltung verteilt, sogar Pantoffeln gibt es dazu und bei Bedarf einen Schlafrock aus Flanell. Aber wer hat schon Wertsachen? Die meisten Kranken gehören dem Stand an, den man das niedere Volk nennt, wer Geld hatte, ließ sich, solange es nur ging und oft bis zum bitteren Ende, von Ärzten in eigener heimischer Umgebung versorgen. Solche Ärzte nannte man nicht von ungefähr Hausärzte. Heute heißen sie auch noch so, kommen aber selten noch ins Haus.

In der Hierarchie der Klinik ganz oben steht nicht wie heute üblich ein Chefarzt, sondern ein Beamter aus der Verwaltung, der ist besser bezahlt als der höchste Mediziner. Alzheimer wird mal, nach seiner Berufung an die Psychiatrische Klinik der Universität in Breslau, beide Funktionen in seiner Person vereinen: Oberste medizinische Instanz sein, daran wagt selbstverständlich keiner zu zweifeln, aber auch verantwortlich für alle anderen Probleme der Klinik. Das kostet Zeit, und das kostet Kraft, denn an den Zuständen, hervorgerufen durch mangelhafte Ausstattung, hat sich im Laufe der Jahrzehnte nicht so viel geändert. In einer Eingabe an das Kultusministerium in Berlin bittet Alois Alzheimer zum Beispiel am 15. Juni 1914 um neues Linoleum für die Nachttische auf einer Station, um Zahnbürstenschränkchen, um eine Verkleidung für die frei stehenden Heizkörper, um Sonnenjalousien. Solche Anforderungen muß er höchstpersönlich begründen, aber er gehört aus Überzeugung zu den Medizinern, die sich auch in den banalen Dingen des Alltags um das Wohl ihrer Patienten sorgen. Das unterscheidet ihn von vielen seiner gleichgestellten hohen Kollegen.

Pflegepersonal in deutschen Krankenhäusern hatte zwanzig, dreißig Jahre vor der Jahrhundertwende eigentlich keine Rechte, sondern vor allem die Pflicht, den Ärzten zu gehorchen. Die Pfleger hatten keine Ausbildung, wie der Medizinhistoriker Manfred Vasold in einer genau recherchierten Bestandsaufnahme am Beispiel Nürnberg berichtet, denn nur wer überhaupt keine andere Arbeit finden konnte, meldete sich beim städtischen Arbeitgeber Krankenhaus. Was erklärt, daß kirchliche Hospitäler mit ihren nicht nur ausgebildeten, sondern im Namen Jesu zusätzlich motivierten Ordensschwestern, einen so guten Ruf hatten. Daran immerhin hat sich bis heute wenig geändert.

Es gab Bücher mit Anleitungen, wie die Arbeit am Krankenbett zu verrichten war, aber da die meisten Bewerber mit ihren Patienten wenigstens eines gemeinsam hatten, nämlich nicht lesen zu können, blieben die weitgehend wohl unbenutzt. Pflegeberufe standen ganz unten in der sozialen Rangordnung, selbst die hauseigenen Wäscherinnen oder Gärtner waren besser angesehen. Entsprechend schlecht war die Entlohnung. Immerhin durfte das Personal in der Klinik essen und bekam das gleiche vorgesetzt wie die Patienten. Krankenschwestern und Krankenpfleger hatten laut allgemein geltender Hausordnungen selbstverständlich in der Anstalt zu wohnen, egal nun, ob sie Familie hatten oder nicht, sich gegenüber Ärzten und sogar gegenüber Patienten freundlich zu benehmen und reinlich aufzutreten, zum Beispiel gewaschen zu sein.

Daran hätte man sie von den Kranken unterscheiden können. Es war durchaus alltäglich, daß diese verlaust-dreckig in die Klinik gebracht wurden – nur Geschlechtskranke, von denen es viele gab, wurden zwangseingeliefert – und zunächst gebadet und geschoren werden mußten. Weil dies so häufig vorkam und folgerichtig in den Krankenblättern auftauchte, fand man für die landläufig als Krätze bekannte Plage einen besser klingenden lateinischen Namen: Pediculosis. Die Ursachen für die allgemeine Verlausung änderten sich erst, als in Städten mit über 100 000 Einwohnern öffentliche Desinfektionsanstalten eingerichtet wurden. Die waren den Krankenhäusern angegliedert, beschäftigten jede Menge Kammerjäger und schickten sie vor Ort, in den Kammern der Bevölkerung nämlich, auf Jagd.

Kammern? Da schliefen fünf, sechs Menschen in einem kleinen lichtlosen Raum. Wie man nachlesen und schaudernd nachfühlen kann, war morgens der Gestank gewaltig. Wer sich eine solche Bleibe leisten konnte, war dennoch zufrieden. Es gab noch um 1870 herum, und dies waren keine Einzelfälle, sogenannte Nachtschläfer und Tagschläfer – die einen arbeiteten nachts und die anderen tags, und deshalb brauchten sie gemeinsam nur ein Bett und nur eine Decke. Solche Zustände waren der ideale Nährboden für alle Arten von Krankheiten, und beileibe nicht alle wurden erkannt. »In guten Jahren«, erfahre ich aus den *Würzburger medizinhistorischen Mitteilungen*, und gute Jahre waren die mit guten Ernten, also genügend Nahrungsmitteln, »erkrankten weniger Menschen, in Notjahren sehr viel mehr.« Viele litten an Typhus, Diphtherie, Syphilis, Pocken. Schlimme Unfälle waren alltäglich, weil es so etwas wie Arbeitsschutzmaßnahmen für Fabrikarbeiter, Maurer, Tagelöhner selbstverständlich nicht gab.

Wegen mangelnder Hygiene konnte jede Art von Infektionskrankheit ausbrechen, aber die Seuche der Armen und der schlecht Ernährten, die eigentliche Volkskrankheit, war die Tuberkulose. Die stand als Todesursache auf den meisten Totenscheinen. Es klingt heute wie Realsatire, wenn eine alltägliche Realität aus diesen Horror-Jahren des vergangenen Jahrhunderts beschrieben wird. Die Entleerer der einfach nur in der Erde ausgehobenen Gruben, wohin Anwohner ihre Exkremente schütteten, darunter auch Tbc-Kranke, bis es buchstäblich zum Himmel stank, wurden von der Arbeit vor Ort mitunter direkt zum Friedhof gebracht. Weil sie an einer plötzlichen Latrinengasvergiftung verstorben waren.

Hätten sie es noch ins Städtische Krankenhaus geschafft, wären sie nicht unbedingt besser dran gewesen, denn viel sauberer als draußen war es da nicht. Die Ansteckungsgefahr schien sogar noch größer. In allen Hospitälern der Zeit grassierte etwas, was als »bösartiges Eiterfieber« bekannt war und aus scheinbar gelungenen Operationen über Nacht kalte Leichen machte. So ein plötzlicher Tod hätte Ärzten ebenso passieren können. Kraepelin berichtet in seinen *Lebenserinnerungen* ausführlich von einem besonders schweren Fall. Ausführlich deshalb, weil es um eine wichtige Persönlichkeit ging, um ihn: »Ein Paralytiker wurde mit einer brandigen Zellgewebsentzündung des rechten Armes eingeliefert. Ich machte ihm einige Einschnitte, wobei mir etwas von dem Gewebesaft über die unverletzte rechte Hand lief; der Kranke starb am nächsten Tag. Sehr bald stellte sich an meiner Hand äußerste Empfindlichkeit und leichte Schwellung ein. Es entwickelte sich unter Fiebererscheinungen ein ungemein schmerzhaftes brandiges Geschwür, dem späterhin noch eine lange Reihe rasch in die Tiefe greifender ähnlicher Geschwürsbildungen an beiden Armen und am Halse folgte, auch meine Frau, die mich pflegte, wurde von dem gleichen Leiden befallen. Es dauerte nahezu drei Monate, bis ich die Gebrauchsfähigkeit meiner Hand einigermaßen wieder erlangt hatte.«

Die Sterbezahlen sinken merkbar, nachdem so etwas wie Kanalisationssysteme in den Städten eingeführt und die Jauchegruben geschlossen werden. Die selbstproduzierten Todesfälle gehen zurück, als die Chirurgen Wunden und Skalpelle mit chemischen Lösungen zu desinfizieren lernen, also keimfrei halten, und die tödliche Sepsis verhindern. Die hausgemachten Abgänge in die ewigen Jagdgründe nehmen ab, als die Narkose per Äther zum Handwerkszeug der Ärzte wird. Der normale Kranke hat auf einmal die reelle Chance, eine Klinik lebend zu verlassen, und wenn er richtig behandelt wird, sogar gesund.

Der nicht normale Kranke blieb noch lange von allen guten Geistern verlassen. Rund 40 000 Irre lebten um 1885, zwei Jahre vor der Dissertation des Alois Alzheimer, in deutschen Anstalten. Tendenz steigend. Je besser die Diagnosemöglichkeiten wurden, desto mehr Kranke gab es. Ein uns bekanntes Phänomen. Die Industrialisierung erzeugte den nächsten Schub. Ein, zwei Trottel wurden nebenbei immer von einer Dorfgemeinschaft durchgezogen, mitgeschleppt und ernährt. Je mehr größere Gemeinden und Städte, desto mehr Dorftrottel. Aber jetzt fehlte das Dorf, die Gemeinschaft. Also brauchte man feste Häuser. Irrenanstalten. Man sperrt die Irren weg. Man entzieht sie dem Blick der Normalbürger, denn die wollen genausowenig mit denen zu tun haben wie die Gesellschaft heute.

Die Kuckucksnester zu Ende des vergangenen Jahrhunderts sind Schlangengruben. Ausnahmen bestätigen diese Regel. Oft werden Irre mit Geschlechtskranken gemeinsam auf geschlossenen Stationen gehalten, weil sich die Symptome im fortgeschrittenen Stadium der Syphilis von denen im Stadium fortgeschrittener Verblödung kaum unterscheiden lassen. Die Situation ändert sich erst nach dem unter dem Mikroskop gelungenen Beweis, daß progressive Paralyse, die Gehirnerweichung, durch Bakterien, durch Infektion ausgelöst wird. Da werden die Patienten getrennt.

Die Pfleger sind so schlecht ausgebildet wie die in den normalen Kliniken, mit dem entscheidenden Unterschied allerdings, daß nur kräftige Kerle, starke Frauen genommen werden. Das gehört zum Anforderungsprofil. Sie müssen in alltäglicher Pflichterfüllung gewalttätige Wahnsinnige festhalten, festbinden, gegebenenfalls niederschlagen und wie Leibwächter den Arzt bei der Visite begleiten, um ihn vor überraschenden Angriffen seiner Patienten zu schützen. Hohe Mauern umgeben die Gebäude, aber dies ist normal, denn auch in Krankenhäusern gibt es diese Abgrenzung von der anderen, der gesunden Welt. Zwangsjacken, das Abspritzen mit kaltem Wasser und Elektroschocks gelten als sinnvolle Methoden einer Behandlung. Allerdings kennt man kaum Alternativen. In England soll es so etwas geben wie die Non-Restraint-Methode, etwa übersetzt Absage an alle Einschränkungen, eine Praxis, bei der auf jeden Zwang verzichtet wird, und die soll sogar erfolgreich sein. In Deutschland ist man bis auf Ausnahmen noch nicht soweit. Meist sitzen die Armen im Geiste teilnahmslos und untätig in Krankensälen, denn so etwas wie eine Beschäftigungstherapie für sie gibt es nicht. Keiner hat sich je Gedanken darum gemacht, was die Geisteskranken vielleicht noch empfinden, vielleicht noch ausdrücken können, vielleicht sogar noch Sinnvolles tun könnten. Arbeiten zum Beispiel.

Irrenärzte sind unter Medizinern dennoch angesehene Experten. Wer den Aufstieg von einer Kreisirrenanstalt in die Stadt schafft, gilt als gemachter Mann. Erst recht ist die Berufung in eines jener teuren Sanatorien, in denen die besseren Kreise ihre Verrückten unterbringen, und manchmal Familienmitglieder, die sie auf diskrete Weise für immer loswerden wollen, der endgültige Karrieresprung.

Die ersten Erfahrungen des jungen Assistenzarztes Alois Alzheimer, der Ende Dezember 1888 in Frankfurt seinen Dienst beginnt – Gehalt 1200 Mark pro Jahr bei dreimonatiger Kündigungsfrist –, sind bedrückend. »Im Rücken durch kräftige Pfleger gedeckt«, berichtet er nach dem Rundgang durch Zimmer mit zum Teil kotbeschmierten Wänden, »musste man seine Visiten in der unruhigen Abteilung erledigen, und trotzdem war es manchmal nötig, sich mit eigener Kraft der Überfälle gereizter Kranker zu erwehren. Überall in den Ecken sassen schimpfende, spuckende Patienten herum, absonderlich in ihren Manieren, absonderlich in ihrem Anzug, völlig unzugänglich für den Arzt. Die unsaubersten Gewohnheiten waren gang und gebe. Manche Kranke zeigten mit allerlei Abfall gefüllte Taschen, andere hatten Massen von Papier und Schreibwerk überall versteckt und in großen Paketen unter dem Arm. Musste man endlich einmal dem dringenden Gebot der Hygiene folgend den Unrat entfernen, so ging es nicht ohne Widerstand und lautes Geschrei.«

Alzheimer wird zwar zeitlebens insofern ein atypischer Irrenarzt sein, als er seine Patienten stets wie Menschen behandelt und nicht wie Zombies, aber ich bin seinem Enkel Rupert dankbar, daß ich seinen Rat angenommen und mich über die herrschenden Zustände informiert habe. Die Titel der Schriften zum Thema ließen mich zwar das Schlimmste befürchten, weil sie auf den ersten Blick langweilige Abhandlungen versprachen nach dem Motto Segen und Fluch der deutschen Kliniken und Irrenanstalten zum Ende des vergangenen Jahrhunderts. Ohne dieses Wissen aber, gespeichert in meinem ganz eigenen Hippocampus – den Sitz meines Gedächtnisses kenne ich inzwischen –, hätte ich mir Alzheimers Start in den beruflichen Alltag entweder in schönen Farben gemalt oder seine ersten Eindrücke für eine Ausnahme gehalten.

Alzheimer hat dennoch Glück. Sein Chef ist Emil Sioli, der behandelt Assistenzärzte wie Gleichberechtigte, der hat nicht nur von der englischen Non-Restraint-Methode gehört, er ist auch entschlossen, die irren Zustände der deutschen Irrenanstalten entsprechend zu ändern. In Frankfurt wird er beginnen, denn hier hat er die nötige Macht. Er ist Direktor der Klinik. Das Buch *The Treatment of The Insane Without Mechanical Restraint* von John Conolly, jenem 1866 verstorbenen englischen Psychiater mit den revolutionären Ideen zur Behandlung von Geisteskranken, hat er gelesen. Und er beginnt mit dieser Revolution praktisch vom ersten Tag seines Dienstantritts an, noch bevor sein einziger Assistent eintrifft, Alois Alzheimer. Zu den Maßnahmen gehören zunächst einfache Änderungen. Nicht mehr die Kranken den ganzen Tag in geschlossenen Räumen vor sich hindämmern lassen, erst einmal trennen zwischen leichteren und schweren Fällen. Die leichteren Fälle werden zur Arbeit in den Gärten und auf den Feldern eingeteilt, denn die Klinik liegt vor den Toren Frankfurts und nicht mehr mitten in der Stadt, es gibt Platz genug. Patienten mit schwereren Erkrankungen werden, wie in Krankenhäusern üblich, im Bett gepflegt. Nächster Fortschritt: Umbau der sogenannten »unruhigen Abteilungen«, die streng bewacht worden waren und wo körperliche Gewalt gegen geistig Kranke als einzige Therapie galt, in sogenannte vergrößerte Wachsäle, immer verbunden mit Badeabteilungen. In denen gelang es sogar, durch gleichbleibend warm gehaltenes Wasser in den Wannen solche Kranke zu beruhigen, die zuvor als gemeingefährlich galten und nur festgebunden oder unter dem dämpfenden, noch stumpfsinniger machenden Einfluß von narkotisierenden Medikamenten zu ertragen waren.

Sioli und Alzheimer sind die einzigen Mediziner an der Klinik und zuständig für rund 170 Patienten. Dieses wahnsinnige Verhältnis Arzt–Patient ist nicht ungewöhnlich, sondern üblich. Alzheimer hat vor lauter Arbeit keine Zeit, darüber nachzudenken, ob das vielleicht alles zuviel ist für einen Berufsanfänger. Er kümmert sich, soweit dies angesichts der

Fälle überhaupt möglich ist, um jeden einzelnen Kranken, sein Chef organisiert die nötigen Umbauarbeiten und Pflegevorschriften auf Grund der neuen Philosophie. Bei Kongressen wird den beiden für ihre Bemühungen um einen humanen Umgang mit Verrückten applaudiert, andere Kollegen hingegen erklären sie im gleichen Maße für verrückt, weil sie von dem neumodischen Zeug nichts halten. Alzheimer zeigt sich unbeeindruckt von etwaigen großen Namen der Kritiker. In Frankfurt, entgegnet er kühl, habe man mit den Non-Restraint-Methoden sowohl bei den weiblichen als auch bei den aggressiveren männlichen Kranken gute Erfahrungen gemacht. Wer von den Herren Kollegen sich informieren wolle und nicht nur seine Vorurteile pflegen, sei hiermit herzlich zu einer Visite eingeladen.

Dritter im Bunde der Erneuerer wird Franz Nissl, ohne dessen Erfindungsgabe Alzheimer die Krankheit, die seinen Namen tragen wird, nie hätte entdecken können. Der hat schon bei seinem Lehrer Bernhard von Gudden erlebt, wie wirkungsvoll Conollys Ideen, geboren aus dessen Erfahrungen in einem Asyl für Irre in London, sein können. Falls sie richtig umgesetzt werden. Gudden hatte die ganz besonderen Fähigkeiten Nissls entdeckt. Kraepelin erzählt in seinen Erinnerungen, daß der Hirnforscher eine Art Wettbewerb unter Münchner Studenten ausgeschrieben und daß Franz Nissl in nur acht Monaten eine Methode entwickelt habe, Nervenzellen durch Färbung isoliert darzustellen. Erst mit Magentarot, dann mit Methylenblau und Toluidinblau. Nachdem er die Wirksamkeit seiner Erfindung zum erstenmal demonstrierte, hat ihn von Gudden sofort als Assistenten eingestellt. Dieser bayerische Irrenarzt hat als erster das Mikrotom für systematische Untersuchungen in der psychiatrischen Grundlagenforschung eingesetzt, das Schneidegerät für die Anfertigung dünner mikroskopischer Schnitte. Den Mann, dem Nissls methodische Fähigkeiten aufgefallen waren, kennt vor allem aber deshalb noch heute jeder, weil er zusammen mit einem Patienten 1886 im Starnberger See ertrunken ist. Guddens Patient hieß König Ludwig II.

Erst die nach Nissl benannte Methode machte es möglich, die Neuronen zu untersuchen – das Gehirn an sich ist hellfarben wegen der weißen, fetthaltigen Zellmembranen, die graue Substanz umhüllt nur das Hirn –, ihre komplizierten Konstruktionen in der Vergrößerung durch Färbung zu differenzieren und etwaige Auffälligkeiten in ihnen zu analysieren. Eine Methode, die in kristallener Klarheit ein Jahrhundert überdauert, wie ich am Anfang meiner Reise beim Blick auf die Hirnrinde von Auguste Deter gesehen habe. Mit Silberlösungen arbeiteten andere Pathologen wie Santiago Ramon y Cajal und Max Bielschowsky und schaffen es, Neurofibrillen und Neuriten, Fortsätze der Nervenzellen, eingefärbt und damit in ihren verschiedenen Formen von der Filzmatte bis zur winterlich anmutenden Baumkrone deutlich zu machen. Dafür hat der Spanier Cajal 1906 den Nobelpreis bekommen. Er jage, sagte der in einer Dankesadresse, am liebsten »mit meiner ganzen Aufmerksamkeit im Blumengarten der grauen Substanz nach Zellen in grazilen und eleganten Formen, nach den geheimnisvollen Schmetterlingen der Seele, deren Flügelschlag eines Tages – wer weiß – das Geheimnis des Geisteslebens enthüllen könnte«.

Das ist schön ausgedrückt und anschaulich dazu. Ein heutiger Kollege würde ihm erwidern, wir sind Wissenschaftler, keine Poeten. Die Seele ist körperlos. Sie existiert, wenn überhaupt, unabhängig vom Geist. Aber auf keinen Fall getrennt vom Körper. Sicher mustergültig definiert, aber ein Muster ohne Wert. Richtig ist ja auch die Feststellung, daß die Elemente für den Verstand die Nervenzellen sind und die zwischen ihnen herumzischenden Botenstoffe die Hormone sind. Dennoch sagt diese Definition nichts darüber aus, wie dieser unendliche Strom von bewußten und unbewußten Erfahrungen funktioniert, und warum er sich selbst organisiert und warum nicht.

Geistesstörungen hat man vor den Fortschritten der Färber zwar klinisch auf Grund von bestimmten Verhaltensstörungen der Erkrankten bemerken können, aber eben oft mit anderen Krankheiten verwechselt, oder mit den falschen

Diagnosen bedacht und deshalb mit ungeeigneten Therapien in den gefürchteten Irrenanstalten behandelt. Post mortem beherrschten Mediziner erst recht keine überzeugenden Untersuchungsmethoden und wußten deshalb wenig über die anatomischen Ursachen von seelischen Erkrankungen. Der Geist ist nicht greifbar, und sein Verschwinden nicht zu begreifen. Eine Grundlagenforschung über die Veränderungen im Kopf fand kaum statt, weil man nicht einmal ahnte, wie das gehen sollte. Viele der etablierten medizinischen Geheimräte wollten es auch gar nicht wissen, weil das ihre Stellung als scheinbar allwissender Halbgott in Weiß hätte gefährden können. Solange sie schwafeln durften, ohne auf bestimmte Aussagen festgenagelt zu werden, war ihre Position unantastbar. Alzheimer dagegen hat nie eingesehen, warum es nicht möglich sein sollte, mit pathologischen Erkenntnissen der klinischen Psychiatrie ähnlich zu helfen wie den Patienten auf allen anderen Gebieten der Heilkunde. Dabei ging es ihm nicht nur um den nötigen medizinischen Fortschritt, sondern ebenso um die notwendige Anerkennung der Methoden.

Die meisten Irrenärzte halten die Arbeit der Pathologen aber für fruchtlos, Ergebnisse aus deren Laboratorien für nebensächlich. Sie sehen schließlich selbst, was mit den Kranken los ist, sie erleben doch per Augenschein bei ihren Visiten, daß die nicht mehr von dieser Welt sind. Ob man den Verlauf der Bahnen in vielleicht kranken Hirnstämmen kennt oder nicht, macht in ihrer Behandlung keinen Unterschied. Viel zu selten benutzen die Herren Medizinalräte die vorhandenen Möglichkeiten der Gewebeuntersuchungen. Erst Alois Alzheimer und Franz Nissl haben der Psychiatrie die heute so selbstverständliche anatomische und vor allem pathologische Basis gegeben, indem sie die Erkenntnisse der Wissenschaft systematisch für die klinische Arbeit nutzten.

Ihr Zeitgenosse Korbinian Brodmann, einer der Großen in jenem Kapitel der Medizingeschichte, hatte eine Hirnrindenkarte des Menschen entwickelt und wie ein Karthograph das Gehirn in fortlaufend numerierte Gebiete eingeteilt. Immer mit Hinweisen, soweit ihm bekannt, auf die entsprechenden Funktionen. *Brodmann's areas* ist nach wie vor ein fester Begriff, auf den weltweit in entsprechenden Arbeiten Bezug genommen wird. Auch Hirnschnitte waren schon vor Alzheimers und Nissls Zeit bekannt, aber was nützte dieser Fortschritt, wenn die so gewonnenen Exponate verhärteten und farblos blieben? Franz Nissl löste das Problem – innerhalb eines sezierten Gewebes färbte er durch Magentarot ausschließlich die Nervenzellen, die sich so vom Rest abhoben und dadurch in einer bislang nie gesehenen Schärfe unter dem Mikroskop sichtbar wurden. Nachdem sich diese Methode durchgesetzt hat und in verschiedenen Labors Alltag geworden ist, als endlich nicht irgend etwas im Gehirn untersucht wird, weil es halt gerade so herumliegt, sondern konkret die Regionen der Hirnrinde, in denen die seltsamen Veränderungen stattfinden, rächt sich Franz Nissl an seinen Kollegen Psychiatern und verhöhnt sie wortgewaltig: »Es ist geradezu unglaublich und unbegreiflich, daß infolge der hirnanatomischen Forschungsrichtung in der Psychiatrie jahrzehntelang alle möglichen Bündel und Bündelchen im Gehirn und Rückenmark von Tier und Mensch erforscht wurden, daß aber während dieser langen Jahre nicht einmal das Bedürfnis gefühlt wurde, denjenigen Teil der Hirnanatomie zu bearbeiten, welcher in allererster Linie für den Psychiater und die Lehre von den Geisteskrankheiten in Frage kommt: ich meine die Hirnrinde.«

Ohne medizinische Schönfärber hätte es die von künftigen Medizinern so bezeichneten »goldenen Jahrzehnte« der Psychiatrie in Deutschland nicht gegeben, denn durch Nissl & Co. wurde die Morphologie auch psychischer Krankheiten ermöglicht. Erst ihre Erfindungen führten zu Nachforschungen im Gehirn, die bis heute zwar nicht erfolgreich abgeschlossen sind, aber trotz aller methodischen Fortschritte der Molekularbiologie auf Nissls ursprünglicher Idee beruhen. Der Neuropathologie genannte Zweig der jungen Wissenschaft zog in diesen Aufbruchzeiten die Gehirnforscher an, viele der Besseren sammelten sich Anfang des 20. Jahrhunderts in München. Dort gründete Emil Kraepelin 1917, zwei Jahre nach Alzheimers Tod, die Deutsche Forschungsanstalt für Psychiatrie. Seine Büste im Foyer des heutigen Max-Planck-Instituts für Psychiatrie in der Kraepelinstraße erinnert die nachgeborenen Neurologen daran.

Manche werden bei diesem Anblick allerdings gleichzeitig an eine ganz andere Seite des geschätzten Emil Kraepelin erinnert, und davon werden sie mir erzählen, wenn auf meiner Reise in die Vergangenheit die Zeit dafür gekommen ist. Sie wissen zu berichten, und belegen dies mit Zitaten und Vorträgen, von Kraepelins politischen Aktivitäten im »Volksausschuß zur raschen Niederkämpfung von England« während des Ersten Weltkrieges, von seinen verquasten Überzeugungen, daß psychiatrische Forschung zur »Stärkung der Volksgesundheit« von nationaler Bedeutung sei. Sie haben Kraepelins Nähe zur berüchtigten »Deutschen Gesellschaft für Rassenhygiene« untersucht, deren Ideologen das Euthanasie-Programm des Dritten Reiches, die Vernichtung sogenannten unwerten Lebens vorbereiteten und begleiteten.

Die Krankheit, die mal seinen Namen tragen wird, hätte Alzheimer also ohne die genialen Erfindungen von Franz Nissl niemals entdeckt. Das weiß er. »Der freundschaftlich-wissenschaftliche Verkehr, den ich seit fünfzehn Jahren mit ihm unterhalten durfte«, bekennt Alois Alzheimer, als er nach München berufen wird, »hat mir so vielfache Anregungen gebracht … was etwa unsere Kenntnisse zu erweitern vermag, ist nicht ohne seine direkte oder indirekte Mitwirkung entstanden.« Nissl dankte gerührt und gab das Lob zurück: »Rein sachlich in seinen Darlegungen, abhold jeder Übertreibung und phantastisch-spekulativen Hirngespinsten, frei von persönlicher Schärfe im Bekämpfen fremder Anschauungen, dabei von einem glühenden Eifer erfüllt für das, wofür er kämpfte, war er nicht nur Verteidiger, sondern auch Werber für diese Forschungsrichtung.« Daß die beiden sich privat gut verstehen und nicht nur wissenschaftlich bei der Arbeit im Labor ergänzen, Nissl sogar Trauzeuge bei Alzheimers Hochzeit in Frankfurt sein wird, macht die Geschichte ihrer Freundschaft zu einer Geschichte, die noch genauer aufgeblättert werden muß.

Sollte man also sagen, frage ich Matthias M. Weber, daß ohne Nissls Erfindung Alzheimer nichts gesehen hätte im Gehirn der toten Auguste? Sollte man nicht nur sagen, antwortet er trocken, muß man sogar sagen. Noch einmal – und er fügt nicht hinzu: für Blöde, aber ich kann durchaus in seiner Miene Gedanken in dieser Richtung ablesen –, noch einmal zum Mitschreiben die Reihenfolge: Gudden benutzt das Mikrotom, das Gerät, mit dem es überhaupt möglich ist, Gewebe in feinste Zellpartikelchen zu zerlegen, für die Neurologie. Nissl hat diese Technik von Gudden gelernt. Nissl erfindet die Färbetechnik, von ihm selbst als Untersuchungsmethode umschrieben, denn färben klang ihm zu unwissenschaftlich nach Färbergesellen, um in grauen Zellpartikeln bestimmte krankhafte Veränderungen sichtbar machen zu können. Deshalb hat Alzheimer wiederum die verdickten Stellen im Gehirn entdeckt, die Plaques. Die konnte man nur finden, und dies erstmalig, nachdem millimeterfeine Hautpartikelchen gefärbt und damit unter dem Mikroskop erkennbar waren. Begriffen? Begriffen.

Nach Guddens Tod haben seine Nachfolger an der von ihm geleiteten bayrischen Klinik wieder die normalen Zwangsmaßnahmen eingeführt, nach denen Irre immer schon bequem zu behandeln waren. Nissl sieht deshalb für sich keine Zukunft mehr in der Münchner Kreisirrenanstalt und bewirbt sich im April 1890, ein paar Monate nach Alzheimer, mit Erfolg als Assistenzarzt in Frankfurt. Da gibt es nicht nur einen Mann mit dem Glauben an eine Idee, Emil Sioli, und so einer war Gudden für ihn gewesen, da gibt es vor allem ein eigenes Labor, in dem man forschen kann. Alzheimer und er verstehen sich auf dieser mikroskopischen Basis als Wissenschaftler, und bei sich bietender Gelegenheit in einer nahen Kneipe auch bald privat. Doch bei aller Freundschaft verbringen sie die meisten Abende im Labor der Klinik. Alzheimer ist fest davon überzeugt, daß nur der ein guter Anstaltsarzt sein wird, der sich um die wissenschaftlichen Grundlagen der Psychiatrie kümmert, Nissl erklärt dem vier Jahre jüngeren Kollegen die von ihm erfundene Kunst der Farbgebung grauer Theorie. »Nachts saßen wir«, schreibt er Jahrzehnte später in wehmütiger Erinnerung an den zu früh verstorbenen Partner, »eine Zigarre nach der anderen rauchend, im Laboratorium vor dem Mikrotom, den Farbtöpfen und dem Mikroskop.«

Falls sie Probleme mit der praktischen Psychiatrie unter dem Mikroskop hatten, mußten die beiden noch jungen Ärzte nicht weit gehen. Professor Carl Weigert, Direktor des Pathologisch-Anatomischen Instituts der Senckenbergschen Stiftung in Frankfurt, wo er in großbürgerlichen Salons als literarisch gebildeter Akademiker brillierte, war einer der besten Pathologen seiner Zeit, er hat unter anderem die Färbemethoden weiterentwickelt, und der Frankfurter Ordinarius Ludwig Edinger galt als Neurologe von großem Können. Es paßte für Alzheimer beruflich gesehen alles zusammen: Anstrengende und spannende Arbeit in der Praxis der Klinik, getragen von einem Direktor, der aufgebrochen war zu neuen Zielen. Mit Nissl gemeinsame Suche nach Veränderungen der Nervenzellen in den Hirnrinden verstorbener Patienten, um mögliche Ursachen für Geisteskrankheiten zu entdecken. Daß es mehrere Ursachen für die Erkrankung der Seele geben mußte, insofern der Vergleich mit organischen Erkrankungen erlaubt war, und eben nicht nur eine einzige Ursache für alle, war beiden nicht mal der Rede wert. Davon waren sie überzeugt. Ein ideales Paar saß da nachts am Mikroskop, wenn endlich Ruhe in der Anstalt eingekehrt war: der vor allem technisch so hochbegabte Psychiater Franz Nissl und der systematisch vorgehende Neurologe Alois Alzheimer, der Freigeist, dem diesseits des Glaubens alles suspekt war, was sich nicht beweisen ließ.

Und wie gehen solche Geschichten im normalen Leben weiter? Ganz einfach. Irgendwann hat er geheiratet und dann hat er … Halt.

Am Ende meiner Reise in Alzheimers Biographie hatte ich wieder vergessen, was auf dieser Station der Spurensuche der eigentliche Auslöser dafür war, daß ich im übertragenen Sinne noch vor der Weiterfahrt ausgestiegen bin. Weil ich unzufrieden war mit den Bruchstücken aus der Biographie Alzheimers, die ich lesend erfahren hatte? Daß er in Frankfurt die Witwe Cäcilia Geisenheimer geheiratet und mit ihr drei Kinder hatte, wird sich erzählen lassen, weil es aus dieser Phase seines Lebens authentische Berichte und Beobachtungen und sogar einen echten Brief gibt. Aber ich hatte das merkwürdige Gefühl, etwas Entscheidendes übersehen zu haben. Gedruckt war hier und da eine simple, aber scheinbar logische Erklärung, wie es zu dieser Beziehung überhaupt gekommen war. Kennengelernt habe Alzheimer Cäcilias Mann, einen gewissen Otfried Geisenheimer, als dieser an Gehirnerweichung erkrankte. Er hätte den angeblich zuvor mal von seinem Heidelberger Kollegen Wilhelm Erb Behandelten nach einem Nervenzusammenbruch gepflegt und sich dabei in dessen Frau verliebt. Verbunden war das mit einer eher beiläufigen Erwähnung, dieser Vorgänger des privaten Alzheimer sei Direktor des Chemieunternehmens Hoechst gewesen und habe sich insofern um die Firma verdient gemacht – und dabei höchstpersönlich viel Geld verdient –, als er deren Niederlassung in den USA aufgebaut hätte. Ihm eigentlich sei es zu verdanken, und damit wird aus seinem stummen Auftritt noch eine kleine Sprechrolle, daß Alzheimer so ungestört habe forschen können. Denn seine Millionen erbte seine Frau, und die wiederum und so weiter.

Klang alles nach einer stillgelegten Nebenstrecke.

Erst nach einem Routineanruf im Archiv der Firma Hoechst, mit dem ich nur die Schreibweise seines Namens überprüfen wollte, begann es spannender zu werden. Bei Hoechst gab es in den entsprechenden Archivunterlagen keinen ehemaligen Mitarbeiter namens Geisenheimer. Versuchen Sie es doch mal, wird mir geraten, bei Bayer in Leverkusen, dem anderen großen Chemieunternehmen, vielleicht war er bei denen und nicht bei uns. Auch Fehlanzeige. Im Frankfurter Institut für Stadtgeschichte, wo ich Unterlagen aus der Zeit lese, in der Alzheimer als Arzt in der Städtischen Irrenanstalt gearbeitet hat, finde ich dann erste belegbare Spuren von Geisenheimer, der Ludwig Otto hieß und nicht Otfried.

Und nach diesen Hinweisen gelingt es, Stück für Stück, mit virtuellen Abstechern ins Leo Baeck Institute, die Jewish Archives Cincinatti, die Historical Society und den Harmonie Club, beide in New York, die Geschichte des Ludwig Otto Geisenheimer aufzuzeichnen. Eine interessante Geschichte und nicht etwa deshalb, weil er nie bei Hoechst war und nie Direktor, das ist unwichtig. Sondern weil seine Geschichte indirekt erklärt, woher das Geld stammt, das es Alois Alzheimer später erlaubte, in München ohne Gehalt in einer Klinik zu arbeiten und dennoch das Leben eines Großbürgers führen zu können.

Ludwig Otto Geisenheimer hatte sieben Geschwister, und seine Familie stammt aus Bingen am Rhein. Sein Großvater war Pelzhändler, sein Vater Raphael Tuchhändler. Seine Mutter Veronicka, geborene Löb, brachte ihn am 10. September 1845 in Frankfurt auf die Welt. Dort lebten die angesehenen Mitglieder der jüdischen Gemeinde ab 1830. Onkel Siegmund Geisenheimer zum Beispiel, Chefbuchhalter beim Bankhaus M. A. Rothschild Söhne, war einer der Initiatoren und Geldgeber beim Bau des Neuen Israelitischen Krankenhauses. Am 30. Mai 1865 verläßt der noch nicht mal zwanzigjährige Ludwig Otto seine Heimatstadt, reist über Belgien, Holland und Frankreich nach Liverpool und besteigt ein Passagierschiff nach New York. In der dortigen Niederlassung der Pariser Juwelenhandlung Halphen, die von dem Frankfurter Kaufmann Otto Braunfels aufgebaut worden war, sollte er eine Anstellung als Kommis bekommen. Ab 28. Juni 1865 arbeitete er in New York.

Da muß es dem jungen Mann aus Frankfurt von Anfang an gut gefallen haben. Zunächst läßt er seinen Paß, der eigentlich nur für eine sechsmonatige Reise gültig war, auf zwölf Monate verlängern. Das Frankfurter Polizei-Amt prolongiert die im März 1865 erteilte Erlaubnis unter der Nummer 1660. Knapp zwei Jahre später beantragt Ludwig Otto Geisenheimer die Entlassung aus dem Preußischen Staatsverband, zu dem die Stadt am Main gehörte. Er will für immer in New York bleiben und sein Geld mit Diamanten verdienen. Am

Beispiel seines Chefs sieht er, wie groß die Chancen sind, auf diese Weise sein Glück zu machen. Braunfels ist bereits ein wohlhabender Mann, und als er 1871 im Alter von 30 Jahren nach Frankfurt zurückkehrt, vielfacher Millionär. Auch Geisenheimer will reich werden und erteilt im Januar 1867 dem Notar Julius Friedleben die Vollmacht für die nötigen Anträge auf die gewünschte Auswanderung.

Der Anwalt schreibt an den verehrten Senat der Stadt Frankfurt: »Vorstellung und Bitte von seiten des hiesigen Bürgersohnes Ludwig Otto Geisenheimer wohnhaft zu New York Ertheilung der Auswanderungserlaubnis ... Bereits am 30. Mai 1865 hat Ludwig Otto Geisenheimer Frankfurt verlassen, in der Absicht, sich nach Nordamerika zu begeben und dorten seine kaufmännische Laufbahn fortzusetzen und späterhin sich dort selbständig zu etablieren.« Beigelegt hat er eine Arbeits-Bescheinigung für Geisenheimer von Otto Braunfels in New York, die vom Königlich Preußischen General-Consulats-Verweser für die Vereinigten Staaten von Nordamerika per Unterschrift und Siegel als echt bestätigt wird. Weiter in der Begründung des Bittstellers: »Das Haus Otto Braunfels ist eine Commandite der bedeutenden Juwelenhandlung von Halphen in Paris. Ludwig Otto Geisenheimer wird sonach in seinem Hause eine gesicherte Zukunft finden, wenn es ihm vergönnt sein wird, auch fernerhin in demselben eine dauernde Stellung einzunehmen. Sein Lebensglück ist sonach davon bedingt, daß seine Laufbahn nicht unterbrochen wird.« Die Einkommensteuer-Commission hat nichts dagegen, denn es liegen keine Unterlagen über mögliche Schulden vor, die Militair-Ersatz-Commission hat nichts dagegen, denn es sei offensichtlich, daß der junge Mann sich nicht dem Dienst im Heer habe entziehen wollen, und bereits vier Wochen später, am 12. Februar 1867, gibt der Senat der Stadt Frankfurt seine Zustimmung.

Der Diamantenhändler aus New York, ein zu Reichtum gekommener deutscher Jude aus New York, wird erst sechzehn Jahre später für meine Reise in die Vergangenheit wieder wichtig. Alois Alzheimer beginnt gerade sein Studium in

Berlin, als Ludwig Otto Geisenheimer im Herbst 1883 nach Frankfurt zurückkehrt. Ein junges Mädchen namens Cäcilia Simonetta Nathalia Wallerstein wartet dort auf ihn. Vielleicht hat seine Mutter sie für ihn ausgesucht? Es war üblich für ausgewanderte deutsche Juden, sich ihre zukünftige Frau aus der ehemaligen Heimat zu holen. Die beiden heiraten am 25. November desselben Jahres 1883, sie ist 23, er 38 Jahre alt, und die Flitterwochen zu bezahlen ist für den Bräutigam kein Problem. Er hat sich in Manhattan in den Fußstapfen seines Vorbilds Otto Braunfels, der inzwischen Teilhaber am Frankfurter Bankhaus Jakob S. H. Stern und Abgeordneter der Nationalliberalen im Preußischen Abgeordnetenhaus ist, ebenfalls ein Vermögen verdient.

Wo die beiden Frischvermählten überall waren auf der Hochzeitsreise, ist nur indirekt zu erfahren: In München zum Beispiel, wo ich bei Alzheimers Enkelin Karin Weiss, Schwester von Ilse Lieblein, im Sessel ihres berühmten Großvaters sitze und Kaffee trinke aus einer Tasse, aus der schon er getrunken hat. Sie stellt mir einzeln und sozusagen persönlich alle Gegenstände vor, die für sie nach dem Tod ihres Vaters aus dem Erbe geblieben sind. Das in der Familie immer als das fernöstlich bezeichnete Zimmer, weil es mit der üblichen Einrichtung schwerer deutscher Möbel nichts zu tun hatte, ein Fremdkörper blieb. Eine Lampe, ein mit Intarsien verzierter schwerer Tisch, ein vergoldetes Kästchen mit aufklappbaren Türen, ein paar bunte Fächer. Auch hier, wie in der ihnen überlieferten Erinnerung seiner Enkel, nur Bruchstücke aus der Alzheimerschen Biographie. Vielleicht aus Indien oder aus Ägypten stammend, bestimmt jedoch aus der Hinterlassenschaft ihrer Großmutter. Ilse Lieblein hatte mir einen Kimono gezeigt, den sie in Ehren hält und der von Cäcilia wahrscheinlich in Japan gekauft worden ist. Da ihr Großvater mit seiner Frau nie in so ferne Länder gefahren war, kann es sich eigentlich nur um Souvenirs von den Reisen mit Geisenheimer handeln.

Aber selbst das ist nicht sicher, denn Kraepelin weist einmal darauf hin, daß sein Oberarzt Alzheimer »ein lebhaftes

Interesse« an fremden Kulturen gehabt habe, daß er mal in Tunis gewesen sei, allerdings seine Neigung auf Grund seiner Forschungen und seines ärztlichen Engagements selten habe ausleben können. Was eine feine Umschreibung dafür ist, daß Alzheimer hauptsächlich deshalb selten wegfahren konnte, weil Kraepelin selbst monatelang unterwegs war und die tägliche Arbeit in München seinem Oberarzt überließ.

Die neun Jahre nach der Hochzeit bis zu Geisenheimers Tod sind nicht zu rekonstruieren. Sicher ist, daß er mit seiner Frau in New York gelebt hat, wahrscheinlich in der John Street in der Nähe der Firma, dort kam 1885 die Tochter Marion zur Welt. Aber wie lange hat er dort gewohnt? Sicher ist, daß er in der Nähe von Nizza gestorben ist, nach Frankfurt überführt und dort am 27.3.1892 auf dem Jüdischen Friedhof beerdigt wurde, knapp fünf Wochen nach dem Tod seiner Tochter Marion. Die war bereits am 19. Februar im Block 59 beerdigt worden. Ludwig Otto Geisenheimers Grab ist unter der Nummer 398 c eingetragen, das seiner Tochter unter 398 d. Auf dem Jüdischen Friedhof liegen auch Geisenheimers Eltern begraben. Aber wann ist er nach Frankfurt zurückgekehrt und warum? Weil er krank war? Warum war er so kurz nach dem Tod seiner Tochter unterwegs in ein fernes Land? Um sich von dem Verlust abzulenken, ausgerechnet bei einer von ihm finanzierten Expedition nach Nordafrika, wie manche vermuten? Hat ihn seine Frau begleitet oder war die allein in Frankfurt zurückgeblieben? Ist der Neurologe, den er vielleicht aus den Städtischen Irrenanstalten kannte, mit dem Schiff von Marseille nach Nordafrika gereist, um ihn zu behandeln? Geisenheimer war schließlich ein reicher Mann, er hätte sich so etwas leisten können, und angeblich ist Alzheimer ja einmal in Tunis gewesen. Ist sein Patient auf der Rückfahrt im Februar 1892 in seinem Beisein an der Riviera gestorben?

Meine Versuche, von dieser Begegnung zwischen Geisenheimer und Alzheimer Belegbares zu erfahren, scheitern alle. Ich weiß nicht einmal, ob sie wirklich stattgefunden hat. Die Andeutungen über Geisenheimers Krankheit lassen auf Syphilis schließen, auf progressive Paralyse. Es könnte sein, daß der Frankfurter Arzt Alois Alzheimer, der als Experte für die Folgen der Tabu-Seuche galt, ihn wegen der Gehirnerweichung in der Klinik auf dem Affenfeld behandelt hat. Auf Empfehlung von Carl Weigert, der ja in den großbürgerlich besseren Kreisen verkehrte. Es könnte sein, daß Alzheimer dabei Cäcilia Geisenheimer kennengelernt hat, das wäre wahrscheinlich 1891 gewesen, in dem Jahr, in dem er seine erste Schrift über einen Fall von progressiver Paralyse veröffentlicht. Könnte sein, aber könnte alles auch ganz anders gewesen sein, keiner weiß es. Es könnte sein, daß auch Geisenheimers kleine Tochter Marion an der damals als unheilbar geltenden Krankheit litt, die manchmal erst ein Jahrzehnt nach der Infektion ausbrach, und daß sie wie ihr Vater, von dem sie dann wohl angesteckt worden sein muß, daran starb. Könnte sein, aber mir kommt das nicht überzeugend vor, weil die nachfolgende Geschichte dann keinen Sinn mehr ergibt.

Denn falls es wirklich Syphilis gewesen sein sollte: Warum ist dann Cäcilia Geisenheimer nicht erkrankt, die spätere Frau Alzheimer, die in der Ehe mit ihm noch drei Kinder auf die Welt brachte, gesunde Kinder? Logische Konsequenz: Geisenheimer und seine Tochter sind nicht an einer durch Syphilis hervorgerufenen Gehirnerweichung gestorben, es muß eine andere, eine ähnliche, aber eine nicht infektiöse und nicht übertragbare Krankheit gewesen sein. Eine atypische Erkrankung? Das wiederum könnte möglich gewesen sein, denn die atypischen Formen der Paralyse hat Alzheimer in Frankfurt untersucht, darauf hat er sich spezialisiert. So wie er sich später um atypische Formen der stets gleich auftretenden Demenz gekümmert hat. Warum sollte ein Forscher wie er sich mit einer eindeutigen Form jener ominös als venerisch umschriebenen Krankheit beschäftigen, der Lues, der Syphilis, über die man glaubte, alles zu wissen, vor allem, daß man sie sich ausschließlich beim Geschlechtsverkehr holte?

In Wirklichkeit jedoch, sagt Alzheimer selbst, sei damals die Diagnose Paralyse noch schwierig und unsicher gewesen, weil alles unter Paralyse lief, was ein Arzt nicht genau habe einordnen können, darunter Verwirrungszustände auf Grund von Alkoholismus, darunter Formen von Atherosklerose. Vielleicht war es sogar so etwas wie jene Krankheit – Gehirnerweichung ist bei der ja ein auffälliges Symptom –, die Jahrzehnte später von Jakob und Creutzfeldt zum erstenmal beschrieben worden ist und die bestimmt nicht über Nacht 1921 aufgetaucht war? Walther Spielmeyer, der einmal Nachfolger von Alzheimer in dessen Münchner Labor werden wird, macht ein paar Andeutungen: »Daß die Paralyse nicht einfach ein syphilitischer Entzündungsprozeß ist, wurde von Alzheimer in ähnlicher Weise beantwortet und begründet wie das Nissl getan hat.« Es habe durchaus Fälle von Paralyse ohne nachweisbare entzündliche, ansteckende Herde gegeben.

Und Alzheimer selbst? Wie immer präzise in dem, was er weiß und beweisen kann, vorsichtig in dem, was sich eventuell aus seinen Beobachtungen ergeben könnte, schreibt er 1911 in einem Aufsatz – und wenn man seine Aussagen zurückrechnet, ist man wieder bei einem möglichen Einlieferungsdatum Ludwig Otto Geisenheimers in die Städtischen Irrenanstalten zu Frankfurt. »Noch vor 20 Jahren«, meint Alzheimer, und dies wäre dann 1891, hätten sich nicht wenige »und darunter hervorragende Irrenärzte« gegen die Annahme gewehrt, daß immer nur eine syphilitische Infektion die notwendige Vorbedingung sei für Paralyse: »So wurden Fälle mit ihr vermengt, die heilten, sich besserten, stationär wurden.«

Vielleicht gehörten Marion und Ludwig Otto Geisenheimer genau zu den von Alzheimer beschriebenen Fällen, die zwar konkret tödlich enden konnten wie die infektiöse Paralyse, mit ihrem Fluch die Überlebenden jedoch nicht mehr traf? Diese Überlebenden sind natürlich ebenfalls längst tot, es gibt keine Antworten mehr, nur Vermutungen, aber die machen es wahrscheinlich, daß es etwas anderes war als die Syphilis, an der Cäcilia Wallersteins erster Mann und ihre Tochter starben.

Ich fahre zurück auf das Hauptgleis. Weiter in die Vergangenheit. Und wo liegt Vergangenheit begraben? Unter Steinen.

4. Kapitel

Totenstille: Das ist auf Friedhöfen erstens nicht verwunderlich und zweitens naheliegend. Wenn es anfängt zu regnen wie jetzt und die schwarzen Witwen mit ihren bunten Gießkannen auf dem Weg zum Ausgang verschwimmen, fällt es auf. Als sie gerade noch geschäftig zu den Überresten ihrer eigenen Vergangenheit eilten, wo ihre Männer begraben liegen, war es leiser. Jetzt, da ich plötzlich allein bin, wird es laut. Um mich herum im stärker werdenden Schauer rauscht es und es knistert und es platscht. Fremde Heerscharen scheinen unterwegs zu sein, aber niemand, den ich nach dem Weg fragen kann. Gedämpftes Klingeln einer sich nähernden Straßenbahn unterbricht das unaufhörliche Geflüster aus den Bäumen. Ich weiß, das kommt vom Regen, der auf die Blätter fällt. Was sollte es sonst sein.

Die Adresse von Cäcilia und Alois Alzheimer lautet Nr. 447, Gewann an der Mauer. So hat es mir Rupert Finsterwalder aufgeschrieben, der dafür gesorgt hat, daß die letzte Ruhestätte seiner Großeltern 1983 unter Denkmalschutz gestellt wurde. Sie war eigentlich schon abgesunken in die Verlorengegangenheit wie viele auf dem Frankfurter Hauptfriedhof. Auf der Suche nach den Alzheimers treffe ich vergessene Bekannte – Arthur Schopenhauer, Anselm Feuerbach,

Ricarda Huch –, und dann bin ich da. Das Grab ist fast verdeckt von den nassen Zweigen eines Strauches, und die Figuren auf dem Stein scheinen zu weinen. Den hat der Bildhauer Fritz Klimsch gestaltet, eine um ihr Kind trauernde Mutter als Sinnbild vom Ringen des Lebens mit dem Tod. Er war für solche Skulpturen berühmt, auch die Hinterbliebenen von Rudolf Virchow gehörten zu den Auftraggebern seiner in Ewigkeit gemeißelten Allegorien. Viele Variationen kann es nicht geben, denn der Sieger im Kampf mit dem Tod steht immer fest. Hier hat er laut Inschrift besiegt Cecile Alzheimer, 6. Juli 1860 – 22. Februar 1901, und Alois Alzheimer, 14. Juni 1864 – 19. Dezember 1915.

Warum Cecile und nicht Cäcilia?

»Die Cecile« ist sie in der Familie genannt worden in den seltenen Fällen, in denen die Rede von ihr war, ausgesprochen dabei *Szäßil* mit einem Nasallaut, denn die Cecile hatte, wie man wußte, lange in Nordamerika gelebt. Daß sie als Jüdin geboren war, wurde von ihren drei Kindern den eigenen Kindern gegenüber nur selten erwähnt, und dann stets mit Mahnungen verbunden, damit die sich nicht aus Versehen verplapperten, falls in der brauner werdenden Nachbarschaft einmal konkrete Fragen gestellt werden sollten. Ilse Lieblein kann sich noch an Augenblicke erinnern, in denen ihre Mutter ihnen das eingebleut hat, ihr und der kleinen Schwester Karin, und sie erzählt, während sie die Augen schließt: ich sehe meine Mutter noch vor mir, mit glühender Zigarettenspitze nachts im Garten sitzend, bevor sie nach ein paar Minuten ins Haus und an unser Bett kam. Und dann hat sie es uns gesagt, das muß gewesen sein so etwa 1934. Vielleicht sogar schon 1933? Die Antwort der kleinen Ilse Alzheimer hat Ilse Lieblein nicht vergessen: Na und, Maria und Joseph sind doch auch Juden.

Erlebt hatten die Kinder weder die Großmutter noch den Großvater. Aber von dem sprachen ihre Eltern, der blieb durch solche Erzählungen lebendig, als Opa zumindest in der Phantasie vorstellbar. Die Biographie der Großmutter jedoch wurde sogar nach der Befreiung 1945 nicht hinterfragt, sondern im Zuge der deutschen Vergangenheitsbewältigung gleich mit verdrängt. Die gesamte jüdische Geschichte der Familie Alzheimer ist selbst dann, als darüber zu reden endlich ungefährlich war, totgeschwiegen worden. Als ob die Abstammung der Cäcilia geborene Wallerstein eine Art von Makel gewesen sei. Alle Alzheimer-Enkel bestätigen das. Sie eigentlich waren es, die mehr wissen wollten, als ihre Eltern ihnen bereit waren zu erzählen. Lag es daran, daß Alzheimers Töchter und sein Sohn zu lange unter dem Damoklesschwert gelebt hatten, als Halbjuden von Nazi-Schergen jederzeit abgeholt werden zu können? Lag es daran, daß die ihre Mutter zu lange verleugnen mußten, um sich jetzt noch wirklich an sie erinnern zu können? Die Kinder haben Cäcilia Alzheimer nicht vergessen, aber als ferne Gestalt eingeschlossen in ihr Innerstes. Fern natürlich auch, weil allenfalls Gertrud und Hans noch so etwas wie konkrete Erlebnisse mit ihrer Mutter verbunden haben können, denn die Tochter war sechs und der Sohn knapp fünf, als sie starb. Ihre Jüngste, die Maria, dagegen war noch ein Baby, ein halbes Jahr alt, und für die wurde Alzheimers Schwester Elisabeth ihre eigentliche Mutter.

Es waren deshalb die Enkel, die mit Nachforschungen begannen und sich, selbst schon erwachsen und nicht mehr so jung, auf die Suche nach ihren Wurzeln begaben. Auf dieser ganz persönlichen Spurensuche hat Rupert Finsterwalder das mit einem Obelisken verzierte Grab seiner Urgroßeltern entdeckt, das nur ein paar Meter Luftlinie hinter der Gewann an der Mauer 447 auf dem angrenzenden Jüdischen Friedhof liegt: Die letzte Heimat von Julius und Regina Wallerstein. Daß deren Tochter Cäcilia nicht weit von ihnen begraben wurde, wird kein Zufall sein. Bei ihnen, den Juden, durfte sie nicht mehr liegen, denn sie war mit der kirchlichen Trauung 1895 zum katholischen Glauben konvertiert und die Toten wurden durch eine hohe Mauer fein säuberlich getrennt fürs Jüngste Gericht, aber in ihrer Nähe zumindest sollte es sein. War es so?

Vielleicht war es so.

Cäcilia Simonetta Nathalia Alzheimers Eltern stammten aus Mannheim. Julius Wallerstein, Urgroßvater von Karin und Rupert und Bärbel und Ilse und Hildegard war ein Handelsmann, wie es in einem Auszug aus dem Trauungsbuch des Jahres 1852 altmodisch heißt. Er machte Geschäfte mit feinem Tuch, mit Kaschmirstoffen. Sein Vater hatte es als Pelzhändler schon zu Wohlstand gebracht. Urgroßmutter Regine, geborene Haas, besaß ein eigenes Putzmachergeschäft. Das hatte sie zwei Jahre vor ihrer Ehe in der Stadt Frankfurt beantragt: »Hoher Senat!« schrieb in einem »gehorsamsten Ansuchen« ihr Anwalt, »die hiesige Bürgerstochter Regine Haas hat mich ... beauftragt, bei dieser höchsten Behörde um die Erlaubnis ein Putzmacher-Geschäft unter der Firma Regine Haas zu eröffnen, anzusuchen ... Indem ich nur noch bemerke, daß die Prinzipalin die erforderlichen Kenntniße durch mehrjährigen Aufenthalt in Putzwaren-Geschäften des Auslandes erworben hat, will ich meinen Antrag dahin stellen.« Gegen die Entrichtung einer Einschreibegebühr von 22,55 Gulden wurde die Genehmigung erteilt.

Die Familie Wallerstein gehörte zu den wohlhabenden Juden in Frankfurt. Die kannten sich durch Geschäftsbeziehungen, die trafen sich in der Synagoge, die amüsierten sich im Theater, die parlierten in den Salons der Honoratioren. Marie Spohr-Braunfels, die Adoptivtochter des berühmten Mäzens Otto Braunfels, hat in den Erinnerungen für ihre Kinder auch davon berichtet: »Das Bibliothekszimmer hat denn die schönste intime Geselligkeit und bedeutende Menschen gesehen, wie Karl Schurz und Henri Villard, die großen Deutschamerikaner, letzterer der Schöpfer der berühmten Northern Pacific Railroad Company in Amerika. Schönstedt und Miquel, die preußischen Minister, Siemens, Steinthal und die übrigen Gründer der Deutschen Bank, und viele andere in- und ausländische Größen der damaligen Zeit. Aber auch Frankfurts trefflichste Männer jener Tage versammelten sich hier oft zur duftenden Havanna, und die ›Tabagie‹ stand dann nicht hinter der des großen Preußenkönigs zurück. Justizrat Humser, Bürgermeister Heusenstamm, Professor Weigert, der aufs geistvollste zu erzählen wußte, Rubens, der Physiker, um nur einige zu nennen.« Geschrieben als Reminiszenz an ihre Jugend in den achtziger und neunziger Jahren des 19. Jahrhunderts, mir übersandt von ihrer Enkelin, die im deutschsprachigen jüdischen New Yorker *Aufbau* meine Anzeige gelesen hatte, in der ich auf der Spurensuche in Sachen Alzheimer nach Dokumenten von Geisenheimer, Cäcilia, Geisenheimer, Ludwig Otto, und eben Otto Braunfels gesucht hatte.

Cäcilia Wallerstein war eine gute Partie und angeblich nicht besonders schön, doch wer mag das beurteilen, wo es als einzige Grundlage für solche Feststellungen nur fast vergilbte Fotos gibt? Selbstverständlich sollte sie mal ein Mitglied ihrer Gemeinde heiraten, in dieser Beziehung pflegten sie auch im Diesseits lieber unter sich zu bleiben, die Juden, und die Christen sowieso. Ludwig Otto Geisenheimer war deshalb die richtige Wahl, und ob es Liebe war zwischen ihm und Cäcilia oder nur von seinen Eltern arrangiert, weiß niemand. Alois Alzheimer dagegen, das weiß ich aus zwei seriösen Quellen, der hat sie geliebt. »Es mag sein«, schreibt sein Freund Robert Gaupp, »dass der frühe Verlust seiner über alles geliebten Frau ihn noch weicher gestimmt hat, als er von Natur aus war. Im Kern seines Wesens lag aber diese Menschenfreundlichkeit und Güte schon immer, und sie war es, die ihn zu einem Arzte von seltener Wirkung gemacht hat.« Und Franz Nissl erwähnt 1916 in einem Nachruf, daß es Alois und Cäcilia Alzheimer nur »wenige Jahre beschieden war, in glücklichster Ehe vereint zu sein«.

Es sind zwei Welten, die sich, verkörpert durch Cäcilia Geisenheimer und verkörpert durch Alois Alzheimer, in Frankfurt begegnen. Die Witwe spricht zwar noch ihren heimatlichen hessischen Dialekt, wenn sie sich mit den Dienstboten unterhält, die man sich einschließlich Zofe leisten konnte. Aber sie hat aus New York eine Art Leichtigkeit des Seins mitgebracht, die wie selbstverständlich zu leben ist, wenn man sie denn finanzieren kann. Das konnte ihr verstorbener Mann, der Diamantenhändler, und das hat sie von ihm gelernt, nachdem er mit ihr für ein paar Jahre in die Neue Welt gezogen war. Alois Alzheimer dagegen ist kein welterfahrener Mann, doch sicherlich einer, dem nichts Menschliches fremd ist. Einer, der durch seine Arbeit gelernt hat, alles für möglich zu halten, und der sich dennoch eine noch nicht gestillte Neugier auf Leben bewahrt hat.

Ich habe während meiner langen Reise in seine Biographie oft sein Foto angeschaut, bis er mir irgendwann zuzublinzeln schien, als wir vertrauter miteinander wurden. Schnauzbart, Brille, unter der Weste drängendes Bäuchlein, kein respektheischender deutscher Professor, eher ein verschmitzter Gelehrter, der Lebensfreude ausstrahlt. Als gutmütig wird er beschrieben, als freundlich, als zuverlässig, als verständnisvoll, als selbstlos und vor allem als eine unerschütterliche Persönlichkeit. Diese Begriffe stammen zwar alle aus den verschiedenen Nekrologen, und jeder weiß, daß in Nachrufen noch ein letztes Mal gelogen wird wie im richtigen Leben, aber seine Freunde, die Wissenschaftler, die ihn so eingeschätzt haben, sind über alle Zweifel erhaben.

Ist es sein starkes Pflichtgefühl, eine der belegbaren Konstanten in seiner Biographie, ist es seine an vielen Patienten bewiesene Menschenfreundlichkeit, daß er sich nach dem Verlust, den Cäcilia Geisenheimer erlitten hat – die Tochter verstorben, der Mann bald darauf auch –, um sie kümmert? Sich dabei offensichtlich in sie verliebt und sie in ihn, denn die beiden heiraten nach Ablauf des Trauerjahres standesamtlich im April 1894. Einer der Trauzeugen ist Alzheimers Gefährte vieler gemeinsamer Nächte aus dem Labor, sein Freund Franz Nissl. Mit ihren nächtlichen Exkursionen in das Innerste toter Gewebe dürfte es erst einmal vorbei gewesen sein. Alzheimer vernachlässigt zwar seine Pflichten in der Klinik nicht, aber abends wartet seine Frau auf ihn. Die zu erforschen ist jetzt wichtiger. Oft kommen Gäste, denn »er liebte die Behaglichkeit, war heiterem Lebensgenusse nicht abhold und rauchte stark«. Was im übrigen Emil Kraepelin, von dem die Einschätzung stammt, gar nicht gefallen hat. Zehn Jahre später im Labor der Königlichen Psychiatrischen Klinik blickte der zum überzeugten Nichtraucher und fanatischen Antialkoholiker gewandelte Psychiater bei seinen Visiten stets mißbilligend auf halb aufgerauchte Zigarrenstummel, die überall neben Mikroskopen und Petrischalen mit Präparaten da lagen, wo Alzheimer sich gerade aufgehalten hatte.

Nissl entschließt sich, einen Ruf nach Heidelberg anzunehmen. Emil Kraepelin, der dort die Psychiatrische Universitätsklinik leitet, hat Nissl nicht vergessen, dessen spezielle Begabungen er seit der Gudden-Ära in München kennt, und diese Talente kann er brauchen. Er hat ein sicheres Gespür dafür, sich mit den richtigen Leuten zu umgeben und seine Arbeit gerecht auf die zu verteilen. So wird er es auch einmal mit Alzheimer in München halten. Weil er sich am liebsten mit theoretischen Aspekten von Geisteskrankheit beschäftigte, was seiner Meinung nach nicht ohne weltweite Studienreisen zu machen war, weil er die entmutigende tägliche Arbeit in den Irrenanstalten lieber anderen überließ, erst recht die nächtlichen Sitzungen in den Labors, leuchtet Kraepelins Stern als phantasievoller Gelehrter, der die Psychiatrie als klinische Wissenschaft etabliert hat, bis heute. Er war, sagt zum Beispiel Manuel Graeber, ein visionärer biologisch geprägter Psychiater. Er war, sagt Matthias M. Weber, ein hervorragender Organisator von Wissenschaft, und er war ein Mann mit Weitblick, wie seine Studienreisen in die USA beweisen, in das Land des Fortschritts.

Das war er sicher, aber eben nicht nur. Anhand analytischer Arbeiten auf der Basis mikroskopischer Untersuchungen war er nicht zu packen, denn solche Niederungen, die nach anstrengender Arbeit rochen, die mied er. In experimentalpsychologischen Labors dagegen kannte er sich aus, erfand sogar die nötigen technischen Apparate. Sein mit zunehmendem Alter spürbarer Hang zum bedeutungsschwangeren Schwafeln machte die Interpretation mancher Leersätze als Lehrsätze möglich. Geschickt lavierte er mit politischen Entscheidungsträgern und spielte die, seinen Vorteil stets im Auge, gegeneinander aus. Er beherrschte die Kunst, sein eigentliches Karriereziel, mit einer erstmalig aufgestellten Ordnung von Geisteskrankheiten berühmt zu werden, hinter seitenweise geschilderten Alltagspflichten, die schwer auf ihm lasteten, zu verbergen. Geradezu bewundernswert in seinen Memoiren jene so scheinheiligen Passagen, in denen er wortreich begründet, warum für vergleichende Studien der Paralyse der Besuch von *Buitenzorg* geeignet sei, zwar fern der Heimat, aber bekannt als beste Irrenanstalt in der holländischen Kolonie Java. Selbstverständlich als bezahlter Urlaub, und ein paar Monate würde es schon dauern, bis man genügend erfahren hatte, um zum Thema Amok Wesentliches schreiben zu können.

Der nach dem Wesen allen Irreseins suchende und da verdienstvolle deutsche Gelehrte Emil Kraepelin war auch ein reaktionärer Deutscher oder deutscher Reaktionär. Sozialdarwinisten seiner bürgerlich-elitären Art waren kein nationales Phänomen, die gab es in England, wo die ersten Gesellschaften für Rassenhygenie entstanden, und in Frankreich und in Italien ebenso. Nur in Deutschland würde es aber möglich sein, daß Ideologien von der Einmaligkeit bestimmter Rassen und der Zweitrangigkeit anderer, in eine mörderische Staatsdoktrin übersetzt und entsprechend exekutiert wurden. Insofern sollte Kraepelin gut nach München passen, wo sich die künftigen Schreibtischtäter des noch nicht so bezeichneten Nationalsozialismus ihr Biotop einrichteten. Im Sumpf blubbert es nur, hier ein bißchen, da ein bißchen, bei Stefan George und in der Thule-Gesellschaft. Die ersten saftigen braungefärbten Blüten werden erst Anfang der zwanziger Jahre auftauchen.

Ein für seine Zeit moderner Nervenarzt wie Bernhard von Gudden ist vergessen und beschäftigt außerhalb eingeweihter Kreise nur noch als geheimnisvolle Leiche im Starnberger See die Phantasie. Bei ihm haben Kraepelin wie Nissl gelernt. Kraepelin beklagt zwar, daß der Arzt des kranken Königs Ludwig nie bereit war, »über den einzelnen Fall hinaus allgemeine klinische Betrachtungen anzustellen«. Vergißt nicht, voller Widerwillen zu erwähnen, daß er bei einer Vorlesung als Assistent des Meisters »auf einem großen Mikrotom den

Hörern zeigen mußte, wie man Durchschnitte durch ein ganzes Menschenhirn anfertigen könne«. Aber lobt Gudden dann für das, was ihm selbst stets fremd bleiben sollte: »Den Grundzug seiner wissenschaftlichen Persönlichkeit bildete das unbeirrbare Streben nach unbedingt sicheren Tatsachen. Der Selbsttäuschung war er ebenso unzugänglich wie der Beeinflussung durch fremde Meinungen; für ihn galt nur der Beweis durch unumstößliche, mit allen erdenklichen Hilfsmitteln immer wieder nachgeprüfte Beobachtungen. Von Theorien und geistreichen Erklärungen hielt er gar nichts. So erschien ihm als der einzige Zugang zu dem Labyrinth der Psychiatrie die in alle Feinheiten des Hirnbaues eindringende anatomische Zergliederung, nicht aber die trügerische von tausend Fehlerquellen durchzogene klinische Beobachtung.«

Es ist genau diese mühsame Art des Forschens, die einen Mann wie Franz Nissl reizt. Die Aufgaben für den Psychiater sind in Heidelberg spannender als die Tätigkeit in der Klinik zu Frankfurt, er muß sich nicht mehr so sehr um die medizinische Betreuung von Geisteskranken kümmern, die keine Erfolgserlebnisse vermittelt. Er hat genügend Zeit, nach Ursachen für Verwirrungen und Seelenwanderungen zu forschen. Dabei kann er, sich steigernd von Fall zu Fall, seine Technik verbessern, und das ist eine zusätzliche Herausforderung. Außerdem weiß Nissl seit der Heirat seines Kollegen Alzheimer, daß die so wunderbare Frankfurter Zeit der gemeinsamen »Sturm- und Drangperiode« Vergangenheit ist: »Wie haben wir uns oft nächtelang um ein einzelnes Präparat herumgezankt, dann kamen lange Wochen, wo jeder einem anderen Problem nachjagte. Gemeinsam genossen wir aber auch zuweilen Entdeckerfreuden. Es war ein gegenseitiges Geben und Nehmen und Anregen, keiner hütete ängstlich seine Gedanken und Pläne.«

Der Weg zum Ziel war beiden entscheidend, nicht der mögliche Ruhm, ihn als erster gefunden zu haben. Einen Weg zum Kern des Problems, zum Zellkern. In dieser Haltung blieben sie über die räumliche Trennung hinweg verbunden. Was sind die eigentlichen Ursachen für den Ausbruch einer Geisteskrankheit? Welche krankhaften Veränderungen passieren wirklich im Gehirn? Wie können wir sie vor dem Tod des Patienten diagnostizieren und nicht erst in der Pathologie? Und vor allem: Wie können wir sie behandeln? Alzheimer und Nissl haben sich in idealer Weise ergänzt. Große Worte sind ihnen fremd, und das wird in Zukunft so bleiben. Alzheimer geht sogar so weit, sich als Schüler Nissls zu bezeichnen, was allerdings dann doch zuviel der Bescheidenheit ist. Sie waren gleichrangige Forscher. Das Verhältnis zu Emil Kraepelin ist zwar freundlich, aber nie freundschaftlich. Sie bleiben sowohl in Heidelberg als auch in München auf Distanz, und das kommt ihm entgegen. Kraepelin vergißt gerade bei den seltenen privaten Begegnungen, bei Ausflügen auf irgendeinem der zahlreichen bayrischen Seen nie, wer der eigentliche Chef ist. Er leitet das Team – Alzheimer, Nissl, Gaupp, Spielmeyer usw. – und organisiert Forschung wie ein Unternehmen mit den bestmöglichen Experten. Hat er so früh begriffen, daß die Zeit der individuellen Wissenschaft des 19. Jahrhunderts zu Ende geht? Ist der deutsche Reaktionär einer der ersten internationalen modernen Gelehrten? Ja, sagt Weber, das ist er. Es gibt eben zwei Seiten von Kraepelin.

Nissl und Alzheimer haben voneinander gelernt, und der eine hat dabei den anderen über die Grenzen des bereits Erforschten getrieben. Weil Alzheimer so schreibfaul war, gibt es keinen Briefwechsel zwischen ihnen. Alzheimer wird in den Jahren nach Nissls Abschied hin und wieder nach Heidelberg reisen, ist ja nicht weit von Frankfurt, und wie früher sitzen sie dann am liebsten im Labor. Am liebsten? Na gut, vielleicht nicht am liebsten, aber welcher Akademiker würde in einem wissenschaftlichen Rückblick die Kneipen erwähnen, in denen er rauchend und trinkend gehockt hat. Nissl macht da keine Ausnahme und berichtet lieber stolz, daß er den vier Jahre jüngeren Alzheimer, der so hervorragend Präparate zeichnen konnte und dies in allen seinen histologischen Arbeiten bewies, von einer neuen Labortechnik überzeugt hat, der gerade erfundenen Mikrophotographie.

Es sind die wissenschaftlichen Leistungen Alzheimers, die in solchen Annäherungen an den Arzt beschrieben werden. Verständlich aus der Sicht der Verfasser, denn er hatte nur Freunde unter Kollegen und keine außerhalb seiner Wissenschaft. Die Frage, was einen Menschen antreibt, dies zu tun und jenes zu lassen, also seine Motivation, stellt sich ihnen nicht. Obwohl gerade Psychiater berufsbedingt auf eine so naheliegende Idee kommen sollten. Alzheimer hat zumindest zeitweise privates Leben jenseits der hehren Forschung, aber darüber schreibt keiner. Das gilt als unseriös.

Deshalb weiß ich nicht, und kann es nicht mehr erfahren, wann und warum Cäcilia Alzheimer beschlossen hat, zum katholischen Glauben überzutreten. Äußere Umstände dürften es nicht gewesen sein, denn in einer liberalen Stadt wie Frankfurt lebten die Konfessionen friedlich nebeneinander, ob nun einer christlichen Glaubens war oder jüdischen Glaubens, das war bei Gott egal. Das gepflegte Miteinander hat Tradition. Die Paulskirche ist ein Symbol für den freien Geist. In dieser Welt der Forschung, der Banken und der reichen Kaufleute wäre offener Antisemitismus geschäftsschädigend gewesen. Anders im angeblich so liberalen südlich heiteren München, wo zwar die Bohème der Schwabinger Künstler die Stadt auf ihre Art leuchten ließ. Wo aber tief verwurzelt in Justiz und Kirche und Medizin die teuflischen Zwillinge Rassimus und Antisemitismus viele Väter hatten und viele Mütter. Noch saßen die nur in den Hinterzimmern, noch hatten sie keine Macht, noch trafen sie sich an Sonntagnachmittagen zum Tee in großbürgerlichen Villen in Bogenhausen oder Solln und verbargen sich hinter der bayrischen Spielart des Laisser-faire, gründeten noch keine obskuren Vereinigungen. Das überließen sie dem geistigen Fußvolk. Erst Jahrzehnte später würden sie in Reih und Glied marschieren lassen, Fahne flatternd voran, und Deutschlands Erwachen fordern. Wo würde mal neben Berlin und Freiburg ein Zentrum der Rassenhygienischen Gesellschaft sein? In München natürlich, dem leichtlebigen musischen München, der künftigen Heimat des Freigeistes Alzheimer, der Hauptstadt der kommenden Bewegung.

Nach dem gescheiterten Räteaufstand 1919 wird München, wie der Historiker Dirk Walter belegt, geradezu ein Tummelplatz der Antisemiten und Rassisten werden. Kampagnen gegen »landfremdes Lumpengesindel aus dem Bezirksamt Jerusalem« und Aufrufe in den Zeitungen, das »ostjüdische und jüdische Ungeziefer mit dem eisernen Besen« auszufegen, bereiten den Boden für die dann tödliche Gewalt: »Seit 1920 konnte kein Jude in München mehr ausschließen, Opfer von rechtsextremer Straßengewalt zu werden.« Feuchtwangers Roman *Erfolg* hätte in Frankfurt nie spielen können, in München dagegen ist er von zeitloser Aktualität.

Cäcilia Alzheimers Mann dürfte kaum derjenige gewesen sein, der sie gedrängt hat, seine Religion anzunehmen. Er stammte zwar aus einer streng katholischen Familie, aber von diesem ganz reinen Glauben war er während seiner fröhlichen Studentenzeit und im Laufe seiner wissenschaftlichen Forschungen abgefallen. Wer durchs Mikroskop schaut, braucht Beweise und keine Bekenntnisse. Gab es vielleicht sanften Druck seiner Geschwister? Immerhin: Ein Pfarrer. Eine Ordensschwester. Die tief gläubige Elisabeth. Auch unwahrscheinlich. Alzheimer war fast dreißig Jahre alt, als er Cäcilia heiratete, und er war es gewohnt, Entscheidungen selbst zu treffen und ebenso die von anderen zu achten. Sein Innerstes, glaubte Kraepelin zu wissen, verschloß er dabei »sorgfältig, auch vor den nächsten Bekannten«.

Daß Alois Alzheimer in seinem Hause Toleranz vorlebte und daß er Toleranz erwartete, ist belegt in einem der wenigen Dokumente im Besitz seiner Enkel. Das Papier stammt aus dem Nachlaß von Elisabeth Alzheimer, ihrer »Tante Maja«, die bis in ihr hohes Alter, sie starb mit 96 Jahren, bei ihnen gewohnt hat. Die bereits schwer erkrankte Cäcilia schreibt im Januar 1901 neben den üblichen Alltagsfloskeln, daß man vorhabe, im Sommer mit den Kindern an die See zu fahren etc., was sie nicht mehr schaffen sollte, an ihre Schwägerin: »Liebe Elisabeth! Dein Bruder hat mich beauftragt, daß ich Deinen Brief an ihn beantworte, er ist momentan sehr beschäftigt. Du fragst an, ob Du in unserem Haushalt aufgenommen werden kannst. Wir haben darüber gesprochen und wir heißen Dich herzlich willkommen. Alzheimer gibt aber dringend zu bedenken, daß Du Deine religiösen Auffassungen für Dich behalten mußt, wie auch wir die unseren, damit der Familienfrieden nicht gestört wird.«

Deutlich als Gegensatz zu Elisabeths streng katholischem Weltbild, ausgesprochen in dem Satz »wie auch wir die unseren«, findet sich da die Bestätigung, daß es im Hause Alzheimer liberal zuging und vor allem der Hausherr Wert darauf legte, in Zukunft möge es so bleiben. Familienfrieden hieß leben und leben lassen. Ein ziemlich modernes Prinzip und für einen deutschen Haushalt in der damaligen Zeit nicht alltäglich. Aber Alois Alzheimer war auch als Wissenschaftler nicht typisch für den herrschenden Geist. Seinen Weg mit Argumenten zu pflastern war ihm – trotz einiger geistiger Ausfälle, auf die ich später noch kommen werde – wichtiger, als von lichten Höhen deutschnationale Thesen ins Tal zu schmettern. Das überließ er anderen. Cäcilia Alzheimer wiederum war von ihren Erfahrungen in New York geprägt, der Hauptstadt des beginnenden 20. Jahrhunderts. Zwei verschiedene Erfahrungswelten in Cäcilia und Alois Alzheimer, doch eine gemeinsame eigene Welt, auf einem gemeinsamen Niveau.

Es muß mit anderen Umständen zu tun gehabt haben, daß sie 1895 konvertierte. Hat sie es für ihre künftigen Kinder getan, damit die es mal leichter haben würden, in der Mehrheit nicht weiter aufzufallen? Oder war es ihr ganz einfach egal, und sie hat sich für die Mutterkirche ihres Mannes entschieden, die naheliegende Lösung gewählt, die am wenigsten störende? Wie bei sogenannten Mischehen üblich, mußte auf jeden Fall vor der Geburt des ersten Kindes beschlossen werden, in welchem Glauben es erzogen und nach welchen Riten es getauft werden sollte. Ein Indiz dafür ist der Termin der kirchlichen Hochzeit am 14. Februar 1895, ein knappes Jahr nach dem Jawort auf dem Standesamt. Die Braut ist hochschwanger, knapp vier Wochen darauf wird Gertrud Alzheimer geboren. Die ist, laut Eintrag im Taufregister, katholisch.

Im Sommer desselben Jahres macht das Ehepaar Alzheimer zusammen mit seiner winzigen Tochter, begleitet von einer Kinderschwester, eine Art späte Hochzeitsreise nach Italien. Die Renaissancetruhe, die Frau Alzheimer in Florenz erwirbt, steht heute bei ihrer Enkelin Ilse Lieblein. Sie glaubt, daß es die einzige gemeinsame Reise ihrer Großeltern war.

Cäcilia Alzheimer ist reich, aber die Familie hätte in Frankfurt auch vom Einkommen ihres Gatten in großzügigem Stil leben können. Der wird Nachfolger von Franz Nissl, was bedeutet: Titel als II. Assistenzarzt in den Städtischen Irrenanstalten und Erhöhung seines Jahresgehalts auf 3000 Mark. Allerdings: Für so viele Dienstboten hätte es nicht gereicht, für ein so großes Haus hätte es nicht gereicht, nicht für die Feste und die Kleider, die täglich gemietete Kutsche und die Pferde. Ein Leben im Luxus, aber auch voller gegenseitiger Zuneigung und Großzügigkeit. An die winterlichen Ausfahrten mit seiner Mutter, die mit einem warmen Muff und in einem dicken Pelz neben ihm saß, erinnerte sich Hans Alzheimer noch so genau, daß seine Töchter den Duft von heißen Maronen zu riechen glaubten, als er ihnen davon erzählte. Zu passenden Gelegenheiten hat Cäcilia in ihre Schatulle gegriffen und großzügig an ihre Schwägerinnen wertvolle Schmuckstücke verschenkt. Viele Jahre nach ihrem Tod, in den 20er Jahren dieses Jahrhunderts, während der Inflation, als das Ersparte nichts mehr wert war, halfen die Preziosen denen mitunter wiederum, ihre Familien durchzubringen. Die Juwelen stammten aus der Zeit in New York, aus dem Geschäftsleben des verstorbenen Ludwig Otto Geisenheimer.

Darunter gelitten, daß diese hohe Frankfurter Schule aus dem Vermögen seiner Frau finanziert wurde, hat Alois Alzheimer nicht. Bei Tisch, für sechzehn, oft für vierundzwanzig Esser gedeckt, wurde nur das Beste gereicht, und er nahm das als selbstverständlich hin. Noch ein Indiz dafür, daß er kein so typisch deutscher Spießer gewesen ist, dem die gültige Rollenverteilung von Mann und Frau wichtiger war als die von wem der beiden auch immer bezahlte, bessere Flasche Wein. In der Rückschau sind das, trotz späterer wissenschaftlicher

Karriere, trotz Aufstieg zum verehrten Professor, trotz aller Anerkennung als Psychiater, wahrscheinlich die schönsten Jahre seines Lebens gewesen. Privates Glück und berufliche Erfolge: 1896 im März wird der Sohn Hans geboren, die Forschungen in der Klinik, die jetzt vier Ärzte beschäftigen darf, zeigen erfolgversprechende Ergebnisse. Zunächst belegbar auf seinem Spezialgebiet, der Frühform progressiver Paralyse, wo Alzheimer in den ersten sieben Frankfurter Jahren bereits 170 Fälle untersucht hat und als Fachmann anerkannt ist. Zu dem schicken die Kollegen diskret ihre Patienten, wenn sie selbst nicht mehr helfen können. Ein weiterer Hinweis darauf, daß er Geisenheimer und seine Tochter in der Städtischen Irrenanstalt behandelt haben könnte.

Aber Alois Alzheimer scheint auch zum erstenmal auf jene Spuren im Gehirn zu stoßen, die ihm mal so eigenartig vorkommen werden. In der *Monatsschrift für Psychiatrie und Neurologie* referiert er seine »Neueren Arbeiten über Dementia senilis und die auf atheromatöser Gefäßerkrankung basierenden Gehirnkrankheiten«. Die Gefäßerkrankung mit der unaussprechlichen Bezeichnung *atheromatös* bezeichnet Veränderungen auf der Innenschicht von Arterien bei der Atherosklerose, der allgemein bekannten Verkalkung der Blutgefäße im Alter. Äußeres Zeichen dieser Veränderungen: Plaques. Diesmal im Hirn.

Plaques? Die ersten Alzheimerschen Plaques? Die Vermutung ist erlaubt, daß er drei Jahre vor der Einlieferung der Auguste Deter auf seiner Station schon Patienten hatte, bei denen ihm die später an Auguste D. so genau beschriebenen Veränderungen auffielen. Alois Alzheimer ist bekannt dafür, daß er zäh und gründlich arbeitet und schnellen Lösungen mißtraut. So schreibt er jetzt, 1898, völlig korrekt, ohne eine bestimmte Hypothese daraus abzuleiten, solche Plaques seien eigentlich die Zeichen für Atherosklerose. Das ist ja nichts Neues. Wundert sich aber, daß er in einem eindeutigen Fall von präseniler Demenz in den Blutbahnen kaum Plaques gefunden habe, wie auf Grund der offensichtlichen Symptome von Verkalkung zu erwarten gewesen wäre, statt dessen aber eindeutige und seltsame Veränderungen nicht nur in den Blutbahnen, sondern in den Neuronen. Es könnte sein, er schreibt: könnte, und dabei beläßt er es, daß gewisse Schwächen des zentralen Nervensystems auf diesen Veränderungen beruhen. Alzheimers Beobachtungen könnten sich durchaus auf Patienten bezogen haben, die an der mal nach ihm benannten Krankheit litten. Vermutet Dr. Matthias M. Weber, und damit wären sie die ersten Fälle, die er unter dem Mikroskop entdeckt hat. Viele Jahre vor dem berühmten Fall der Auguste D.

Alzheimer ist aber noch nicht so weit wie dann 1906 bei seinen in Tübingen vorgetragenen Forschungsergebnissen. Er hat noch kein einheitliches Konzept, deshalb nur diese einzige Bemerkung in seinem Aufsatz. Er hat in Frankfurt nicht das richtige wissenschaftliche Umfeld wie später in München. Er hat die Bedeutung dieser Plaques noch nicht in ein ihm vertrautes Koordinatensystem einordnen können. Er hat noch nicht genügend Fälle parat, um auf der Basis mehrerer Hirnrinden-Untersuchungen seine Theorie statistisch relevant zu überprüfen. Er hat mit den fortgeschrittenen Methoden der Neuropathologie etwas gefunden, aber er weiß nichts Richtiges damit anzufangen. Eine bislang unbekannte Krankheit, nach der er greift, die er aber noch nicht begreifen kann. Er hat Neuland betreten und dabei wägt er, vorsichtig wie es sich für einen Wissenschaftler seiner Klasse gehört, jeden Schritt, um nicht vom Weg abzukommen und zu versinken. Immerhin hat er angedeutet, daß da etwas sein könnte, wovon er und seine Kollegen noch nichts wissen. In der modernen Sprache von Dr. Manuel Graeber, der hundert Jahre später die Präparate von Alois Alzheimer im Keller seines Labors in München finden wird: *the absence of evidence is not the evidence of absence*, eine Ermangelung von Beweisen ist, frei übersetzt, noch kein Beweis dafür, daß es nichts gibt.

Kurz nach der Veröffentlichung von 1898 wird auf Empfehlung seines Chefs Emil Sioli das Gehalt von Alois Alzheimer auf 3500 Mark pro Jahr erhöht. Entsprechende Dokumente sind in der Personalakte Alois Alzheimer in Frankfurt abgelegt. Der Hohe Senat möchte den über die Grenzen der Stadt hinaus bekannten Mann, der durch seine Vorträge den fortschrittlichen Ruf der Anstalt auf Kongressen mehrt, in Frankfurt halten. Als Zugabe bekommt er eine große Dienstwohnung mit Terrasse direkt neben der Klinik. Er braucht das zwar alles nicht, aber er hat es verdient, wie die Lobeshymne eines Kollegen beweist: »Alzheimer ... hat eine erstaunliche Arbeitskraft entfaltet. Unermüdlich war er auf den Krankenabteilungen tätig, indem er noch außerhalb der Visitenzeit den ihn interessierenden Fällen nachging, sie stundenlang untersuchte und in ihrem Gebaren beobachtete. Neben seinen sorgfältigen Krankengeschichten erledigte er Stöße von Akten, unterzog sich den zeitraubenden Aufgaben eines vielbeschäftigten Gerichtsgutachters und behandelte persönlich zahlreiche Privatpatienten, ohne doch darum seine geliebten histologischen Studien zu vernachlässigen.«

Der Gerichtsgutachter Alois Alzheimer neigt ebensowenig wie der Neurologe Alois Alzheimer zu bequemen und deshalb weitverbreiteten Kurzschlüssen. Sein Durchblick ist erstaunlich. Er spricht zum Beispiel von so etwas Revolutionärem wie eingeschränkter Schuldfähigkeit, als er einen Angeklagten beurteilen muß. Was andere Psychiater verurteilen als »unverbesserlicher Gauner« und »erblich belasteter Irrenanstaltscandidat«, ist für ihn nur ein Vorurteil. Bevor er urteilt, will er Beweise sehen. Selbst sehen. Ein Theologiestudent, wegen Unterschlagung, Bettelei und Betrug verhaftet, sei kein Fall für den Knast, schreibt er, sondern auf Grund einer krankhaften Psychose, einer erblichen degenerativen Seelenstörung, ein Fall für die Psychiatrie. Auf seiner Station hat er den jungen Mann sechs Wochen lang beobachtet und kann deshalb begründen, warum es absoluter Schwachsinn ist, von erkennbar gleichen Degenerationszeichen zu schwafeln, die nur und allein für Verbrecher eigentümlich sind. Es gibt nämlich keine allgemein gültige Diagnose, auch scheinbar gleiche Wirkungen können individuell verschiedene Ursachen haben. Deshalb versieht er später seine Analyse mit dem ironischen Titel »Ein ›geborener Verbrecher‹«.

Der italienische Kriminologe Cesare Lombroso hatte sogar behauptet, die geborenen Verbrecher könne man an äußeren Merkmalen erkennen. Alzheimers späterer Chef Emil Kraepelin glaubte ebenfalls an geborene Verbrecher, die nicht zu ändern waren, hielt aber ausschließlich psychische Gründe für maßgeblich. Ein bayrischer Arzt namens Theodor Viernstein entwickelte aus den verschiedenen und höchst fragwürdigen Elementen der Psychiatrie, der Genetik, der Soziologie und vor allem der Rassenhygiene sogenannte kriminalbiologische Methoden, nach denen er in den Strafanstalten des Landes Untersuchungen durchführte und die Häftlinge den Ergebnissen entsprechend einteilte. Dagegen hatte Alzheimer zur selben Zeit in Frankfurt ein wissenschaftlich und nicht ideologisch fundiertes Instrumentarium für seine Forschungen entwickelt.

Wenn ihr Vater Hans von seiner Kindheit erzählte, erinnert sich Ilse Lieblein, spielte aus seinem Blickwinkel natürlich etwas ganz anderes eine Rolle als die hehre Wissenschaft, eine Kanone zum Beispiel. Die stand auf der Terrasse der elterlichen Wohnung, und so etwas Aufregendes vergißt ein kleiner Junge nie. In der Silvesternacht des Jahres 1899 ist aus dieser glänzenden kleinen Messingkanone per Böllerschuß das neue Jahrhundert begrüßt worden. Alle Erwachsenen hätten Masken aufgehabt, sich kurz vor Mitternacht still auf den Boden gesetzt, und beim ersten Knall, so berichtete er, seien sie dann aufgesprungen und hätten sich umarmt.

Knapp neun Monate danach, im August 1900, kommt das dritte Kind auf die Welt, Alzheimers Tochter Maria. Ihre Mutter Cäcilia, die geliebte, wahrscheinlich einzig geliebte Frau Alzheimers, hat nur noch sechs Monate zu leben. Es scheint ihre Krankheit Ende des Jahres, im November, mit einer einfachen Erkältung begonnen zu haben, nein, das Kindbettfieber war es nicht, und aus dieser spätherbstlichen Erkältung ist im Winter eine Grippe und dann eine Angina geworden. Noch kein Grund für Besorgnis, denn selbstverständlich kennt Alois Alzheimer unter seinen Kollegen die besten Ärzte, und die ruft er jetzt ans Krankenbett seiner Frau. Vergebens, die Behandlung schlägt nicht an. Antibiotika gibt es noch nicht. Cäcilia Alzheimer wird schwächer. War es für sie doch zuviel, im hohen Alter, mit vierzig Jahren, noch einmal ein Kind auf die Welt zu bringen? Selbst in heutigen Zeiten wäre das ein Risiko, und damals wohl erst recht. Ihr Mann ist dankbar, daß seine Schwester bereits eingetroffen ist in Frankfurt und sich um den Haushalt und um die Kinder und um seine schwerkranke Frau kümmern kann. Er erlaubt sich trotz seiner Sorgen selbst jetzt keine Aus-Zeit, seine Patienten in der Klinik brauchen ihn genauso nötig wie seine Frau.

Die Enkel erzählen, daß Cäcilia Alzheimer auf dem Sterbebett ihrer Schwägerin das Versprechen abgenommen hat, sich um ihre Kinder zu kümmern. Sie hat wohl gewußt, daß ihr Alois bei aller Liebe das allein nicht schaffen würde. Davon habe »Tante Maja« gesprochen, viel mehr hat sie nicht erzählt, und das ist deshalb eine der wenigen authentischen Geschichten aus jener Zeit, die allen entronnen ist. Weder Maria noch Gertrud noch Hans haben darüber etwas Schriftliches hinterlassen, keine Briefe und erst recht kein Tagebuch. Ob ihr Mann in ihrer letzten Stunde an ihrer Seite war, denn sie starb zu Hause, ob er vielleicht verzweifelt Versuche unternommen hat, sie zu retten, ob er als Mediziner im Gegenteil gewußt hat, daß sie keine Chance mehr haben würde – alles unbekannt.

Cäcilia Alzheimer stirbt am 22. Februar 1901 im Alter von nicht mal 41 Jahren, sie wird sechs Tage später auf dem Städtischen Friedhof beerdigt. Von ihrem Zweig der Familie, den Wallersteins, scheint niemand bei der Beerdigung dabeigewesen zu sein, auch da bleiben die Gründe im dunkeln. Unwahrscheinlich, daß es keine Verwandten mehr gegeben hat in Frankfurt. Eher wahrscheinlich, daß die nicht gekommen sind, weil ihre Cäcilia, jetzt eingemeißelt auf dem Grabstein für immer als Cecile, nicht mehr zu ihnen gehört hat, eine »Schickse« geworden war seit ihrem Übertritt zum katholischen Glauben. Hat Alois Alzheimer dafür gesorgt, daß sie wenigstens in der Nähe ihrer Eltern beerdigt wurde?

Wieder bin ich so klug wie am Anfang, als ich zum erstenmal auf dem Friedhof war und es geregnet hat. Damals hat es keinen gegeben, den ich nach dem Weg hätte fragen können, und heute erst recht nicht. Wieder flüchte ich mich in das, was geschrieben steht. Diesmal nicht auf einem Grabstein.

Im November des Jahres, in dem seine Frau gestorben ist, wird Auguste Deter in die Städtischen Irrenanstalten eingeliefert. Alois Alzheimer hat sich nicht nur auf seiner Station und im Labor in die Arbeit gestürzt, und zwar bis zur körperlichen Erschöpfung, wie ein Antrag auf vier Wochen Erholungsurlaub beweisen wird, um sich aus der tiefen Trauer zu retten. Zu Hause ist er nicht anders gewesen. Es muß nach dem Tod der Mutter Schwierigkeiten mit dem kleinen Sohn gegeben haben, denn der darf im Arbeitszimmer des Vaters schlafen, weil er so oft nachts weinend aufwacht. Seinen Töchtern hat Hans Alzheimer erzählt, daß eines der Bilder aus der Kindheit, die er von ihrem Großvater im Kopf habe, eine Szene sei, wie Alois Alzheimer im Schein der Lampe am Schreibtisch gesessen und gearbeitet habe. Gesagt habe er nicht viel, nur beruhigend auf ihn eingewirkt, bis er wieder eingeschlafen war.

Elisabeth Alzheimer, acht Jahre jünger als Alois Alzheimer, damals 29 Jahre alt, ordnet den verwaisten Haushalt nach ihren Vorstellungen. Es ist zunächst einmal vorbei mit den großen Einladungen zu abendlichen Diners, aber das ist im Trauerjahr nach Cäcilias Tod wohl auch im Sinne ihres Bruders. Sie verzichtet auf Dienstboten, und in einer Kutsche und mit Pferden in die Stadt zum Einkauf fahrend kann man sie sich auch nicht vorstellen. Es geht strenger zu, und sicher wird sie nicht versäumt haben, ihren katholischen Glauben den drei Kindern näherzubringen. Daraus sollte nicht geschlossen werden, daß die gelernte Handarbeitslehrerin, die nie heiraten wird, eine engstirnig bigotte Frau gewesen ist. Für solche Urteile gibt es keine Belege. Sie war keine vertrocknete Betschwester, die bis ins hohe Alter Gott gepriesen hat und ansonsten strickend am warmen Ofen saß.

Vielmehr hat sie sich, wie Rupert Finsterwalder erzählt,

eine ganz eigene Neugier aufs Leben bewahrt, ist zum Beispiel als eine der ersten Passagiere überhaupt später mit dem Zeppelin geflogen, hat viele Reisen gemacht und keineswegs nur mit dem Rosenkranzkreis ihrer Gemeinde. Alle Enkel sprechen liebevoll über sie, bestätigen aber gleichzeitig, daß sie selbst wenig gesprochen hat über ihren berühmten Bruder und eigentlich nie über ihre Schwägerin, die arme reiche Cäcilia. Die katholisch gewordene Jüdin. Steckte tief in Elisabeth Alzheimer vielleicht doch die Lehre der heiligen Mutter Kirche, nach der den gläubigen Schäflein bei passender Gelegenheit – am liebsten vor Ostern am Karfreitag – erzählt worden ist, die Juden seien ein verdammtes Volk, weil sie *unseren* Herrn Jesus ans Kreuz genagelt hätten?

Die letzten Wochen des Jahres 1901 verbringt Alois Alzheimer mehr an Auguste Deters Bett und mehr im Labor der Klinik als in seiner Wohnung. Hat er geahnt, daß sie der eigentliche Präzedenzfall sein würde für die Beobachtungen von eigenartiger Demenz, die ihm schon drei Jahre zuvor aufgefallen war? Zumindest muß er so etwas vermutet haben, denn sonst hätte er nicht sofort nach ihrem Tod viereinhalb Jahre später seinen – dann ehemaligen – Chef Sioli um das Gehirn der Verstorbenen gebeten, um es in seinem Labor in München zu untersuchen. Trotzdem hat ihn wohl damals schon der Gedanke beschäftigt, Frankfurt zu verlassen.

Ob dies nur daran lag, daß ihm die Stadt nach dem Tod seiner Frau keine Heimat mehr war, weil alles dort ihn an sie und die Zeit mit ihr erinnerte? Oder wollte er eine neue Herausforderung? Hatte er gar das Gefühl, aus seinem wissenschaftlichen Leben noch etwas machen zu müssen? Kollegen in seinem Alter waren längst etabliert auf Lehrstühlen oder in leitenden Positionen irgendwelcher wichtiger Kliniken. Er war Oberarzt, wenn auch einer mit hohem Ansehen. Jedenfalls hört er, daß die Leitung einer hessischen Irrenanstalt frei geworden ist, und er bewirbt sich als Direktor. Daß sie einen anderen Bewerber ihm vorzogen, muß ihn getroffen, tief verletzt haben, denn in späteren Lebensläufen erwähnt er seinen Versuch gar nicht mehr. Als ob es ihm peinlich gewesen ist.

Die eigentlichen Gründe für die Ablehnung hat er wahrscheinlich nie erfahren. Der alte Freund Franz Nissl scheint es geschickt verhindert zu haben. Wohl in Absprache mit Emil Kraepelin, denn Nissl wie Kraepelin wollten den so begnadeten Hirnpathologen Alzheimer in ihre Nähe, an ihre Universität holen. Hat Franz Nissl ihm davon abgeraten, in einer Anstalt als Kliniker zu versauern, wo er keine Zeit mehr haben würde, sich um die Ursachen zu bemühen, sondern nur noch bis zur Erschöpfung die Wirkungen behandeln mußte? Es gibt Indizien für ein Spiel im Hintergrund, das einem Mann wie Alzheimer fremd war, weil es seinem Wesen nicht entsprach. Kraepelin, der geschickte Strippenzieher, wollte in seiner Nähe die Besten haben: »Ich ließ ihn durch einen gemeinsamen Freund damals dringend auffordern, auf keinen Fall einen solchen Schritt zu tun, sondern in die akademische Laufbahn einzutreten.« Was in den Kulissen des akademischen Betriebs gemauschelt wird, bei Berufungen und bei als Bewerbung getarnten Berufungen, versteht Alzheimer nie. Er wird sich später achselzuckend bescheiden, als bei einem freien Lehrstuhl in Tübingen ein anderer genommen wird, ohne nachzufragen, woran es denn lag. Ob es manche Briefe, streng vertraulich natürlich, gegeben hat, in denen scheinheilig der Pathologe Alzheimer gepriesen und gleichzeitig angedeutet wurde, daß nie ein guter Kliniker aus ihm werden würde?

Wie hoch da oder dort die Bezahlung war, spielte für Alzheimer keine Rolle mehr. Cäcilia hatte ihr beträchtliches Vermögen ihm hinterlassen, und er hätte sich davon sogar ein eigenes Labor aufbauen können. Wieviel es genau war, läßt sich nicht mehr feststellen. Aber es dürften drei, vielleicht vier Millionen Mark gewesen sein, denn er hat an seine drei Kinder immer noch über 2,5 Millionen Mark vererben können – trotz aller Ausgaben in den Jahren zwischen Cäcilias Tod und dem seinen. Ausgaben, die nicht gering waren, denn die ersten Jahre in München wird er nicht nur ganz ohne Gehalt arbeiten, weil es keine Planstelle für ihn gibt. Im Rückblick eine groteske Vorstellung: Für einen Alois Alzheimer keine

Planstelle. Er wird auch seine Hilfskräfte im Labor aus eigener Tasche bezahlen.

Im März 1903 geht er von der Frankfurter Irrenanstalt, wo er mehr als vierzehn Jahre lang gearbeitet hat, als wissenschaftlicher Assistent an die Universität Heidelberg. Ein Abstieg? Ein Abstieg. Aber erstens ist ihm Karriere im landläufigen Sinne stets gleichgültig gewesen und zweitens kann er sich das leisten.

Fünfundneunzig Jahre später folge ich ihm. Direkt von seinem Grab auf die Autobahn. Um noch Spuren zu entdecken, die Alois Alzheimer hinterlassen hat? Briefe im Archiv? Erwähnungen in alten Vorlesungsverzeichnissen? Ob er allein an den Neckar gezogen ist und die Familie in Frankfurt blieb? Ein sinnloser Versuch, wie ich erleben werde. Ich reise zwar in die Universitätsstadt auf den Spuren der Krankheit, die den Namen Alzheimers trägt. Ich fahre dabei aber direkt, wie gebeamt, aus der Vergangenheit in die Zukunft. Die ist ganz konkret und heißt Konrad Beyreuther.

Der Heidelberger Professor ist nicht irgendein Wissenschaftler und nicht irgendein Molekularbiologe. Er ist derjenige, der herausbekommen hat, daß die unauflöslichen Amyloid-Plaques im Gehirn aus etwa 40 Aminosäuren bestehen, was für die Ursachenforschung wichtig ist, und daß sie von einem ganz bestimmten Vorläufermolekül abstammen, was theoretisch zu einer möglichen Therapie gegen die Krankheit führen könnte. Das ist so kompliziert, daß ich es der Reihe nach aufschlüsseln muß. Und wie fange ich am besten an? Ist vielleicht dieser Einstieg ein guter Anfang: Eines Nachts Mitte der achtziger Jahre saß der noch junge Konrad Beyreuther …

Nein, sagt der, so war es nicht. Es war nicht nachts, sondern abends. Ich saß nicht in meinem damaligen Kölner Labor, sondern beim Abendessen in der New Battle Abbey in Schottland, ich blickte nicht durchs Mikroskop, sondern hinaus auf den Hirschpark des Klosters, und ich freute mich nach einem langen Tag mit vielen schwierigen Referaten auf ein gutes Abendessen …

In Schottland? unterbreche ich ihn ungläubig, gutes Abendessen in Schottland? In Schottland, nickt er, das gibt es.

Weiter? Weiter. Ich wollte in Ruhe ein Glas Wein trinken und überhaupt nichts mehr von dem hören, was uns da zusammengebracht hatte – ein Symposium über die Scrapie-Erkrankungen. Wollte nicht diskutieren über Prionen und über Gehirnerweichungen, also über den blanken Wahnsinn. Wenn da nicht dieser Tischnachbar gewesen wäre, ein Australier namens Colin Masters. Der fing immer wieder davon an, von Prionen und dem ganzen Zeug. Und nervte, ist schön und gut mit diesen Creutzfeldt-Jakob-Forschungen in Sachen Scrapie, aber das betrifft doch nur einen Erkrankten unter einer Million. In Richtung Alzheimer müßten Sie forschen, hat er zu mir gesagt. Das wird mal eine Volkskrankheit. Die kann leider jeder kriegen. Sein Kollege George Glenner hat zuvor Ablagerungen in den Blutgefäßwänden von solchen Patienten isoliert und versucht, in ihren Kern vorzudringen. Er wiederum, Colin Masters, habe sich auf die in der Pathologie entdeckten Amyloide in der Hirnrinde spezialisiert. Aber woher kommen die? Wie entstehen die?

Es spricht für das sympathische Selbstbewußtsein von Konrad Beyreuther, daß er nicht vergißt zu erwähnen, damals im Jahr 1984, an diesem seltsamen Abend in Schottland, habe er überhaupt zum erstenmal das Wort Alzheimer gehört. Colin Masters beließ es nicht bei Worten. Er schickte, kaum zurück an seiner Universität in Perth, dem anfangs so widerborstigen Tischnachbarn Eiweißablagerungen aus den von ihm untersuchten Hirnen verstorbener Alzheimer-Patienten. Mit der Bitte um Prüfung, was genau im Kern dieser Plaques stecke. Ein halbes Jahr später konnte Beyreuther, der durch viele Scrapie-Testverfahren an seinem Kölner Institut für Genetik genau wußte, was er rein technisch zu tun hatte, den Beweis dafür vorlegen, daß diese Amyloid-Plaques aus einer Kette von neununddreißig bis zweiundvierzig Aminosäuren bestehen. Die Tischnachbarn von Schottland werden seitdem als Väter der molekularen Alzheimer-Forschung bezeichnet, und das ist ihnen sicher manches Glas Wein wert gewesen.

Über Plaques dieser Art, die Alzheimer im Prinzip entdeckt, aber noch nicht beschrieben hatte, als er auf der Flucht vor seinem ganz privaten Kummer, seiner ganz persönlichen Tragödie, nach Heidelberg kam, wissen sie dort am Zentrum für Molekulare Biologie inzwischen natürlich mehr. Dank Gentechnik und modernster Computer. Plaques bestehen aus Ablagerungen von Eiweißbruchstücken, Beta A 4 genannt, noch kürzer βA4, die sich außerhalb der Nervenzellen sammeln, das habe ich mir schon zu Beginn meiner Reise aufgeschrieben.

Ich lerne dazu: Das βA4-Protein ist geboren aus einem Vorläufer-Molekül, dieser Vorläufer befindet sich innerhalb der Zellmembran. Normalerweise wird das Protein durch eiweißspaltende Enzyme abgebaut, die Proteinasen, Plaques können gar nicht erst entstehen. Bei erhöhter Produktion dieses Vorläufer-Moleküls, durch Spaltung an der genau falschen Stelle, gibt es mehr βA4-Proteine, was logisch ist, und dadurch mehr Bruchstücke, immer noch logisch, und jetzt entstehen Plaques, weil es dem körpereigenen Entsorgungssystem nicht mehr gelingt, die Bruchstücke aus dem Gehirn abzutransportieren. Proteinasen werden in ihrer Arbeit gehemmt, und alle, die so was Übles tun, heißen Proteasenhemmer. Denen das Handwerk zu legen, ist eines der gemeinsamen Ziele aller Forscher in Sachen Alzheimer. Noch wichtiger wäre es, und für die Wissenschaftler in den großen Pharma-Firmen ist das die eigentliche Herausforderung an ihren ja noch wachen Geist: die Proteasenhemmer schon vor dem ersten Einsatz zu vernichten.

Noch kann ich folgen.

Das Vorläufer-Molekül wird nach seiner englischen Bezeichnung APP abgekürzt (Amyloid Precursor Protein) und treibt sich im gesamten Körper herum, ohne die normalen Abläufe groß zu stören. Im Hirn allerdings scheint es zu nerven. Weil es in Neuronen millionenfach vorkommt und deshalb millionenfach die Gefahr besteht, daß es genau dort gefährlich wird. Das Gen für APP ist lokalisiert auf dem Chromosom 21, und Fehler auf diesem Chromosom – dreifache statt der üblichen von Vater und Mutter stammenden zweifachen Ausfertigung einer Erbsubstanz – sind verantwortlich für das Down-Syndrom. Das Down-Syndrom – Trisomie 21 – ist klinisch vergleichbar mit Alzheimer-Symptomen. Die pathologische Proteinumwandlung setzt bei Menschen mit dieser Erkrankung schon viel früher ein, wenn sie noch jung sind, so um die zwanzig. Deshalb bekommen alle, die über das dreißigste Lebensjahr hinaus diese Krankheit überleben, automatisch Alzheimer.

Defekte im APP-Gen und ein ApoE zuviel sind verantwortlich für frühe Formen der Alzheimer-Krankheit. Auf Chromosom 19 wiederum ist ein Risikogen entdeckt worden, das im hohen Alter mutiert und dann zehn Jahre früher als normal zum scheinbar plötzlichen Ausbruch der Krankheit führt. Geforscht wird außerdem bei »Alzheimer-Familien«, die nichts mit Alois Alzheimer zu tun haben, sondern Fälle von vererbter Alzheimer-Krankheit aus verschiedenen Ländern bezeichnen, wo auf Grund penibel erforschter Stammbäume Chromosom 12 für das veränderte Gen zwar bekannt, aber dies noch nicht zerlegt worden ist. Es ist nicht sicher, daß in solchen Fällen der gemeine Alzheimer automatisch ausbricht, zumindest aber wächst das Risiko innerhalb der Familie, im Alter daran zu erkranken.

Es könnte eines Tages ethisch zwingend sein, einer Schwangeren, deren Mutter an Alzheimer erkrankt war oder deren Vater, oder gar beide, zu einem Abbruch zu raten, um das Krankheitsgen nicht unwissentlich in die nächste Generation weiterzureichen. So wie verantwortungsbewußte Ärzte es jungen Frauen geraten haben, nachdem genetisch das Down-Syndrom enträtselt war. Offenbar mit Erfolg, denn das, was man früher Mongolismus nannte, ist seltener geworden. Die oben genannten Risikofaktoren zusammen aber sind nur für einen geringen Teil aller Fälle von Alzheimer verantwortlich. Im Grunde hat die Suche gerade erst begonnen. Kein Wunder, es gibt Tausende von spezifischen Genen allein fürs Gehirn. Zwischen vierzigtausend und zweihunderttausend im ganzen menschlichen Körper, und nachdem der Genetiker Craig Venter im April 2000 verkündet hatte, daß ihm in Sachen Human Genom Project der Durchbruch gelungen sei, brach so etwas aus wie Goldfieber unter den Experten und ihren Partnern in der Pharmaindustrie. Am 26. Juni 2000 wurde dann offiziell auch von HGP, dem Human Genom Project bekanntgegeben, gleichzeitig in verschiedenen Hauptstädten der Welt, daß es gelungen sei, das menschliche Erbgut zu entschlüsseln. Nun soll die Spreu vom Weizen getrennt und pro Tag 100 000 Substanzen sequenziert werden, um die Gene zu finden, deren Kenntnis bei der Behandlung von Krankheiten hilft – also auf dieser Basis Medikamente zu entwickeln zum Beispiel gegen Alzheimer. Dies kann viele Jahre dauern, Milliarden kosten, aber viele Milliarden dem bringen, der es als erster schafft. Biotechnologie wird die Gesellschaft so verändern wie das Internet.

Den genauen Ablauf für diesen Teil meiner Reise, der Reise ins Gehirn, der Suche danach, was die Forschung nach den Genen bedeutet und was sie sich in Sachen Alzheimer davon erhofft für das 21. Jahrhundert, werde ich mit Hilfe dieser internationalen Spezialisten in aller Ruhe im siebten Kapitel erklären und hier in Heidelberg meine Spurensuche nur für einen kurzen Aufenthalt in den Labors der Zukunft unterbrechen.

Wie Molekularbiologen bei einem nur einen Millimeter langen Rundwurm im Dezember 1998 dessen gesamtes Genom zerlegt haben, verteilt auf sechs Chromosomen, erfahre ich nämlich bei einem blitzschnellen Internet-Abstecher zu *Science*. Im Netz ist 24 Stunden geöffnet, und für die Abfahrt genügt ein doppelter Klick. Zum erstenmal ist eine totale Entschlüsselung an einem Lebewesen gelungen, ernährt in Petrischalen im Labor, dessen Eigenschaften mit denen von Menschen vergleichbar sind. Der Mini-Wurm wird zwar nur drei Wochen alt, entwickelt sich in der Zeit aber vom Embryo bis zum Greis, ernährt sich, hat Ge-schlechtsverkehr, reproduziert sich und stirbt. Er ist durchsichtig, was die Arbeit an ihm erleichtert. Ich kann mir zwar nicht vorstellen, wie ein Wurm, der nur einen Millimeter lang ist, Sex hat und vor allem: mit wem?, aber daß Neurobiologen nach einem solchen Experiment Heureka schreien, das kann ich mir vorstellen. Es muß ein gewaltiges Geschrei gewesen sein, denn die genetische Entschlüsselung des kleinen Wurms hat rund um die Uhr und stetig 200 Wissenschaftler beschäftigt.

Zurück in die Realität von Heidelberg. Ins einzige ruhige Zimmer inmitten einer Großraum-Vielfalt von Computern und Reagenzgläsern und den typischen Geräuschen von Apparaten, die irgendwelche gedruckten Erkenntnisse ausspucken. Ins Büro von Konrad Beyreuther. Ohne Amyloid-Ablagerungen keine Alzheimer-Krankheit, das weiß ich. Aber warum wachsen die amyloiden Grabsteine? Wissenschaftlich ausgedrückt, also von Beyreuther erklärt: Lösliche Eiweißsubstanzen bestehen aus 40 Aminosäuren, und die schaffen es durch jede Blutbahn, kommen raus aus dem Gehirn, überwinden die Blut-Hirn-Schranke. Unauflösliche Eiweißsubstanzen bestehen aus 42 Aminosäuren. Sie schaffen es nicht, über die zahlreichen Blutgefäße im Hirn und in den weichen Hirnhäuten rauszukommen, und es beginnt die Verklumpung. Das kann lange dauern, wie gesagt dreißig Jahre, aber dann nach der Überschreitung eines gewissen Schwellenwertes, ist es soweit: Diagnose Alzheimer.

Woher wissen Sie das?

Da vermag der Professor eine gewisse Befriedigung über den damaligen Denkansatz nicht zu verhehlen. Während die lieben Kollegen sich mit den Gehirnen von Kranken beschäftigten und die Hirnrinde Verstorbener zerschnitten, haben er und Professor Benno Müller-Hill die Gehirne von gesunden Menschen untersucht. Solche Materialien besorgt man sich in diesen Kreisen in einer Gehirnbibliothek – tiefgefrorene Zellen von einem abgetriebenen Fötus – und betreibt Quellenstudium. Die Abkürzung für die Gen-Bank der Erbsubstanzen: cDNA-Bank. Das Gen, nach dem sie forschten, so die Annahme, mußten einfach alle Menschen haben und nicht nur Kranke. Anders ausgedrückt, und da scheint mir wieder der Wissenschaftler zu sprechen, der Gott für das Maß aller Dinge hält und nicht an einen evolutionären Urknall glaubt: wenn der Herrgott eine Krankheit so häufig macht wie die Alzheimer-Krankheit, dann muß eine Biologie dahinter verborgen sein. Eine Herausforderung für einen Molekularbiologen. Ganz nebenbei fand die Zunft der Genforscher einen unverfänglichen Begriff für die mit so vielen Ängsten beladene Gentechnik. Um nicht immer allein schon durch das Wort Gen zu verschrecken, könnte man doch die geheimnisvollen Erbfaktoren auch freundlich Hermits nennen, das klingt dann eher wie Kermit aus der Sesamstraße und ist in der Kurzform die Bezeichnung für *heritable units*, vererbbare Einheiten. Ein hervorragender Einfall.

Beyreuther und Müller-Hill haben bei ihren Untersuchungen alles weggereinigt, was im Gehirn so anfällt – Fett und Eiweiße etc. Amyloid blieb übrig, weil es auch gegen die üblichen Fettlöser resistent war, eben unauflöslich. Nur Ameisensäure vermag es zu lösen, aber wer will schon Ameisensäure im Gehirn haben? Lieber Schmetterlinge im Bauch. Ich streiche den Gedanken als unpassend. Die Folgen der damaligen Arbeit mit Ameisensäure sind für Beyreuther heute noch unangenehme Erinnerungen. Die Haut löste sich, vor allem an den Fingerkuppen. Denn die Forschung lebt nicht nur vom Kopf allein. Man muß auch mal zugreifen.

Es zeigten sich unter dem Mikroskop wunderschöne Kristalle, schwärmt mir gegenüber der Professor. Diamanten ähnliche Strukturen. Mit Kongorot angefärbt, einem Textilfarbstoff, einfach herrlich anzusehen. Diese kunstvollen gezackten Formen der Eiweißmoleküle.

Gezackte Formen? Kunstvoll?

Der Fachausdruck, formuliert er sofort kühl wie aus dem Lehrbuch, ist natürlich ein anderer. Sie heißen Beta-Faltblätter. Eine mögliche Therapie könnte sein, mal so dahin gesprochen, diese wunderschönen Kristalline zu zerstören.

Wären dafür eine Art von Eisbrechern im Gehirn nötig, frage ich wissenschaftlich unkorrekt, aber in der Hoffnung, die Richtung an sich begriffen zu haben?

So ähnlich. Wir nennen das Beta-Faltblatt-Brecher.

Wie ich einige Abende später auf einer virtuellen Reise online aus *Nature Medicine* erfahre, hat ein Neurologe der New York University School of Medicine, Claudio Soto, mit einem maßgeschneiderten synthetischen kurzen Protein Versuche an

Ratten gemacht und dabei festgestellt, daß sich im Gehirn der Tiere keine Amyloid-Plaques bilden, wenn er diese Substanz eingibt. Das heißt nicht viel, denn an Menschen hat er es noch nicht getestet, und bevor man mehr weiß über die Beta-Faltblatt-Brecher werden viele Jahre vergehen. Was brechen die denn genau? Sie entfalten bereits verklumpte Proteine, bringen sie zurück in ihre ursprüngliche, in ihre unverfängliche Form. Klingt plötzlich so gesehen doch ganz spannend.

Eigentlich stellten die Forscher damals Ende 1987 fest, wenn auch in anderen Worten erklärt, was schon Alzheimer gewußt hat: Die bekannten Neurofibrillenbündel aus dem Tau-Protein sind am Gehirnschwund und den Folgen beteiligt, die kann es aber ebenso bei anderen Krankheiten geben – und entscheidend für die Krankheit ist allein die Anzahl der Plaques. Was in den Nervenzellen passiert, ist das eigentlich Kritische, nicht was um sie herum draußen in den Bahnen und an den Synapsen abläuft. Selbst das hat Alzheimer bereits notiert. Er hat an Hand des zerschnittenen Gehirns von Auguste D. genau richtig diagnostiziert.

Die Feinheiten der Technik für solche Diagnosen hat er ein paar Kilometer Luftlinie von Beyreuthers heutigem Labor entfernt mit Freund Nissl geübt. Sie blieben von Kraepelin ziemlich ungestört, denn der war meist unterwegs. Nach anfänglichen großen Heidelberger Auftritten vor allem mit forensischen Vorlesungen, erforschte er nun am liebsten reisend die Welt. Er ist bereits ein international berühmter Wissenschaftler. Die anderen hockten zu Hause und betrachteten Überreste des Lebens unter dem Mikroskop. Als Alzheimer eintraf, wollte Kraepelin grundsätzlich schon wieder weg aus Heidelberg, hin nach München, wo mehr Ruhm zu erringen war, denn hier am Neckar war ihm die Arbeit mit den vielen Kranken, alles schwere Fälle, zwangseingewiesen von Staats wegen, inzwischen viel zu mühsam. Er wollte forschen und lehren und sich nicht herumschlagen müssen mit den normalen Fällen von Irresein, die ihn hinderten an dem, was sein Ziel war: »Die Zustände an meiner Klinik waren inzwischen immer unerquicklicher geworden. Zwar hatte sich das wissenschaftliche Leben unter dem Einfluß meiner treuen Mitarbeiter in erfreulichster Weise gehoben, aber die unerträgliche Überfüllung wuchs weiter an ... Allein mein ganzes Herz hing an der Schönheit Heidelbergs und an dem stillen, gesammelten Gelehrtendasein, das mir die kleine Hochschule und die wundervolle Lage meines Besitztums bot.«

Kraepelin betont sogar, daß er schweren Herzens sein privates Glück in Heidelberg der Pflicht geopfert habe, als er sich dem Ruf nach München nicht mehr hat entziehen können. In Wirklichkeit wäre der Gelehrte wohl höchst ungnädig gewesen, wie er andeutet, wenn man nicht ihn, sondern einen Konkurrenten gerufen hätte. Anfangs hatte er sogar seine Schwierigkeiten in der Großstadt München, dort gab es außer ihm viele berühmte Gelehrte, in Heidelberg hatte er in dieser Beziehung weniger Konkurrenz. Das war im Sommersemester 1903, und die treuen Mitarbeiter, wie Kraepelin sie nennt, hießen natürlich Alois Alzheimer und Franz Nissl.

Beyreuther & Co. veröffentlichten ihre Ergebnisse 1987. Die Frage nach dem Fortschritt stellt sich hier in Heidelberg also praktisch von selbst. Deshalb stelle ich sie wieder mal. Beyreuther konfrontiert mich mit der listigen Gegenfrage, ob ich weiß, was ein erhöhter Cholesterinspiegel im Blut bedeuten kann. Kann, nicht muß. Herzinfarkt, Schlaganfall, Arterienverkalkung. Das weiß ich selbstverständlich, schon deshalb, weil ich mich mit meinem Arzt seit Jahren darüber streite, ob mein Cholesterinspiegel zu hoch ist, ich lieber auf Austern und Hummer verzichten sollte, oder ob der Wert im Rahmen meiner individuellen Spannbreite bleibt. Bislang steht es in diesem Kampf unentschieden, denn meine Behauptung, das Leben sei viel zu kurz, um Körner zu essen und verdünnten schlechten Wein zu trinken, hat er bislang nicht widerlegen können. Ein Genießer wie Beyreuther, siehe Abendessen in Schottland, müßte mich eigentlich verstehen.

Also, sagt der statt dessen ungerührt und macht klar, worauf er hinauswill, könnte ein erhöhter Cholesterinspiegel auch ein Risikofaktor für die Alzheimersche Erkrankung sein. Nicht der normal und sattsam bekannte. Sattsam gefällt mir, aber ich unterbreche ihn nicht mehr. Es gibt keine Studie, die Alzheimer und Cholesterin in Zusammenhang stellt. Das Cholesterin in der Peripherie, im Blutkreislauf, ist nämlich bei Alzheimer völlig uninteressant. Das Gehirn produziert jeden Tag zwei Milligram eigenes Cholesterin, denn für die Millionen von Kontakten zwischen den Nervenzellen braucht es eigenes Fett. Damit es läuft wie geschmiert. Das bedeutet, mal grob gerechnet, ein Gramm pro Jahr, insgesamt achtzig Gramm in achtzig Jahren. Muß natürlich rausgewaschen werden da oben und darf sich nicht festsetzen, denn sonst würde es die Transportwege verstopfen. Es kann aber sein, daß es nicht mehr rausgewaschen wird, weil es im Körper schon genügend Cholesterin gibt und der nichts mehr brauchen kann. Also …

Also?

Wir haben etwas ganz Aufregendes herausgefunden, weicht er erst einmal aus, bei Ratten und noch nicht bei Menschen. Wir gewinnen für unsere Versuche Nervenzellen aus Gehirnen von Rattenembryonen, führen dort menschliches Gen ein und erzeugen so eine transgene Zelle. Wenn man dieser Zelle das Cholesterin entzieht, dann bilden sich keine Amyloide. Das Risikogen wiederum, das mit dem Transport des Cholesterins von der Zelle an die Synapsen zu tun hat, das kennen wir, das heißt ApoE4 und ist bei vierzig Prozent aller an Alzheimer Erkrankten pathologisch nachweisbar. Professor Allen Roses hat es entdeckt, den Namen sollte man sich merken. Es existiert zwar keine Studie über den Zusammenhang von Cholesterin an sich und der Alzheimer-Krankheit als solcher, aber es gibt eine Untersuchung über den Zusammenhang des Cholesterinfaktors ApoE4 und Alzheimer, und aus der läßt sich schließen, daß sich das Risiko für den Träger dieses Gens um das Tausendfache erhöht. Östrogen und Cholesterin haben im übrigen denselben Riskofaktor.

Deshalb nicht so erstaunlich ein Ergebnis aus den USA, wonach Frauen, die nach ihren Wechseljahren Östrogene eingenommen haben, im Vergleich zu einer östrogenfrei gehaltenen gleichaltrigen Gruppe ein viel geringeres Risiko hatten, die Krankheit zu bekommen. Genauer: 1:3 war das Verhältnis. Darüber wird noch zu schreiben sein. Man müßte auf der einen Seite Cholesterin entziehen und man müßte auf der anderen Seite den Östrogenmangel beheben, aber in welcher Dosis und wem und …

Halt, halt, nicht so schnell. Erst mal muß ich wissen, was das nun genau ist, dieses ApoE4. Noch einmal der Reihe nach. Der Eiweißkörper, der gefunden wurde, heißt Apolipoprotein E, abgekürzt ApoE. Die Moleküle bewirken den Transport von wasserunlöslichen Stoffen wie eben zum Beispiel Cholesterin im Blut. Drei verschiedene Gruppen sind bekannt, deshalb die Bezeichnungen ApoE2 und ApoE3 und ApoE4. Alle Menschen haben diese Proteine, entweder eine Variante oder zwei Varianten, je nachdem, was sie ererbt von ihren Vätern und ihren Müttern. Der bisher identifizierte Bösewicht ist ApoE4, weil der bei Kranken in deren *post mortem* untersuchten Plaques viel häufiger vorkommt. Also muß der ursächlich etwas mit Alzheimer-Erkrankungen zu tun haben.

Allen Roses, dessen Namen ich mir ja merken sollte, war jahrelang Direktor des Alzheimer's Disease Research Center der Duke University in North Carolina. Inzwischen ist der Amerikaner beim Pharmariesen Glaxo Wellcome unter Vertrag und leitet bei dem die Genforschung und die Entwicklungsabteilung. Zunächst müsse man mehr darüber wissen, verkündet er, was diese ApoE-Gene in den Zellen überhaupt anrichten. Und erst, wenn man dies erforscht habe, dann könne man darangehen, etwas zu unternehmen. Entweder ein Mittel zu entwickeln, das die Krankheit, die genetisch festgestellt worden ist – genauer: einige Risikofaktoren sind bekannt –, gar nicht erst ausbrechen läßt, oder ein Medikament zu finden, das sie verlangsamt.

Konrad Beyreuther, dem es gegeben ist, das scheinbar Unbegreifliche in verständliche Metaphern zu übersetzen, sagt es erfreulich einfach. Falls es gelingen sollte, an der richtigen Stelle, und das heißt in den richtigen Zellen, das Cholesterin im Gehirn zu entziehen, oder an der richtigen Stelle, was bedeutet in den richtigen Zellen, das Östrogen zu erhöhen, dann hätte man einen Durchbruch geschafft. Amyloid-Plaques entstehen ja nach Milliarden einzelner Aggregationen, Milliarden von Zusammenballungen. Ein Verlangsamen dieses Prozesses um jeweils nur Bruchteile von Sekunden bedeutet auf Lebensdauer gesehen großen Zeitgewinn. Also ein wissenschaftliches Spiel auf Zeit? Da Alzheimer meist jenseits eines Alters von 65 ausbricht, wäre eine Verzögerung von zum Beispiel dreißig Jahren ausreichend. Denn dann wäre es egal, ob diese Demenz mal die Seele verschlingt. Weil alle, die es möglicherweise erwischt hätte, längst geistig gesund unter die Erde gekommen sind.

Das liest sich wie blanker Zynismus, und ist gleichzeitig doch konkreter Therapieansatz. Wir sind im therapeutischen Zeitalter, sagt Beyreuther lakonisch, und unsere einzige Chance bei manchen Krankheiten, die man noch lange nicht wird heilen können, ist eine Verzögerung. Sie so zu behandeln, daß sie nicht mehr weh tun und nicht mehr unmittelbar tödlich verlaufen. Bestandteil des Lebens werden. Wir Grundlagenforscher suchen nach dem Prinzip, die anderen sollen dann die Medikamente finden. Tausende von Alzheimerexperten wie er sind weltweit bei dieser Suche dabei. Für Menschen, bei denen sie Gendefekte feststellen, müssen Schutzgene entwickelt werden. Sie wissen ja inzwischen, daß man Gene abschalten kann und daß man sie anschalten kann. Vielleicht wird es auch einfach eine Diät geben, die das Cholesterin im Gehirn bei der Alzheimer-Risiko-Gruppe mindert. Diät gegen Alzheimer? Klingt irre.

Ist aber nicht so irre. In Labortests ist transgenen Nervenzellen so lange Cholesterin entzogen worden, bis sie unfähig waren, Eiweißablagerungen zu produzieren. Sie hatten einfach nichts mehr zu spalten. Eingesetzt wurden dabei die Medikamente, die seit Jahren angewendet werden, um den hohen Cholesterinspiegel im Körper zu senken. Was bei Arterienverkalkung hilft, könnte auch dabei helfen, die Nervenbahnen da oben frei zu halten und bei den Betroffenen den Höllensturz zu verhindern. Ihr Gedächtnis zu retten, ihren Verstand. Ihnen zu lassen, was ich in Sachen Alzheimer suche.

Vergangenheit.

5. Kapitel

Wahrscheinlich ist er über den See gekommen. Das war der kürzeste Weg. Angelandet mit dem Boot am Steg dort unten, wo sich im klaren Wasser die Sonne spiegelt. Dann auf dem schmalen Weg am Badehaus vorbei in den Garten, der ein wenig erhöht liegt. Bäume und Büsche, die jetzt den Blick nach oben versperren, hat es noch nicht gegeben. Sein Haus unter dem weiß-blauen Himmel, heute eines von vielen in Weßling, aber immer noch das schönste, war von weitem zu sehen. Nachzublättern im biographischen Album von damals, Schnappschüsse einer Familienidylle, seltene private Augenblicke. Alzheimer hüpfend am gespannten Springseil. Alzheimer und seine Verwandten auf der Treppe sitzend. Sommerimpressionen aus einem August so heiß vielleicht wie der, in dem ich Weßling erreiche.

Hat er nach der Ankunft Kaffee getrunken und ein Stück Kuchen gegessen, den Strohhut abgenommen und seine Jacke ausgezogen? Die Krawatte gelockert und die Knöpfe an der Weste geöffnet? Eine Zigarre angesteckt und dem Rauch nachgeschaut? In solchen Momenten, in denen die Zeit stillzustehen scheint, liegt sein Labor in München auf einem fernen Planeten. Dort riecht es nach chemischen Lösungen, in denen Präparate aus Gehirnwelten ruhen. Hier duften das

Gras und die Blumen und es summt und brummt und krabbelt und lebt.

Hildegard Koeppen, seine achtzigjährige Enkelin, mit der ich im Garten oberhalb des Seeufers sitze und Kaffee trinke, läßt mir die Vorstellung, wie es gewesen sein könnte. Wie es wirklich war, hat auch sie nie erlebt. Als sie auf die Welt kam, hatte Alzheimer die schon wieder verlassen. Sie wird mir allenfalls die Räume zeigen können, in denen sich ihr Großvater am liebsten aufhielt, denn nur der Rahmen ist geblieben. Bei den regelmäßigen Sommerfesten wurde *à la carte* gespeist, und die einzelnen Gänge des Menüs lagen gedruckt an jedem Teller. Auf einem Foto, aufgenommen beim Essen im Erker, ist das Nymphenburger Porzellanservice zu erkennen, entworfen von Adelbert Niemeyer. Ein solches Geschirr kostete zwischen 6000 und 7000 Mark. Gäste sind drüben am anderen Ufer mit dem Kahn abgeholt worden, und beim Eintreffen warteten schon Kuchenbleche mit Selbstgebackenem auf sie. Alois Alzheimer war ein guter Gastgeber, und er liebte es, großzügig zu sein. Seine Schwester, die auch den Haushalt in diesem Feriendomizil führte, hätte es vielleicht gern ruhiger gehabt, aber der Bruder ließ sich wahrscheinlich nichts sagen.

Das Haus am See, vor hundert Jahren erbaut von einem frommen Münchner Hotelier, der am Eingang einen steinernen Weihwasserkessel hatte anbringen lassen, steht unter Denkmalschutz. Festgehalten an einigen Wänden Zeugnisse aus der Vergangenheit: Die Hochzeit von Alzheimers ältester Tochter Gertrud zum Beispiel, der Mutter von Hildegard. Aufgenommen ein paar Monate vor Alzheimers Tod, aber krank sieht er im Frühling 1915 nicht aus. Einen Raum, der sich in Richtung See erstreckt, beherrscht ein großer grüner Kachelofen, mit dem winters das ganze Gebäude geheizt wurde. Rudimente von einst, wieder mal nur Bruchstücke aus der Biographie des Alois Alzheimer. Denn im ehemaligen Sommerhaus haben seine Nachkommen gewohnt, die Kinder und die Kindeskinder und sogar deren Kinder. Haben sich hinter die Mauern zurückgezogen, als die Zeiten zwölf Jahre lang für sie unwirtlich wurden. Blockwarte wie in München immerhin gab es in Weßling nicht. Sie haben die vielen Zimmer mit ihrem ganz eigenen Leben und auch dem ganz eigenen Tod erfüllt. Im Laufe des Jahrhunderts wurden fast alle Abdrücke des so fernen Nächsten von ihren Spuren verdeckt. Zurückgedrängt in eine Vergangenheit, die mühsam in winzigen Erinnerungen zurückzuholen ist.

Am ersten Weihnachtstag des Jahres 1907 hat der Familienvater Alzheimer in der Münchner Rückertstraße verkündet, alle sollten sich mal warm anziehen, man fahre mit der Dampfeisenbahn nach Weßling. Warum ausgerechnet an Weihnachten? Werdet ihr schon sehen. Den See kannten die Kinder nur im heißen Licht des Sommers, jetzt lag Schnee. Nach der Ankunft stapften sie mit ihrem Vater und ihrer Tante am Ufer entlang, bis sie an einer hohen Pforte anhielten. Er öffnete. Dahinter eine Steintreppe und an deren Ende oben, wie im Wintermärchen leuchtend, das Haus. Sein Haus. Ihr Haus. Sein Weihnachtsgeschenk an seine Töchter und an seinen Sohn. Die Geschichte aus zweiter Hand, wie vieles im Fall Alzheimer von Generation zu Generation weitererzählt, hat aus dem Ausflug diese kleine Anekdote gemacht. Überraschungen hat Alzheimer immer geliebt und Spaß daran gehabt, gerade die zu verblüffen, die ihn am besten zu kennen glaubten. Seine Verwandten zum Beispiel.

Vor knapp vier Jahren war Alzheimer von Heidelberg nach München gekommen, überredet von Kraepelin, der im Oktober 1903 sein Amt als Direktor der Königlich Psychiatrischen Universitätsklinik angetreten hat. Nissl widerstand den Verlockungen der Metropole und blieb, denn er sollte in Heidelberg einen eigenen Lehrstuhl bekommen, Alzheimer aber zog mit an die Isar. Ohne Planstelle, ohne Gehalt. Beides war ihm nicht wichtig. Sein Halbbruder Karl, mit dem er sich gut versteht, wohnt in München. Der jüngere Bruder Eduard hat seine Apotheke in Schwabing. Die Familie wird wieder zusammenleben, Schwester Elisabeth und er mit seinen Kindern Gertrud und Hans und Maria. Vor allem aber gibt es ein großes Labor und viele Geisteskranke. Wenn die gestorben sind, beginnt Alzheimers eigentliche Arbeit.

In der neuen Stadt lebt er auf und funktioniert nicht nur für die tägliche Pflicht. Alzheimer, der dann frei forschen konnte, wenn der Kopf befreit war von anderen Dingen, wenn es ordentlich zuging in seinem Alltag und er sich da um nichts kümmern mußte, scheint sein inneres Gleichgewicht wiedergefunden zu haben. Scheint. Wie sehr ihm seine Cäcilia fehlt, wie sehr er noch um sie trauert, ob er an sie denkt und ob er um sie noch weint, weiß niemand. Entsprechende Passagen aus Briefen des Arztes gibt es nicht, weil er wahrscheinlich keine privaten Briefe geschrieben hat. Seiner jüngeren Schwester Elisabeth wird er sich kaum anvertraut haben, und seine Freunde sind Freunde im Geiste der Wissenschaft. Mit denen diskutiert er seelische Probleme, aber nicht seine eigenen. Vielleicht hat er mit seinem Halbbruder Karl darüber gesprochen oder mit Eduard, dem Apotheker in Schwabing, aber auch das ist posthume Spekulation.

Dieser nach außen so ordentliche Alltag läßt sich an ein paar Daten und Schauplätzen festmachen: Gertrud und Hans gehen zur Schule, sie ist acht Jahre alt, er sieben. Sie wohnen mit ihrem Vater und ihrer Tante Maja und ihrer kleinen Schwester Maria in der Rückertstraße, fast in Sichtweite des Klinikums, in dem Alzheimer arbeitet. Vom Fenster aus kann Elisabeth an klaren Tagen im Herbst und im Winter sehen, wie sich mittags ihr Bruder auf der Straße nähert und das Essen auf den Tisch stellen. Manchmal wird es kalt, weil er auf der kurzen Strecke zwischen Krankenhaus und Wohnung einen Platz umkreist und sich dabei in der Diskussion mit einem Kollegen verliert. Am liebsten mit seinem Freund Robert Gaupp. Der ist Oberarzt an derselben Königlichen Psychiatrischen Klinik in der Nußbaumstraße, und gemeinsam behandeln er und Alzheimer die Fälle von Demenz und Paralyse und Schizophrenie und was sonst noch so die Gehirnwelt aus den Fugen hebt. Ob ihre jeweilige Diagnose richtig ist, wissen sie spätestens dann, wenn Alzheimer das Hirn des Verstorbenen unter dem Mikroskop untersucht.

In toten Zellpräparaten glaubt er sich den Irrungen und vor allem Wirrungen des Lebens auf der Spur. Ausflüge ins wahre Leben genießt er, denn er ist wahrlich kein Asket, aber sie bleiben selten. Weßling ist ein Fluchtpunkt, den er braucht. Hier im Garten am See und im Haus scheint sich auch in schöner Regelmäßigkeit die Groß-Familie der Alzheimers getroffen zu haben, wie die Enkel von ihren Eltern gehört haben. Münchner Ablenkungen wie Theater oder Konzert oder gar die Oper können nicht locken, von diesen schönen Musen läßt sich Alzheimer allerdings zeitlebens und nicht nur in München nie küssen. Für seine Kinder ist er immer ansprechbar, so etwas Deutsches wie eine strenge Erziehung ist für ihn kein Wert an sich. Das überläßt er ihrer Tante Maja, seiner Schwester Elisabeth.

Im dritten Stock des wuchtigen Klinikgebäudes verbringt Alzheimer seine Freizeit am liebsten. Da hat er gleich nach seinem Dienstantritt begonnen, ein anatomisches Labor aufzubauen. Kraepelins Strategie, sich des Verstandes von Experten wie Alzheimer vor allem in eigener Sache zu versichern, zur Organisation von Wissenschaft in einem Team von Spezialisten, ist langfristig angelegt. Darum scheint er, wie Franz Nissl in Tagebuchnotizen eher dunkel andeutet, durchaus Beziehungen spielen zu lassen, wenn andere Universitäten Interesse an seinem Assistenten zeigen. Der Professor für Psychiatrie ist wie ein Schmetterlingssammler, der fein säuberlich alle Erkrankungen der Seele und des Geistes aufspießt und sie auf Karteikarten notiert. Sein Ziel: die vielen verschiedenen Ursachen von Geisteskrankheiten endlich so zu klassifizieren, daß auf Grund sichtbarer Wirkungen Rückschlüsse auf die Auslöser möglich sind. Nur dann werden die Ärzte sie mal konkret behandeln können, nur dann nicht mehr alles, was ihnen verwirrend erscheint, allgemein als verrückt bezeichnen müssen. Alzheimer unterstützt Kraepelin. Oft spricht er öffentlich darüber, wie nötig es sei, sich die Systematik organischer Krankheiten als Beispiel für ein Schema in der Psychiatrie zu nehmen. Denn die »dringlichste Aufgabe jeder medizinischen Wissenschaft« ist es nun mal, die einzelnen Erkrankungen hinsichtlich ihrer Ursachen und Wirkungen zu Krankheiten zusammenzufassen. Er hat unterschieden zwischen Krankheiten und Erkrankungen. Seine Entdeckung in den Gehirnpräparaten von Auguste D. und Johann F. nannte er deshalb immer eine Erkrankung, weil er noch nicht definieren konnte, welche Krankheit dahinterstecken könnte. Die Reihenfolge war ihm wichtig: Erst sorgfältig erforschen, dann genau einordnen, dann richtig behandeln.

Weil der Hirnforscher Alzheimer aber die Menschen nie vergißt, denn wertfreies Forschen nur um des Forschens willen ist ihm zu wenig, bleibt er gleichzeitig der Kliniker, der Arzt, der Helfer. Nur am Ausdruck von Betroffenen und deren Verhalten kann er sich ein Bild machen, kann vergleichen mit anderen, die ihm aufgefallen sind in seiner praktischen Arbeit. Dann diesen Eindruck vertiefen, um die Erkrankung in den möglicherweise richtigen Rahmen einer eventuell schon bekannten Krankheit zu stellen. Oder aber – für einen leidenschaftlichen Forscher wie ihn spannend – unter die Fälle von unbekannten Krankheiten zu ordnen, die ihm besonders, *peculiar*, eigenartig, vorkommen und die zu ergründen ihn deshalb besonders reizt.

So hat er es mit Auguste Deter in den Frankfurter Irrenanstalten gehalten, so wird er es mit Johann Feigl halten, dem ebenfalls eigenartigen Patienten auf seiner Station in München. Fälle von Demenz und von Paralyse führt Alzheimer dem Direktor der Klinik vor, aber der ist weniger an einzelnen Patienten und ihren ganz persönlichen Geschichten interessiert, mehr an der Ordnung, die hinter diesen Verwirrungen stehen könnte. Kraepelins großes Verdienst bis heute ist schließlich seine Leistung, für die klinische Wissenschaft Psychiatrie ein gültiges System gefunden und so dem Wahnsinn einen strukturellen Sinn gegeben zu haben. Er hat, lobt Alzheimer, der ihn auf kontrovers geführten Kongressen stets gegen Kritiker aus anderen Denkschulen verteidigt, zum Beispiel verschiedene paranoide Verblödungsprozesse zur *dementia praecox* vereinigt und einfache Melancholie, einfache Manie mit den periodisch auftretenden Schwermutsanfällen und Psychosen unter dem Oberbegriff depressives Irresein eingeordnet. Das klingt für einen Laien wie mich nebensächlich, schafft aber von Fall zu Fall für einen Fachmann Klarheit bei seiner klinischen Diagnose. Der kann auf Grund von Erfahrungen Vergleiche anstellen, der kann Beschreibungen nachschlagen in Lehrbüchern, und das Lehrbuch von Kraepelin ist für Mediziner und angehende Mediziner auf dem Gebiet der Psychosen eine Art Bibel geworden.

Die alltäglichen Methoden, mit Geisteskranken umzugehen und sie zu pflegen, sind in der Nußbaumstraße für die damalige Zeit fortschrittlich, aber was heißt schon Fortschritt außer Badeabteilungen, Wachsäle, Arbeitstherapie. Es gibt kaum wirksame Medikamente gegen die bekannten Ursachen von Wahnsinn, und die wenigen haben schwerste Nebenwirkungen. Eigentlich sind es Narkotika, die freiwillig keiner zu sich nehmen würde, aber die werden mangels Alternativen seit Jahrzehnten benutzt. Grundlagenforscher, wie man sie heute nennen würde, haben noch keine Partner auf der anderen Seite, Pharmakologen, denen es wie bei organischen Krankheiten gelingen könnte, in ihren Laboratorien entsprechende Heilmittel herzustellen. An diesem Problem ist Alzheimer nicht verzweifelt, er ersetzte das fehlende Medikament durch menschliche Zuwendung. Die Würde des Arztes hat für ihn etwas zu tun mit Menschenwürde, und ein guter Arzt geht würdig mit den Menschen um, die sich ihm anvertrauen. Oder die ihm anvertraut werden. Es herrscht an der Klinik des Abstinenzlers Kraepelin Alkoholverbot, was für ein bayrisches Krankenhaus revolutionär ist, denn die tägliche Maß Bier gilt für Kranke – und für Ärzte sowieso, wie ich aus den medizinhistorischen Bestandsaufnahmen erfahren habe – als das Maß der Dinge.

Kraepelin kann seinen Mitarbeitern keine finanziellen Anreize bieten, denn das steht nicht in seiner, sondern nur in der Macht des Bayrischen Kultusministeriums. Er offeriert statt dessen beste Arbeitsbedingungen in seiner Nervenklinik, in der die Mediziner das finden, was sie für pathologische Untersuchungen brauchen: kranke Gehirne. Seinem wissenschaftlichen Assistenten Alzheimer ist es wichtig, die Geheimnisse in abgestorbenen Nervenzellen zu entschlüsseln, und wenn der Weg zum fernen Ziel teuer ist, finanziert er ihn halt selbst. Dozenten, die umsonst arbeiten, und viele vergebens, sind nichts Außergewöhnliches an deutschen Universitäten. Privatgelehrte heißen jene vermögenden Herren, die es sich leisten können, ohne staatlich garantiertes Einkommen auszukommen. Alzheimer übertrifft sie alle, denn er bezahlt außer den Assistenten auch die Nebenkosten aus der eigenen Tasche: Zeichnungen und Photographien von Präparaten, Anschaffung von Apparaten. Sein Labor ist bald so berühmt wie der Direktor der Klinik. Der läßt sich beglückwünschen, daß er die in Fachkreisen wohlbekannte Koryphäe Alzheimer auf Grund seiner wissenschaftlichen Ausstrahlung hat nach München locken können.

Medizinhistoriker wie Matthias Weber vermuten dahinter eine andere Strategie. Kraepelin habe vom riesigen Vermögen Alzheimers gewußt, das war dank Nissl wohl kein Geheimnis. Ein paar Millionen Goldmark damals sind heute etwa mit einer Größenordnung von vierzig, fünfzig Millionen D-Mark zu vergleichen. Er war sicher, daß der immerhin bald vierzigjährige Alzheimer ohne Bezahlung arbeiten würde, wenn die wissenschaftlichen Bedingungen stimmten, und dies hat Kraepelin kühl für seine Zwecke ausgenutzt. Für seine systematische Psychiatrie braucht er einen systematischen Grundlagenforscher. Eine Fachkraft in der Anatomie seiner Klinik mit wahrscheinlich guten Verbindungen zu potentiellen reichen Stiftern wie den jüdischen Millionären Rothschild oder Oppenheim oder Schiff aus Frankfurt. Die dürfte Alzheimer im Laufe seiner Ehe mit Cäcilia kennengelernt haben. Hat Kraepelin anfangs gar den Namen Alzheimer falsch gedeutet?

Das widerspricht manchen – für mich verdeckt antisemitisch anmutenden – Äußerungen Kraepelins über die anzustrebende Reinheit der Rasse. Mit dieser Einschätzung liegen Sie falsch, sagt mir Webers Kollege Dr. Wolfgang Burgmair. In der Rassenhygienischen Gesellschaft, der sich Kraepelin nahe fühlte, aber deren Mitglied er nie wurde, waren nicht nur nationale Sozialdarwinisten aktiv, sondern selbstverständlich auch deutsche Juden aus höheren Ständen. Die Juden hielten ebensoviel davon, die Rasse reinzuhalten, in dem Fall ihre, und dies wurde von manchen deutschnationalen Gelehrten als beispielhaft gelobt. Die Herren und Damen waren unter sich zwar elitär, aber ihre Standesdünkel hatten noch nichts zu tun mit Antisemitismus. Wäre es anders gewesen in den Jahren vor dem Ersten Weltkrieg, hätten sie ja Banken boykottieren müssen und viele Krankenhäuser und Theater und Oper und Museen. Die deutschen Juden waren zuerst deutsch und dann jüdisch, treue Untertanen des Kaisers. Mir fallen die sprachlosen alten Männer ein, die ihre zwischen 1914 und 1918 für Tapferkeit vor dem Feind verliehenen Eisernen Kreuze vergebens wie einen Schutzschild hochhielten, als sie ab 1941 in die Züge ohne Wiederkehr gepfercht wurden.

Mit den sogenannten Ostjuden war das eine andere Sache. Da gab es schon früh das Wort vom Untermenschen und gebraucht nicht nur von Vertretern der späteren Herrenrasse. Konservative jüdische Großbürger des Kaiserreiches mochten ihre armen Vettern aus Dingsda ebensowenig. Nicht nur in Deutschland: Während meiner Reise habe ich auf der Spurensuche in Sachen Geisenheimer eine Bemerkung über den deutsch-jüdischen Century Country Club in White Plains gelesen, Treffpunkt der Wall Street Banker, von dem es in einem historischen Bericht über die großen jüdischen Familien in New York heißt, daß sogenannte *orientals* nicht aufgenommen worden sind.

So ganz kann ich die These von Kraepelins politischer Neutralität nicht nachvollziehen: Die Königlich Psychiatrische Klinik in München, umgebaut nach den Wünschen ihres Direktors, wird im November 1904 feierlich eröffnet. Die üblichen Festreden in Anwesenheit vieler Honoratioren, unter ihnen auch Professor Max von Gruber, der nicht weit von Kraepelin entfernt das Hygieneinstitut leitet. Gruber hat plädiert für eine »vernünftige Zuchtwahl«, nur dies würde die Rasse auf Dauer verbessern. Gemeint ist selbstverständlich die eigene Rasse. Sozialdarwinismus kommt an bei Naturwissenschaftlern, Charles Darwin hat für viele vorübergehend Gott ersetzt und nicht nur in Deutschland, sondern vor allem in England. Die Elite der Gelehrten ist konservativ, und bevor sie wertfrei forscht, also eine Kür läuft, kommt allemal die Pflicht, das Vaterland in Schutz zu nehmen und es gegen alle zu verteidigen, die anders denken. Dreißig Jahre später wird man in Deutschland allerdings die anderen in Schutzhaft nehmen.

Die weißbekittelten Größen der Zeit – unbestreitbar war der Psychiater Emil Kraepelin eine Größe und hat die Büste im heutigen Max-Planck-Institut für Psychiatrie verdient – sind in ihrer antidemokratischen Gesinnung so reaktionär wie die uniformierten Deutschnationalen. Sie können sich gewählter ausdrücken, das war schon immer die Kunst der Schreibtischtäter, aber ihre Wurzeln sind mit derselben Milch schlichter Denkungsart gedüngt. Das gemeine Volk ist deshalb nach Meinung Kraepelins – der dafür keine Büste verdient hat und ebensowenig für seine Behauptung, innere Ursache aller Psychosen sei erbliche Entartung – unwissend, kurzsichtig, urteilslos, leichtgläubig, wankelmütig, selbstsüchtig. Vor allem unfähig, ein Gemeinwesen zu regieren. Mit solchen Schlagwörtern wird dann die Weimarer Republik totgeschlagen, bis die Erlösung durch einen Führer das tödliche Heil bringt. Was man wiederum als Bestätigung Kraepelins sehen kann, obwohl der es anders gemeint hat – die Masse ist eben so blöd und wählt sich ihren Schlächter auch noch selbst.

Die Begriffe, die in pseudowissenschaftlich unterfütterten Pamphleten der Gesellschaft für Rassenhygiene auftauchen, gegründet 1905 in Berlin, erblüht in ihrem gleich starken Schwerpunkt München, nach 1933 zur Staatsideologie erhoben, kommen mir deshalb so bekannt vor. Sittliche Erneuerung des Volkes. Bekämpfung aller verderblichen Einflüsse. Bekämpfung erblicher Entartung. Förderung der Frühehe. Stärkung der Kinderfreudigkeit. Kräftigung des Leibes. Was so schwachsinnig beginnt, endet einmal in den Morden an Geisteskranken im Dritten Reich, in der Vernichtung lebensunwerten Lebens, in der Euthanasie. Das »Gesetz zur Verhütung erbkranken Nachwuchses« wird bereits in den ersten Monaten des Tausendjährigen Reiches erlassen, weil die nötigen Grundlagen von den gelehrten Theoretikern so gut vorbereitet waren. Da wird die nationale Fitneß durch Fortpflanzungskontrolle nicht mehr nur gepredigt, sondern durchgesetzt. Es waren deutsche Psychiater, die unter dem Stichwort Eugenik die passenden Argumente für die Nazi-Ideologie lieferten.

Man weiß heute: Falsch ist die Aussage, sogenannte hochentwickelte Völker seien im Existenzkampf Darwinscher Prägung den primitiven Völkern überlegen. Falsch ist der Glaube, daß sie durch ihre Gene unterschiedlich sind und nicht durch die historischen Umstände ihrer Entwicklung. Falsch insgesamt sind biologische Deutungen kultureller Erscheinungsformen.

Das bis in unsere demokratische Zeit anhaltende Mißtrauen gegen psychiatrische Genetik rührt aus der Nazi-Epoche. Haben Geisteskranke wirklich andere Gene als Gesunde? Kann man die erkennen, und kann man die ausschalten? Die Nazischergen haben sterilisiert und gemordet mit der Begründung, die Rassenhygienie zu verbessern. Eugenik und Rassenlehre hieß das entsprechende Lehrfach. Daß dies absurd ist, weil sich durch Eingriffe ins Erbgut die Menschheit nicht verbessern läßt, weiß heute jeder Medizinstudent im ersten Semester. Gene sagen etwas über das Risiko aus, eine Krankheit zu bekommen, in dem Falle geisteskrank zu werden und schizophren. Aber ein Gen löst nicht automatisch eine Geisteskrankheit aus. Wie ich erfahren habe, gibt es in den sogenannten Alzheimer-Familien im Vergleich zu anderen ein ungleich höheres Risiko, daß einzelne Familienmitglieder bereits vor ihrem 65. Lebensjahr erkranken, und die dafür verantwortlichen Gene sind erkannt. Aber es ist kein Erbgesetz, es ist ein Risiko. Es gibt kein Alzheimer-Gen und es gibt kein Schizophrenie-Gen, psychisch Kranke haben kein anderes Erbgut als Gesunde.

Kraepelin war zwar kein typischer Vertreter der rassistischen Darwinisten, aber während des Ersten Weltkrieges ein aktiv verbohrter Deutschnationaler, und aus solchem Schlamm kroch dann auch das braune Gewürm. Nach dem verlorenen Großen Krieg benutzt Kraepelin sogar den allmählich wieder in Gang kommenden Ausbau seiner Forschungsanstalt für dunklen Politqualm und schwafelt vor sich hin: »Wenn es sich so weiterentwickelt, wie es von uns heute gedacht wurde, so dürfen wir hoffen, daß auch diese Stätte deutscher Wissenschaft dem Wiederaufbau unseres Volkstums in wirksamer Weise wird dienen können.«

Aber ich entdecke, und fühle mich fast getäuscht von ihm, daß Alzheimer selbst Mitglied war in der Rassenhygienischen Gesellschaft. Warum ist er auf dieses Niveau gesunken? Oder sehen wir das nur heute so negativ, war Rassenhygiene damals vielleicht aus seiner Sicht das Modernste im Grenzgebiet zwischen Natur- und Gesellschaftswissenschaften? Das wäre eine logische Erklärung. Eine andere mögliche Antwort lautet, er habe, um des lieben Friedens willen, Kraepelins Drängen nachgegeben und sich dem scheinbar so gelehrten hygienischen Bund angeschlossen. Alzheimer steht in einem Mitgliederverzeichnis der Gesellschaft für Rassenhygiene aus dem Jahre 1913 nur unter SONSTIGE, was zweierlei bedeuten kann: In Breslau, wo er zu dieser Zeit lebt und arbeitet, gab es keine anderen Mitglieder außer ihm. Eher unwahrscheinlich, denn die Universität war ziemlich deutsch, wie ich noch erfahren werde. Oder es war die Umschreibung für eine Karteileiche. Dazu würde die Vermutung passen, daß Alzheimer im Münchner Biotop zwar in den Bund eingetreten ist, aber als Direktor der Psychiatrischen Universitätsklinik in Breslau seine Mitgliedschaft einfach vergessen hat. Was wiederum seine dort so befremdlichen deutschnationalen Aussagen relativiert.

Wie oft auf der Spurensuche in der Biographie Alois Alzheimers muß ich mich auf Fragmente stützen, auf dünne schriftliche Belege, die zudem verborgen sein können in langatmigen wissenschaftlichen Aufsätzen. Es gibt keine objektiven Aussagen, weil es keine subjektiven Erinnerungen gibt. Wie auch. Es gibt nur mögliche Annäherungen.

Erste Annäherung: Alzheimer war es wesensfremd, bei einfachen Leerformeln mitzusingen. Große Worte waren ihm zuwider. Geschwafel zu wolkig. Ein Pathologe glaubt nur das, was er sieht. Wer in der wissenschaftlichen Arbeit gewohnt war, dem zu vertrauen, was unter dem Mikroskop eindeutig zu erkennen ist, stellt Veränderungen im Gewebe fest, aber die haben nichts mit der Rasse des Verblichenen zu tun. »Die Spekulation war seinem anschaulichen Denken fremd«, hat Gaupp über ihn gesagt.

Zweite Annäherung: Alzheimers bisheriger Lebenslauf bietet keinen Ansatz für mögliche Anwandlungen einer höchst unwissenschaftlichen Suche nach dem angeblichen Sinn der Schöpfung. Von wegen der liebe Gott habe die Rassen geschaffen, und die arische sei die dominierende. In der Pathologie sind für ihn alle Toten gleich. Alzheimer sucht die Ursachen für ihre Krankheiten, nicht die Wurzeln ihrer Stammbäume.

Dritte Annäherung: Alzheimer, dem katholischen Franken Alois, war es herzlich egal, daß die Frau, in die er sich verliebt hatte, eine geborene Jüdin namens Wallerstein war. Ceciles liberale Weltläufigkeit hat ihn fasziniert. Ihre gemeinsamen Kinder waren eine Mischung aus beiden Rassen, und was sollte daran schlecht sein? Bis die rassistischen Verbrecher, die bluttatkräftigen Nachfolger der hygienischen Theoretiker, solche Mischlinge mit dem Ausmerzen bedrohten.

Vierte Annäherung: Alzheimer sah täglich seine Kranken, und täglich verstand er ein Stückchen mehr von dem, was sie nicht mehr ausdrücken konnten. Es gibt keinen Hinweis darauf, daß er je auf die Idee kam, diesen Zustand für ein unwertes Dasein zu halten. Im Gegenteil. Er konnte ihre Leiden nicht heilen, aber ihnen als Arzt helfen, sich wenigstens in den Resten ihrer Welt noch zurechtzufinden.

Fünfte Annäherung: Alzheimer war, wie so viele Wissenschaftler, ein politisches Neutrum. Es hat ihn die Ideologie, die hinter der Lehre von der Reinheit der Rasse stand, einfach nicht interessiert. Was zum Selbstverständnis von Naturwissenschaftlern passen würde, denn die meisten verstehen sich auch heute noch als apolitisch. So wie sich im Dritten Reich die Forscher in Rüstungsbetrieben als Mathematiker definierten.

Keine Annäherung: Alzheimers Nachfolger als Oberarzt an der Universitätsklinik wird einmal ein überzeugter Kraepelianer sein, wie man Forscher dieser Denkrichtung nennt. Um den zu schildern, brauche ich nicht das Hilfsmittel von Vermutungen. Für die Karriere von Ernst Rüdin, Mitbegründer der Deutschen Gesellschaft für Rassenhygiene, gibt es Belege. Zusammen mit Arthur Gütt und Falk Ruttke war er, als Direktor der Deutschen Forschungsanstalt für Psychiatrie, einer jener Gelehrten, die den braunen Schlächtern einen philosophisch-medizinischen Überbau für ihre Morde lieferten. Einer der vielen kleinen Mengeles, von denen fast alle im Gegensatz zu denen, die sie bestialisch behandelten, eines natürlichen Todes sterben durften. Einer der Ärzte, deren hippokratischer Eid zu einem Offenbarungseid degenerierte.

Dies schreibe ich nicht einfach hin, weil es im übertragenen Sinne so gut in mein Weltbild paßt. Es ist ein weiterer Versuch, die Frage zu beantworten, warum Alzheimer, der reine Wissenschaftler, bei den Rassenhygienikern dabei war. Das Fach Eugenik gab es als Lehrstuhl an der Münchner Universität bereits 1923 vor dem Hitler-Putsch. Eugenik stammt aus England. Dort waren die Methoden zur Verbesserung der menschlichen Rasse von Darwins Cousin Francis Galton entwickelt worden. Deutschland wurde zur Hochburg der menschlichen Erblehre. Einer der Direktoren der rassenhygienischen Gesellschaft verhalf viele Jahre später einem Mitarbeiter, der für seine Forschungen möglichst viele Objekte brauchte, zu einer passenden Stellung. In Auschwitz. Der Mitarbeiter hieß Josef Mengele. Sein Gönner lehrte nach dem Krieg in Münster. Als sei nichts geschehen.

Im Tausendjährigen Reich wurden, beginnend 1939, ungefähr 300 000 Geisteskranke zwangssterilisiert, weil sie nicht ins Idealbild vom deutschen Übermenschen paßten. Die Entscheidung, gefällt von sogenannten Erbgesundheitsgerichten, traf Patienten mit angeborenem Schwachsinn, traf Schizophrene, traf manisch Depressive, galt bei erblich verursachter Blindheit, Taubheit und körperlicher Mißbildung. Höhepunkte dieses eigentlichen Wahnsinns waren Euthanasie-Aktionen, einer der wenigen Momente in der Nazizeit, da katholische Würdenträger keine Schuld auf sich luden und schwiegen, sondern einzelne Gerechte wie Bischof Galen von der Kanzel herab wetterten, als das »unwerte Leben« gleich ganz vernichtet wurde.

Aus der Rassenhygiene der größenwahnsinnigen Kleinbürger, die sich besser dünkten als das gemeine Volk, entstand die Rassenpolitik. Aus dem europaweit verbreiteten so modern klingenden Sozialdarwinismus, der unter heutigem Blickwinkel nichts weiter war als rassistisch, wurde die deutsche Variante, Antisemitismus der mörderischen Art. Mit den bekannten Folgen: sechs Millionen vergaster Juden. Nein, dies ist kein unerlaubter Abstecher von meiner Reise. Nein, dies ist keine Nebenstrecke. Die Geschichte dieser Schreibtischtäter führt mich näher an die Antwort auf die für meine Geschichte wesentliche Frage heran: Wie paßt Alois Alzheimer in dieses Muster?

Er paßt eben nicht so einfach in das Raster, und ich kann ihn das sogar selbst begründen lassen: »Man meint, das Leben der Frucht, das ja bei allen Schwangerschaftsunterbrechungen gegen das Leben der Mutter einzuschätzen ist, sei bei der Nachkommenschaft Geisteskranker geringer einzuschätzen, weil es sich um eine degenerierte, minderwertige Nachkommenschaft handle. Gewiß drängt sich jedem, der bei der Geburt einer solchen Schwachsinnigen als Helfer zur Seite gestanden hat, die Vorstellung auf, dass ihm die Menschheit dafür nicht zu Dank verpflichtet ist … Einer solchen Stellungnahme gegenüber muß man aber wohl betonen, dass unsere Kenntnisse der Vererbungsgesetze noch viel zu lückenhaft sind, als dass sie uns Richtlinien für das ärztliche Handeln geben könnten … Unsere Forschung hat sich bisher hauptsächlich der Richtung der Degeneration zugewandt. Dass es aber auch … ein allmähliches Verschwinden krankhafter Veranlagung aus den Stammbäumen gibt und geben muß, weil sonst die Menschheit wohl schon völlig degeneriert wäre, das ist bis heute viel weniger verfolgt worden ... heute würden wir ins Uferlose gehen, wenn wir uns für berechtigt hielten, die Minderwertigkeit der Nachkommen Geisteskranker in die Waagschale zu legen, wenn wir uns entschließen müssen, ob eine Schwangerschaftsunterbrechung am Platze ist oder nicht.«

Erschienen ist sein Aufsatz in der *Münchner Medizinischen Wochenschrift*, die von einem fanatischen Unterstützer der Rassenhygienischen Gesellschaft verlegt wurde. Alois Alzheimer hat das gewußt, aber es hat ihn nicht beeindruckt. Wie immer schrieb er nichts gegen seine Überzeugung, und wie immer war seine Überzeugung nicht angelesen, sondern sorgsam abgewogen und jederzeit durch die überprüften Ergebnisse von Experimenten unter der unbestechlichen Linse belegbar. Ein Mann, der das Mikroskop zum Handwerkszeug der Psychiatrie gemacht hat, denke ich mir, hätte einen Platz verdient im Foyer der Max-Planck-Gesellschaft für Psychiatrie. Meinetwegen ganz klein, aber in Sichtweite von Kraepelin. Hat der nicht mal beklagt, daß Alzheimer der »ganzen Politik ablehnend« gegenübergestanden sei?

Übrigens: Wäre Kraepelin nicht nur ein elitärer Nationalist gewesen, sondern ein überzeugter Antisemit, hätte er bei allem Opportunismus nicht die Spende des amerikanischen Juden James Loeb angenommen, die es ihm 1917 möglich machen wird, zwei Jahre nach Alzheimers Tod, die »Deutsche Forschungsanstalt für Psychiatrie« zu gründen. In seinen Erinnerungen umschreibt er ihn allerdings lieber als »einen amerikanischen Herrn«, der ihm eine Million Mark zugesagt habe. Eine Million Mark ist mehr als die Hälfte der Gesamtsumme, die er für sein neues Institut braucht. Seine Kontakte in die USA, wo Wissenschaft schon viel moderner und zweckgebundener betrieben wurde, sind es wohl auch gewesen, die später in den 20er Jahren die Rockefeller-Stiftung zu einer größeren Gabe bewegte.

Die Bezeichnung der Erkenntnisse über präsenilen Altersblödsinn als *Alzheimersche Krankheit* in Kraepelins Standardwerk über die Klinische Psychiatrie läßt sich nicht nur als rein kollegiale Anerkennung deuten. Passender zum Auftreten des Verfassers sind andere Interpretationen: Er hat die Krankheit so benannt, um dem Prager Hirnforscher Pick zuvorzukommen, den er auf ähnlichen Spuren in Hirnwindungen wähnte. Er brauchte eine Art von Modellkrankheit, mit der er in Fachkreisen renommieren konnte, weil der Glanz einer solchen Entdeckung auch auf ihn abstrahlen würde. Seine gelehrten und berufstypisch neidischen Kollegen zweifelten allerdings an der neu entdeckten Krankheit und hielten sie nach wie vor für eine zufällig auftretende Frühform der altbekannten senilen Demenz. Weshalb sie die bei eigenen Arbeiten gar nicht erst erwähnten.

Vielleicht wollte sich Kraepelin aber auch auf kostenneutrale Art bei Alzheimer bedanken, weil der nicht nur im Labor schuftete, sondern zusätzlich die Verwaltung der Klinik übernahm, und dies ebenfalls ohne Bezahlung, wenn Kraepelin auf einer seiner Weltreisen war oder in seinem italienischen Haus an der nächsten Auflage seines Dauerbrenners *Psychiatrie* arbeitete. So betrachtet, sind manche Absätze im Kapitel »Altersblödsinn« von Kraepelin beispielhaft geschickt formuliert. Er verbrämt die Tatsache – allerdings ohne sie zu verschweigen –, daß er sich auf Forschungen seines Assistenten bezieht, aber läßt gleichzeitig durchblicken, wer die eigentliche treibende Kraft, der Denker im Hintergrund war: »... der Tod erfolgte in den von mir beobachteten Fällen durch zufällig hinzutretende Erkrankungen. Der Leichenbefund bietet nach Alzheimers Darstellung Veränderungen dar, die gewissermaßen schwerste Formen der senilen Verödungen darstellen. Die Drusen waren ungemein zahlreich, und fast ein Drittel aller Rindenzellen erschien abgestorben ...« Mit Drusen ist das gemeint, was heute Plaques genannt wird.

Das Münchner Labor des Alois Alzheimer, auf dessen Arbeit solche Beschreibungen beruhen, wird zu einer Wallfahrtsstätte für die Gemeinde der Hirnforscher. Es kommen Mediziner aus vielen Ländern, um bei ihm, dem Experten, sich den letzten Feinschliff geben, den letzten Feinschnitt erklären zu lassen. Unter Alzheimers wißbegierigen Schülern sind später berühmte Wissenschaftler wie Jakob und Creutzfeldt, Perusini und Bonfiglio, Cerletti und Lotmar, Rosenthal und Lewy. Um jeden kümmert sich Alzheimer persönlich und ohne je die Geduld zu verlieren. Er geht von Mikroskop zu Mikroskop und lehrt sie, auf Details zu achten. Denn in denen steckt möglicherweise die eigentliche Erleuchtung, die wesentliche Erkenntnis. Der alte Freund Franz Nissl in seinem Nachruf: »Sein Laboratorium in München genoß Weltruf. Von allen Kulturstaaten strömten zu ihm junge Ärzte. Man kann, um einen Ausdruck Gaupps zu gebrauchen, in der Tat von einer internationalen Arbeiterschar sprechen.«

Auf einem zeitgenössischen Foto ist diese Arbeiterschar zu sehen. Die Pathologen blicken bedeutungsschwer in die Kamera. Einer überragt von der Körpergröße alle, und er lächelt ironisch, als sei die gestellte Situation nicht ganz so ernst zu nehmen. Alzheimer natürlich, wer sonst. Auf diesem Foto dürfte er etwa 45 Jahre alt sein, rechne ich nach, aber er wirkt wie ein älterer würdiger Herr, Mitte sechzig würde man ihn schätzen, kurz vor der Pensionierung stehend. Mir fällt ein Gespräch mit Konrad Maurer ein und sein nur vordergründig seltsam anmutender Satz, daß damals Alter viel älter war als heute und Fünfzigjährige aus dieser Zeit optisch vergleichbar sind mit Siebzigjährigen heute. In Steven Austads Buch *Why We Age* finde ich irgendwann wie zur Bestätigung zwei Porträts der amerikanischen Präsidenten Theodore Roosevelt und Bill Clinton. Beide sind zum Zeitpunkt der Aufnahme 46 Jahre alt. Roosevelt sieht aus wie Clintons Vater.

Gedanken auf dem Bahnsteig vor der Weiterfahrt in die Münchner Vergangenheit: Sind wir am Ende dieses Jahrhunderts, da der Mythos Jugend degeneriert ist zum Jugendwahn, vielleicht die erste Generation, die jung alt wird? Wir heißt: die Nachkriegsgeborenen. Viele aus der Generation vor uns sind jung gestorben auf den Schlachtfeldern des Zweiten Weltkriegs, umgebracht worden in den Konzentrationslagern der Nazis. Sie hatten nie eine Chance, alt zu werden. Die Generation vor dieser verlorenen wiederum scheiterte an den biologischen Umständen, an der geringeren Lebenserwartung. Also könnte es sogar stimmen mit *Forever Young*? Jung alt zu werden aber sagt nichts aus über Lebensqualität, es ist zunächst nur ein Fall für die Statistik.

Zwei banale Beispiele machen das deutlich. In einer amerikanischen Irrenanstalt ist die Lebensdauer von Männern, die kastriert waren, mit der von einer anderen Gruppe verglichen worden, die nicht kastriert wurden. Ergebnis war, daß die Kastrierten vierzehn Jahre länger lebten als die Unkastrierten. Möchte Mann das? Und mal angenommen, es stimmt, was Sportmediziner aus Harvard behaupten: Wer regelmäßig joggt, lebt zwei Jahre länger als all die anderen, die sich an Winston Churchills Motto *NO SPORTS* orientieren. Diese beiden gewonnenen Jahre verbringen sie allerdings, rein rechnerisch, im joggenden Zustand. Ist das erstrebenswert? Bezogen auf Alzheimer: Die jungen Alten fühlen sich körperlich fit, aber ihr Kopf läßt sie im Stich. Es scheint, andere Organe sind für ein höheres Alter besser gerüstet.

Für einen, der sich habilitiert, ist Alzheimer 1904 schon ziemlich alt. Vierzig fast, als er nach vielen Unterbrechungen seine Arbeit abgibt, und damit rund zehn Jahre hinter der Norm, die an deutschen Universitäten gilt. Was wiederum beweist, wie unwichtig ihm ein Titel war, und wie wichtig die praktische Arbeit als Arzt. Von diesen Erfahrungen schreibt er. Er legt histologische Studien zur »Differentialdiagnose der progressiven Paralyse« vor, und vierzehn Tafeln, die seine Experimente belegen, hat er selbst gezeichnet. Die Schrift, die auf Erkenntnissen der 170 Obduktionen von Paralyse-Fällen beruht, ist von beiden Alzheimers verfaßt – dem Pathologen und dem Kliniker. Typisch für die ihm eigene Bescheidenheit, sein Licht unter den Scheffel zu stellen und lieber unsichtbar zu bleiben, ist seine lakonische Bemerkung im Fazit dieser Arbeit, daß pathologische Histologie wohl eine ganz brauchbare Hilfswissenschaft für die Psychiatrie sein könnte. Theorie ist ihm nur dann wesentlich, wenn sie der Praxis dient. Aus dem wissenschaftlichen Assistenten wird nach erfolgreicher Habilitation – Thema: »Histologische Studien zur Differentialdiagnose der progressiven Paralyse« – 1904 der Privatdozent Alois Alzheimer, der an der Universität München Vorlesungen abhält. In gut besetzten Hörsälen, denn es spricht sich herum, daß hier einer präzise sagt, was ist, und nicht in großen Worten beschwört, was sein könnte.

Da er sich zusätzlich um die Verwaltung kümmern muß, um die Organisation der Nervenklinik, immer dann, wenn Kraepelin unterwegs ist, kommt er nie zur Ruhe. Forschen, lehren, Akten lesen. Kollegen zwingen ihn förmlich, wenigstens abends einen Spaziergang zu machen und erst anschließend wieder ins Labor zu gehen. Urlaub nimmt er selten, am liebsten macht er an schönen Tagen Bergwanderungen. Weil man da das beobachten kann, was ihn außer Naturwissenschaft am meisten interessiert: Die Natur selbst. Seine Kinder dürfen ihn begleiten, und wie für seine Schüler hat er Zeit, ihnen alles und in Ruhe zu erklären. Kein Vater, der Geschichten vorliest und Gutenachtgebete spricht, aber einer, der ihnen die Geheimnisse der Schöpfung näherbringt.

Die Arbeitslast bedrückt ihn nicht. Alzheimer ist unermüdlich, er war es in Frankfurt und er ist es in München. Was Wunder, daß er Witwer bleibt. Seine Geliebte ist das Mikroskop. Freund Gaupp liefert die nötigen Fälle, er ihm die nötigen Erkenntnisse. Als Gaupp 1906 nach Tübingen berufen wird, wo Alzheimer ihn erst wieder bei seinem Vortrag über Auguste D. trifft, läßt er sich von Kraepelin sogar überreden, vorübergehend die Stelle des Oberarztes und stellvertretenden Direktors an der Klinik in der Nußbaumstraße zu übernehmen. Andere würden dies als Karrieresprung betrachten, er sieht darin eine eher lästige Pflicht. Das Gehalt, das es jetzt gibt, braucht er nicht. Alzheimers Bedingung: Es muß sobald wie möglich ein anderer Oberarzt gefunden werden. Die Suche soll drei Jahre dauern. Der Mann, der nicht nein sagen konnte, wenn es um Mehrarbeit ging, wird erst danach aktiv in der neuen *Zeitschrift für die gesamte Neurologie und Psychiatrie*, die ab 1910 erscheint. Dem Verleger Julius Springer ist kein besserer eingefallen als Alzheimer, aber das spricht für Springer. Es gab keinen besseren als Alzheimer, und weil der inzwischen ein außerordentlicher Professor geworden ist, macht sich dieser Titel auch im Impressum gut. Professor Max Lewandowski und Professor Alois Alzheimer sind die beiden Herausgeber.

Alzheimer wird im ersten Leitartikel programmatisch, ganz gegen seine sonstige Art: Erst wenn eine Krankheit »richtig umzäunt« ist, übrigens ein sprachlich schönes Bild für einen so amusischen Mediziner, könne man das Feld urbar machen, Einzelheiten ausbauen, Fälle ordnen und gruppieren. Schluß also mit dem »elegischen Klagen« über Verrückte. Nur Histologie, Kenntnis vom feinen Gewebe der Organe, schärft das Auge, ermöglicht die Diagnose. Das riecht nach Arbeit. Nach Handwerk. Gut so. Zugleich aber warnt Alzheimer, daß es noch lange dauern werde, bevor man etwas Genaues weiß von zum Beispiel Idiotie. Nach wie vor sei der Krankheitsprozeß, der die geistige Schwäche verursache, erst unter dem Mikroskop zu erkennen: Herderkrankungen, Veränderungen in der Hirnrinde. Was er nicht weiß, stellt er in Frage, aber so, daß jeder beim Lesen merkt, mit einfachen Antworten wird sich Alois Alzheimer nicht zufriedengeben: Wie entstehen eigentlich organische Seelenstörungen? Und: Ist präsenile Demenz heilbar?

Zumindest eine Frage will ich weitergeben. Im Foyer des Max-Planck-Instituts für Psychiatrie wende ich Kraepelin den Rücken zu und gehe zwei Treppen höher. In eine andere Zeit, aber ich bin inzwischen daran gewöhnt auf meiner Reise, manchmal in der Zukunft mehr über die Vergangenheit zu erfahren als im Archiv.

Da oben sitzt der Privatdozent Dr. Christian Behl. Er forscht in Sachen Neurodegeneration, Verminderung von Nervenzellen, und der Biologe schüttelt den Kopf, nein, präsenile Demenz ist nicht heilbar. Im Sinne der Alzheimerschen Forderung nach Urbarmachung des Feldes, Erkennen der Symptome, ist heute die Bezeichnung senile Demenz der medizinisch genaue Begriff für die Krankheit. Senile Demenz ist ein unumkehrbarer Prozeß, eine krankhafte Veränderung der Nervenzellen, eindeutiger Risikofaktor für diese Veränderung ist schlicht und einfach das Alter, denn fast alle Fälle betreffen, wie statistisch belegt, Menschen über 65. Logisch, daß man gegen das Risiko, alt zu werden, nichts machen kann. Außer früh zu sterben, aber daran sind die wenigsten interessiert. Häufigste Form von seniler Demenz ist die Alzheimersche Krankheit. Nicht heilbar. Mehr noch: Wir sind neunzig Jahre nach Alzheimers Entdeckung nicht viel weiter, als der damals schon war. Das kann man so interpretieren, daß er einfach ein genialer Pathologe und Diagnostiker war und seiner Zeit voraus. Oder auch so, daß uns kein Durchbruch, nichts Entscheidendes gelungen ist. Wir suchen zum Beispiel immer noch nach einem Enzym, das in der Lage ist, diesen entzündlichen Vorgang im Gehirn zu hemmen.

Behl hat einen kleinen Schritt getan und erkundet, welchen Einfluß Vitamin-E-Präparate auf die zerstörerische Wirkung von Amyloid-Plaques haben können. Es ist kein Heilmittel, sonst könnte man es zum Beispiel ja bei Erkältungen einfach als Medikament einsetzen und aus der Husten. Aber es unterstützt, wie man weiß, das Immunsystem des Körpers, seine Abwehrkräfte. Versuche mit Mäusen und mit Ratten und Versuche mit gezüchteten Zellen haben ergeben, daß ein toxischer Prozeß, und die Alzheimer-Krankheit ist ein toxischer Prozeß, eine Art von Vergiftung im Gehirn, unter dem Einfluß von Vitamin E gebremst werden kann. Vitamin E in die Gehirne von transgenen Mäusen injiziert hatte den Effekt, daß die, nach unserer Zeitrechnung – denn eine Maus beißt höchstens drei Jahre einen Faden ab – Jahrzehnte später Plaques bildeten und an der Alzheimerschen Krankheit verödeten. Diese Ergebnisse sind wegen der verschiedenen Lebensverweilzeiten nicht übertragbar. Der Mensch hat inzwischen durchschnittlich sogar mehr als die in der Bibel versprochenen siebzig Jahre.

Eine Untersuchung von 341 Alzheimer-Patienten, alle im zweiten Stadium der Krankheit, des National Institute on Aging in Bethesda, Maryland bleibt deshalb vage: Bei denen, die hohe tägliche Dosen von Vitamin E bekommen haben, war eine Besserung in den Aktivitäten des täglichen Lebens festzustellen. Möglich scheint folgende Vermutung: Vitamin E, in hohen Dosen eingenommen, kann davor schützen, daß Zellen in einer atemberaubend schnellen Kaskade sterben. Konkretes Ergebnis einer anderen Studie, an der Columbia University in New York: Zwei Jahre lang wurden Alzheimer-Patienten beobachtet, die mit Vitamin E behandelt wurden, und verglichen mit anderen, die ein Placebo bekommen hatten. Placebo heißt übersetzt »Ich werde gefallen«, abgeleitet vom lateinischen Verb *placere*. Placebos werden deshalb Medikamente genannt, die aus Gefälligkeit verabreicht werden. Also keinen therapeutischen Nutzen haben. Die Vitamin-E-Probanden kamen acht Monate später auf die Pflegestation als die Unbehandelten. An der Krankheit an sich hat sich aber nichts geändert. Nur an der Lebensqualität bis zum Tod.

Nur? Ist es aus ethischen Gründen angesichts solcher winzigen, aber spürbaren Fortschritte überhaupt noch erlaubt, Studien mit Placebos durchzuführen? An sich nicht, bestätigen mir alle, die ich dazu noch befragen werde, Beyreuther stellt sogar apodiktisch fest, wir wissen zu viel, um Placebo-Experimente noch verantworten zu können, aber zu viele betonen mir in ihrer Antwort die beiden Wörter an sich, und das übersetze ich dann mit Nein, aber ... Behl sagt, er kenne Beispiele von Patienten, die eindeutig mit Placebos behandelt worden sind, mit einer medikamentösen Nullnummer, aber nach einer gewissen Zeit dennoch Fortschritte im Erscheinungsbild ihrer Krankheit gezeigt hätten. Solche Phänomene sind auch aus der Krebsforschung bekannt, und immer wieder gern erzählt wird der Fall jenes Amerikaners, der einen bösartigen Tumor im Gehirn und nur noch kurze Zeit zu leben hatte. In einer zweiten Untersuchung stellten Ärzte fest, daß die erste Diagnose falsch war, er sei gesund. Der Tumor verschwand nach einigen Wochen. Als schließlich das ursprüngliche Urteil doch bestätigt wurde, tauchte der Tumor nach einiger Zeit erneut auf. Der Mann starb.

Eine naheliegende Vermutung, man müsse nur genügend Vitamin E zu sich nehmen, um gegen die Alzheimer-Krankheit geschützt zu sein, ist so nicht wahr. Sonst würde es theoretisch ja eine mögliche Therapie sein, einfach alle Gesunden prophylaktisch mit täglich 1000 Vitamin-E-Einheiten zu füttern. Aber erstens, erwidert Behl, ist Vitamin E kein Heilmittel, es kann nur dabei helfen, daß sich der von Proteinklumpen verursachte Zellentod verlangsamt. Zweitens wissen wir viel zu wenig über das, was da eigentlich geschieht. Wir reden, wenn wir denn von einer Wirkung reden, von einstelligen Prozentzahlen, eher weniger als zwei Prozent meßbarer Verbesserung und von Heilung oder Verhinderung des Ausbruchs der Krankheit natürlich erst recht nicht. Welcher Pharmakonzern würde kostspielige Forschungen bezahlen, als deren Ergebnis herauskommen könnte, das alte, längst im Handel befindliche und preiswerte Vitamin E ist die einzige billige Lösung für die nächsten Jahre, bevor eventuell mit einem teuren Mittel ein Therapiedurchbruch gelingt?

Ich frage ihn nach einem anderen sogenannten Wundermittel, das in allen Berichten über die Alzheimersche Krankheit immer wieder auftaucht und in regelmäßigen Abständen als Durchbruch gefeiert wird, bevor man dann lange nichts mehr hört: Ginkgo-Extrakt. Aus den Blättern der Heilpflanze wird ein durchblutungsfördernder Saft gewonnen, und da liegt es nahe, den gegen die Staus im Gehirn einzusetzen. Ginkgo soll angeblich helfen gegen milde Formen von Gedächtnisschwäche und gegen beginnende Atherosklerose, und alles das paßt auf das allererste Stadium der Alzheimerschen Krankheit. Ginkgo hat zumindest etwas gegen die Freien Radikale und versucht, die zu fangen. Es gibt Untersuchungen, nach denen im alltäglichen Verhalten von Demenz-Kranken tatsächlich Änderungen festzustellen waren bei regelmäßiger Einnahme von Ginkgo-Präparaten. Aber ihre Erkrankung wurde nicht gestoppt. Behl läßt dennoch Ginkgo gelten wie Vitamin E, gerade weil der große Durchbruch in Sachen Alzheimer in so weiter Ferne zu sein scheint. Professor Hanns Hippius lobt ebenfalls Vitamin E und Ginkgo, da man noch längst nicht alles weiß über die Ursachen des Vergessens und diese kleinen Schritte bei der Ursachenbekämpfung dem Grundlagenforscher zwar lächerlich erscheinen, für den Kliniker aber augenfällige Verbesserungen bedeuten. Alexander Kurz schließt sich an, und auch bei ihm ist die Begründung einfach, er kenne derzeit nichts Besseres als diese Hausmittel. Solange kein Medikament gegen die Ursache erfunden ist, muß man die Wirkungen versuchen einzudämmen. Er erzählt von einem Kollegen, den er bei einem Alzheimer-Kongreß in Indien kennengelernt hat. Der setzt einen Pflanzenextrakt, an sich nur bei der Ayur-Veda-Behandlung verwendet, bei einzelnen Alzheimer-Patienten ein. Ergebnis: Stillstand der Erkrankung für fast ein Jahr.

Viele Demenzforscher nehmen täglich hohe Dosen von Vitamin E zu sich, und das würden sie wohl nicht tun, wenn es keinen therapeutischen Effekt hätte. Seitdem ich das erfahren habe, ist auch meine tägliche Vitaminzufuhr höher geworden. Falls es nichts nützt, lautet ein weiser Spruch, wird es auch nicht schaden, und vielleicht versetzt der Glaube ja Cholesterin-Berge? Professor Joachim Bauer von der Psychiatrischen Universitätsklinik in Freiburg hält nichts von den »Radikale-Fängern« Vitamin E und Ginkgo, die Beweise für deren mögliche Wirkungen sind ihm, wie er schreibt, zu dünn. Die Verordnung von Ginkgo-Präparaten ergibt für ihn »wenig Sinn«, weil er nicht an die Wirksamkeit solcher Substanzen glaubt. Zwar gibt er zu, daß eine der »möglichen Ursachen« für Schädigungen der Zellmembranen der Einfluß der Freien Radikale ist, aber auch hier scheint ihm die Verabreichung von Schutzfaktoren wie Vitamin E nicht gerade der Königsweg zu sein. Und Präparate, um den Botenstoff Glutamat zu steuern? Ein Neurotransmitter, der zum Beispiel bei Schlaganfällen zur Überproduktion neigt und dann giftig wirkt? Höchst umstritten, denn falsche Dosierung von Glukose läßt Neurofibrillenbündel wachsen, die faserigen Todesboten ohne Kopf. Bauer will lieber mehr darüber wissen, was der körpereigene Immunstoff Interleukin in Alzheimer-Hirnen anrichtet oder nicht mehr anrichtet und was man damit machen kann. Das wiederum wollen andere gar nicht wissen, denn das halten sie für einen glatten Irrweg und deshalb für Zeitverschwendung.

Vitamin E und Ginkgo-Extrakt treten tapfer an gegen Freie Radikale im Gehirn, das wenigstens steht fest. Sie gelten als *scavenger*, wie das in amerikanischen Forschungsberichten bezeichnet wird, als Aasfresser. Sie machen sich an die verklumpten Grabsteine und versuchen, die zu plündern, auszurotten, *to scavenge them*. So deutlich drücken die sich drüben aus, weil die möglichen Sponsoren für weitere Forschungen plastische Bilder lieben, die sie verstehen können. Freie Radikale sind, das weiß ich inzwischen, unbeständige Moleküle, eben freie Radikale, die aber stets bestrebt sind, sich zu beständigen Molekülen zu ergänzen. Sauerstoffatome treten normalerweise paarweise auf. Fälschlicherweise mit einem zusätzlichen Elektron beladen, degeneriert Sauerstoff allerdings zu einem der Freien Radikale und zerstört andere lebensnotwendige Moleküle, außer den Proteinen manchmal sogar die Erbsubstanz DNA. Die Kraftwerke in den Zellen, die für die Zellatmung zuständigen Mitochondrien, die für deren Funktionen fast neunzig Prozent der nötigen Energie liefern, haben zwar ein eigenes DNA, aber keinen speziellen Schutz durch Proteine. Sie sind wehrlos den radikalen Angreifern ausgeliefert. Die wollen die Herrschaft übernehmen, eine feste Bande bilden, was übersetzt bedeutet: Außen- und Innenmembranen von Zellen verletzen, bis die Zellen zerfallen. Proteine in- und außerhalb der Zellen schädigen. Die Menge der hergestellten Proteine durch Angriffe auf die Chromosomen steuern. Im ganzen Körper, nicht nur im Gehirn. Dort vor allem die Fettverarbeitung blockieren und sich mit anderen Fett-Schlimmfingern in Klumpen ballen. Diese Abfallprodukte können irgendwann nicht mehr abtransportiert werden, habe ich schon lange begriffen, und das war es dann da oben. Aus.

Viele Wissenschaftler wären wahrscheinlich bei meiner Vereinfachung von komplizierten Vorgängen entsetzt. Christian Behl weiß, was ich meine, und bleibt gelassen. Er hat im kalifornischen Salk Institute gearbeitet, das ich von einer virtuellen Reise kenne, als im Internet die Regeneration totgeglaubter Hirnregionen vermeldet wurde. Gemeinsam mit drei

Kollegen hat Behl dort 1994 über Amyloid Beta Protein (ABP) und Nervenzellen und Freie Radikale geforscht. ABP ist die Substanz der Plaques und vergiftet die Nervenzellen, weil die in einem fehlgesteuerten Stoffwechselprozeß angeregt werden, die sie selbst zerstörenden Freien Radikale zu produzieren. Ergebnis, siehe oben, Zellmembran geschädigt, zerfallen. Diesen Schaden nannten die Wissenschaftler *oxidative damage*, einen Schaden, der aus der Verbindung von Sauerstoff mit chemischen Grundstoffen entsteht. Vitamin E wiederum, das sie *in vitro* testeten, greift diese Freien Radikale an. Macht das, was die eigentlich zuständigen Enzyme nicht mehr oder falsch machen. *The antioxydant and free radical scavenger vitamin E inhibits ABP induced cell death,* es hemmt also den durch Amyloid Beta Protein verursachten Zelltod. Im Rahmen seiner beschränkten Möglichkeiten als fettlösende Substanz fängt es sich ein paar Radikale. Die eigentliche Lösung könnte sein, ein Enzym künstlich herzustellen, das den toxischen Prozeß der Plaquebildung stoppt, eine Anhäufung von Grabsteinen im Gehirn gar nicht erst zuläßt. Vitamin E stärkt nur das Immunsystem.

Was Christian Behl nach seiner Rückkehr aus den USA betreibt, ist eine Art von präklinischer Forschung auf dem Gebiet der molekularen und zellulären Neurobiologie. Ein Schwerpunkt der Arbeit ist die Suche nach Streßfaktoren, die am Ausbruch der Alzheimerschen Krankheit beteiligt sind. Unter großem Streß, zugegeben: wiederum vereinfacht dargestellt von mir, entwickeln sich mehr Freie Radikale als normal. Was die anstellen, ist bekannt. Behl ist Teil eines Netzwerks von Klinikern, Pharmakologen und Grundlagenforschern, die sich regelmäßig über den Stand ihrer Dinge austauschen. Sie haben keine Geheimnisse voreinander, alle suchen gemeinsam nach einer Lösung.

Ganz in der Tradition Alzheimers.

Der hat wahrscheinlich noch lange geglaubt, an Hand der von ihm untersuchten Erkrankungen von Auguste D. und Johann F. einer ganz neuen Krankheit, der präsenilen Demenz auf der Spur zu sein. Hat geglaubt, daß die sich wesentlich von der senilen Demenz unterschied, weil die Patienten verhältnismäßig jung waren. Bis er in seinem berühmten Aufsatz »Über eigenartige Krankheitsfälle des späteren Alters« auch mit Hinweis auf die Arbeiten einiger Kollegen wie Perusini und Fischer bekannte: »So scheinen also mannigfache Brücken zwischen diesen präsenilen Erkrankungen und den typischen Fällen der senilen Demenz vorzukommen. Gleiche Krankheitsfälle kommen offenbar auch im vorgeschrittenen Senium vor, es ist also keine lediglich präsenile Erkrankung. So scheint wirklich kein stichhaltiger Grund vorhanden, diese Fälle als durch einen besonderen Krankheitsprozeß verursacht zu betrachten. Es sind senile Psychosen, atypische Formen der senilen Demenz. Jedenfalls aber nehmen sie eine gewisse Sonderstellung ein, so daß man sie kennen muß, um sich ... vor Fehldiagnosen zu bewahren.«

Der Aufsatz erscheint 1911. Alzheimer lebt seit acht Jahren in München und er wird noch zehn Monate bleiben. Die Zeit in München sollte Kraepelin in seinem Nachruf auf Alzheimer als »dessen beste« bezeichnen und sich sogar nicht entsagen zu behaupten, danach habe es für Alzheimer nur noch bergab gehen können. Was wollte der denn mehr als ein so großartiges Labor? Anerkennung als außerordentlicher Professor? Ein Haus am See? Er wollte mehr als alles: Eines Tages geht Alois Alzheimer nicht wie üblich die paar Schritte in seine Klinik, sondern läßt sich zum Münchner Hauptbahnhof fahren. Besteigt einen Zug nach Berlin. Dort wartet Geheimrat Elster auf ihn. Der preußische Beamte macht ihm ein Angebot, bei dem der Wissenschaftler nicht nein sagen kann.

Ein Nein allerdings hätte ihn länger leben lassen.

6. Kapitel

Eigentlich will ich in das Haus, in dem Alois Alzheimer gestorben ist. Auenstraße 42 in Wroclaw, hundert Meter neben dem rotgeziegelten Krankenhaus, schräg gegenüber der Kirche zu Ehren des heiligen Laurentius. Die Tafel zum Gedenken an den »großen Wissenschaftler, Pathologen, Psychiater« ist beim Blick über den Zaun schwer zu lesen. Auf der anderen Straßenseite stehen dick vermummte Frauen, die für ein paar Złoty Blumen verkaufen. Anna begleitet mich, die kluge junge Studentin, die an der hiesigen Universität Germanistik studiert. Ohne sie würde ich in Polen auf den Spuren Alzheimers nichts verstehen, denn man spricht nicht mehr unbedingt deutsch im ehemaligen Breslau. Hauptsächlich in Touristengruppen vor dem so perfekt restaurierten Rathaus auf dem Ring. In deren Nähe spreche ich lieber nicht deutsch, weil alte Männer und fette Witwen jedem, der das nicht hören will, davon erzählen, wie schön es mal war, als dies alles hier noch ihnen gehört habe. Solche Rentnerbanden kommen regelmäßig per Bus aus dem nahen deutschen Osten, und für das, wofür sie hier den ganzen Tag essen und trinken können, bekommen sie in der Heimat allenfalls noch fünf Brötchen. Die Grenze ist nicht weit. Immerhin: Eine Grenze.

Aus dem Gebäude dringt fröhliches Geschrei. Ein Kindergarten. Endlich mal kein Friedhof. Den sieht man zwar nicht, widerspricht Anna, aber es gibt ihn, die Gräber liegen gleich hinter der Kirche. Wollen Sie da hin? Nein, erst einmal lasse ich die Toten ruhen. Vor ein paar Minuten ist Annas Bitte, geäußert über die Gegensprechanlage, kurz durch die Räume gehen zu dürfen, in denen einst ein gewisser Alzheimer lebte und auch seine Praxis hatte, abschlägig beschieden worden. Dies ist ein staatlicher Kinderhort, ohne Genehmigung geht gar nichts, und eine Genehmigung ist schriftlich im weit entfernten Warschau zu beantragen. Es werden nur Eltern eingelassen, die nachmittags ihre Kleinen abholen.

Ich erkläre Anna, daß sie schwanger ist und ich der Vater ihres künftigen Kindes bin. Sie hält mich für irre, denn sie hat mich erst am gestrigen Vormittag auf dem Bahnhof abgeholt, und schaut fassungslos. Eine junge Frau geht an uns vorbei und klingelt. Offensichtlich eine Mutter, die zu ihrem Kind will. Die Tür öffnet sich. Bevor sie wieder zufällt, halten wir sie fest und treten ein. Ich nicke Anna aufmunternd zu, und sie erzählt anfangs stockend, dann hastig, der Heimleiterin von unserem Wunsch, jetzt schon den Kindergarten anschauen zu dürfen, in dem unser Baby mal spielen soll. So viel Weitsicht freut die Frau. Es fällt ihr deshalb nicht auf, daß die angeblich Schwangere bei dieser Geschichte errötet, sie wundert sich auch nicht, warum Anna mir alles übersetzen muß. Wie bei einer Museumsführung geht sie mit uns durch das Haus.

Sie spricht von kindergerechter Umgebung, ich habe Alzheimer im Kopf: Die beiden größten Räume im Erdgeschoß, verbunden durch eine Schiebetür, sind im Grundriß noch unverändert, zwei Zimmer, in denen der Psychiater seine Privatpraxis hatte und drei Jahre lang täglich außer Mittwoch und Sonnabend von 4 bis 5 Uhr Patienten empfing. An diesen Tagen hat er, wie ich in einem Faltblatt des ehemaligen Vereins Breslauer Ärzte gelesen habe, jeweils zwei Stunden lang, nach Voranmeldung unter seiner Telefonnummer 4335, umsonst diejenigen Kranken behandelt, die sich einen Arztbesuch nicht hätten leisten können. »Unentgeltliche Sprechstunden für Unbemittelte« hieß die Einrichtung im damaligen Gesundheitssystem, und die ist üblich bei allen Krankheiten, nicht nur bei denen des Geistes.

Im Eingang und im Flur des Kinderhorts auffällig massive Holzdecken, für Jahrhunderte gebaut, allerdings friedliche Jahrhunderte. In anderen Etagen drücken schwere Balken aufs Gemüt. Ab und an glänzt neben abgetretenem Teppich noch Kiefernholzboden hervor. Der Blick aus einem Wintergarten, in dem viele kleine Bettchen stehen, weil dort regelmäßig Mittagsschlaf angesagt ist für die Kinder, geht auf eine große Wiese, auf Sträucher und Gemüsebeete. Rechts das Klinikgelände, weiter hinten ein Spielplatz. Den gab es schon vor neunzig Jahren, das habe ich in den Bauplänen gesehen. Bis 1945 haben hier Alzheimers Nachfolger gewohnt, die jeweiligen Direktoren der Psychiatrischen Universitätsklinik, in der Nachkriegszeit waren Zwangseinweisungen normal, jeder einzelne Raum von vielen Menschen belegt. Seit fünfundvierzig Jahren ist das Haus staatlicher Kindergarten und nach und nach auf die Bedürfnisse seiner neuen Bewohner hin – Spielräume, Schlafzimmer, Küchen – umgestaltet worden, bis nichts mehr an frühere Zeiten erinnerte.

Im ersten und zweiten Stock wohnte einst Alois Alzheimer mit seiner Familie. Sie hatten weniger Platz als in München, aber es reichte. So bröckelnd wie jetzt ist die Umgebung damals noch nicht gewesen, der große Park mit der Jahrhunderthalle und den an seinem Rand wie Perlen aufgereihten hochherrschaftlichen Villen lag in unverbauter Sichtweite. Zwar kein Vergleich mit dem großbürgerlichen Ambiente in der Münchner Rückertstraße und der weiß-blauen Leichtigkeit des Seins in Weßling. Provinz halt, schwerblütiges Schlesien. Immerhin aber hatte das Haus diesen großen Garten und zwei riesige Balkone, und in der ausgebauten Dachschräge könnte Alzheimer sogar sein privates Labor eingerichtet haben. Das weiß ich natürlich nicht, ich stelle es mir nur vor.

Zur täglichen Arbeit muß er nur zwei Minuten gehen. Die Königliche Psychiatrische und Nervenklinik der Universität

Breslau, deren Chef Alzheimer im Spätsommer 1912 wird, ist sechs Jahre zuvor eingeweiht worden, die Baukosten von insgesamt 862650 Mark – davon genau 58000 Mark für das Wohnhaus des Direktors, in dem ich gerade wieder die Treppen hinuntersteige – wurden aus einem Fonds bestritten, in den die Franzosen nach dem verlorenen Krieg 1870/71 Reparationen für das Deutsche Reich einzahlen mußten. Man könnte durchaus behaupten, daß Frankreich der eigentliche Bauherr der Klinik ist.

Vom ursprünglichen Gebäudekomplex stehen nur noch kleinere Hausreste, alles andere ist bei der mörderischen Schlacht um Breslau 1945 zerstört und danach, allerdings den Originalplänen folgend, mit billigerem Material wieder aufgebaut worden. Wir machen die paar Schritte rüber zur Auenstraße 44. An den berühmten einstigen Chefarzt Alois Alzheimer erinnert nichts in der heutigen Poliklinik, aber vielleicht gibt es einen vergessenen Keller mit einer verstaubten Kiste? Die Direktorin, eine freundliche Ärztin, die sich Zeit nimmt für uns, erzählt von ihren Kontakten zu Krebsmedizinern in Europa. Wroclaw ist nicht mehr am Ende der Welt, sondern mittendrin, endlich gehören die Polen wieder dazu. Ach wirklich, fragt sie, Alzheimer war mal Chef der Klinik? Der berühmte Alzheimer? Sie bedauert, nein, es gibt kein Archiv mehr aus früheren Zeiten. Alles verbrannt, alles vernichtet. Die Deutschen, Entschuldigung …

Ich wehre ihre Entschuldigung ab, mit diesen Deutschen habe ich ja nichts zu tun. Deutsche also haben vor dem Abzug aus ihrer Festung Breslau jede Menge Ordner und Akten und Dokumente, darunter auch wertvolle alte Schriften aus dem Universitätsarchiv, auf die Straße geworfen. Da sie es nicht mitnehmen konnten, sollten wenigstens die Polen und die anrückenden Russen nichts davon haben. Ein alter Kollege hat ihr mal erzählt, daß die Auenstraße voller Papier aus der Klinikverwaltung und Akten aus den Kellern gelegen habe. Das habe die Nachbarn gefreut. Sie hatten Material für ihre Öfen.

Von Alzheimer selbst dürfte, wenn überhaupt, außer Krankenblättern von Patienten nichts dabeigewesen sein. Seine älteste Tochter Gertrud hat in der Familie nie von persönlichen oder wissenschaftlichen Aufzeichnungen berichtet, ihr Mann Georg Stertz, Hildegard Koeppens Vater, ebensowenig, und der hätte bestimmt etwas gewußt. Oder etwas gesagt, als nach dem Tod des Psychiaters in vielen kollegialen Nachrufen voller Bedauern darüber geklagt wurde, man werde das von Alzheimer versprochene Grundsatzwerk über die Anatomie der Geisteskrankheiten nie mehr lesen können, allenfalls in Bruchstücken. Es habe kurz vor der Vollendung gestanden, aber der Tod sei schneller gewesen. Georg Stertz war später nicht nur der Schwiegersohn von Alois Alzheimer, sondern anfangs auch für ein Jahresgehalt von 2200 Mark sein Oberarzt an der Breslauer Klinik und sein Stellvertreter, zuständig für achtzig Betten. In der Klinikbeschreibung: 26 für zu beobachtende Fälle, 26 Betten für ruhige Kranke und 28 für unruhige Kranke. Alzheimers Schwester Elisabeth, die ihn um mehr als fünf Jahrzehnte überleben wird, die von allen respektierte Tante Maja, hat ebenfalls nie erwähnt, daß ihr Bruder Schriftliches hinterlassen hat.

Die ersten Beurteilungen, die das Preußische Kultusministerium im Juni 1912 über Alzheimer in München einholt, klingen ermutigend. Scheint der richtige Mann für den Posten in Schlesien zu sein. Professor Friedrich von Müller, Bavariaring 47 in München, schreibt in seinem Gutachten, daß Alzheimer ein ganz hervorragender Lehrer der klinischen Psychiatrie sei, es besonders verstehe, mit psychisch Kranken umzugehen und Diagnosen zu erstellen. Vor allem die Studenten seien von ihm begeistert. »Ich selbst habe Alzheimer zweimal vortragen hören und erinnere mich speziell zweier ausgezeichneter Vorträge über Hysterie und über die Differentialdiagnose der Atherosklerose des Gehirns. Als Mensch und Charakter erfreut sich Alzheimer hier in München der allgemeinen Hochachtung.« Am Schluß drückt der Kollege noch seine tiefe Verwunderung darüber aus, warum »Alzheimer bislang immer übergangen wurde«, wenn es um Berufungen auf einen Lehrstuhl für Psychiatrie ging. Das hat nicht nur ihn gewundert.

Die Herren der medizinischen Fakultät vor Ort, die in der Psychiatrie als »Breslauer Schule« einen gewissen Ruf hatte, wußten ebenfalls sehr genau, warum sie Alzheimer als Nachfolger des berühmten Professors Karl Bonhoeffer vorschlugen: »Er ist als Histopathologe des Gehirns eine anerkannte Autorität ersten Ranges und hat mit großem Erfolge die organischen Psychosen, Paralyse, Hirnlues, Atherosklerose und Epilepsie bearbeitet. Der Wert seiner histopathologischen Arbeiten liegt nicht in letzter Linie darin, daß Alzheimer stets die Beziehung zur Klinik und zur klinischen Diagnostik in den Vordergrund stellt.« Kein Wort von seiner herausragenden Leistung, der Entdeckung jener eigenartigen Krankheiten des Alters, jener Veränderung im Gehirn. Was unterstreicht, wie unwesentlich angesichts nicht so großer Lebenserwartung der seltene Hirnschwund namens Alzheimer damals allen Wissenschaftlern erschien.

Diese Aufzeichnungen und Notizen und Gutachten habe ich, bevor ich mit dem Zug weiterfuhr Richtung Polen, im Geheimen Staatsarchiv Preußischer Kulturbesitz in Berlin gefunden, wo viele schriftlich festgehaltene Schätze liegen, unter anderem Personalakten von allen Universitäten auf ehemals preußischem Gebiet. Also auch aus Breslau. Ein einziger einsamer Nach-Forscher hatte sich, laut Eintrag, vor mir dort kundig gemacht, der Doktorand Thorsten Thalmann aus Alzheimers Geburtsort Marktbreit.

In einer Vereinbarung ist Alzheimers Gehalt für die ordentliche Professur in der Medizinischen Fakultät der Schlesischen Friedrich-Wilhelm-Universität in Breslau festgehalten, die er am 15. August einnehmen soll: 4200 M nebst freier Dienstwohnung. Sein Nachfolger Bumke wird mehr als das Doppelte verlangen und bekommen, 8600 Goldmark. Für »beschleunigte Umzugskosten« von München nach Breslau erhält Alzheimer, »sofort zahlbar nach seinem Eintreffen in Breslau«, 1500 M. Die allerdings muß er, falls er in den ersten drei Jahren nach seiner jetzigen Berufung einen Ruf an eine andere Universität annimmt, zurückbezahlen. Damit ist er einverstanden, er neigt nicht zu den üblichen akademischen

Wechselschritten, mit denen sich die Herren Dozenten und Professoren gegenseitig nach oben berufen. In Punkt 2 wird außerdem bestimmt, daß ihm »in dieser Stellung die Verpflichtung obliegen wird, die Geistes- und Nervenkrankheiten in ihrem gesamtem Umfang in klinischen und theoretischen Vorlesungen zu vertreten, zugleich wird derselbe zum Direktor der Psychiatrischen und Nervenklinik bestellt werden«. Unterschrieben ist das Dokument, vorbehaltlich der Zustimmung Seiner Exzellenz des Herrn Ministers Trott zu Solz, von den beiden Gesprächspartnern Alzheimer und Elster.

Sogar die Notiz über die Spesen Alzheimers, der im Frühsommer 1912 diskret nach Berlin gekommen war, um über die materiellen Bedingungen für die neue Aufgabe zu verhandeln, finde ich noch in einer anderen unberührten und verstaubten Akte. Was hatte der japanische Neurologe an seine Kollegen in München geschrieben, als er sie bat, in die Keller des ehemaligen Alzheimer-Labors zu steigen? Nichts kommt weg bei den Deutschen, alles wird bei denen aufbewahrt. In diesem Fall der Vermerk des zuständigen Geheimrats Elster: »Bitte Reisekosten für Prof. Alzheimer einzureichen für Reise von München nach Berlin, von Berlin nach Breslau, Breslau–Berlin zurück München 16.–20. Juni 1912. Kosten betragen 250 Mark.« Eine Visitenkarte liegt dabei: Dr. med. A. Alzheimer, a. o. Professor an der Universität, Rückertstraße 1, und an den die schriftliche Zusicherung, daß »Ihnen die Spesen durch die Königliche Universitätskasse auf dem Postweg« übermittelt werden.

Warum eigentlich hätte er länger gelebt, falls er in Bayern geblieben wäre? Weil bei Alzheimer auf der zweiten Fahrt nach Breslau, knapp sechs Wochen später, als es schon soweit war mit dem Umzug, die Krankheit ausbrach, an deren Folgen er sterben würde. Es fing an mit einer eitrigen Halsentzündung, aber da die nicht sofort und richtig bekämpft wurde – und womit auch? –, schlug ihm der Abszeß aufs Herz. So habe ich es mir von Fachleuten erklären lassen. Manche meinten, daß er sich diese Tonsillitis schon vorher in München geholt haben könnte, andererseits wäre da eine Behandlung in vertrauter Umgebung und von entsprechenden Fachkollegen erfolgreich gewesen. Er kommt auf jeden Fall krank an in der fremden Stadt. Vom Bahnhof in Breslau aus ist er zu einer Untersuchung ins Südsanatorium gefahren oder ins Prinz-Heinrich-Sanatorium in der Viktoriastraße 107. Das ist nicht mehr zu recherchieren, als ich auf Alzheimers Spuren Wroclaw erreiche, sechsundachtzig Jahre nach ihm. Haben sie ihn gleich dabehalten? Hat er wegen seiner akuten Erkrankung statt wie geplant am 15. August 1912 deshalb erst später mit der Arbeit beginnen können? Oder hat er nur korrekterweise warten wollen, bis seine »ganz ergebenste Bitte« um Entlassung aus dem Dienst in München von Prinzregent Luitpold auch offiziell genehmigt war? Am 22. August trifft die Benachrichtigung in Breslau ein.

Wahrscheinlich hat Alzheimer als Folge der ursprünglichen Infektion an einer dann chronischen Entzündung der Herzinnenhaut gelitten, einer *Endokarditis lenta*, ausgelöst durch Bakterien. Die verläuft schubweise, manchmal behindert sie den Patienten lange nicht, dann wieder gibt es Anfälle von Fieber und Mattigkeit. Mit Penicillin hätte er geheilt werden können, aber es war noch nicht erfunden. Daß keine Ankündigungen des neuen Ordinarius im Vorlesungsverzeichnis des Wintersemesters zu finden sind, hat allerdings nichts mit dessen Krankheit zu tun. Zu überraschend kam die Berufung, um den Studenten noch vor Druckschluß die genauen Titel und Termine der Alzheimerschen Übungen in Anatomie, Pathologie und Histologie mitteilen zu können.

An die ferne Oder wird er begleitet von seiner Schwester Elisabeth, die ihm weiterhin den Haushalt führen wird, und von Gertrud und Maria, seinen mittlerweile 17- und zwölfjährigen Töchtern. Gertrud macht noch einen Abstecher zu einer Art Hauswirtschaftsschule in Baden-Baden, bevor sie endgültig nach Breslau zieht. Nur der Sohn bleibt in Bayern. Hans ist sechzehn, sein Vater hat ihn auf das Internat des Benediktinerklosters Ettal geschickt, und dort wird Hans die nächsten beiden Jahre bleiben, bevor er sich noch vor dem

Abitur freiwillig zum Kriegsdienst meldet. Übrigens mit ausdrücklicher Zustimmung seines Vaters. Ein Pazifist war Alzheimer bei aller bewiesenen bayrischen Liberalität im Alltag nun wirklich nicht – im Gegenteil, wie ich noch erfahren muß, zeitweise sogar ein glühender Haudraufpatriot. Das Internat gilt heute noch als das beste weit und breit. Ilse Lieblein weiß zu berichten, daß ihr Vater wohl kein so guter Schüler gewesen ist.

Interpretationen, daß sich Hans und Alois Alzheimer in dieser Zeit nicht gut verstanden hätten und der Sohn deshalb ins Internat gehen mußte, sind abwegig. Die bedingungslose Liebe zu seiner Familie ist für Alois Alzheimer wie die unbedingte Liebe zur Wissenschaft ein Lebenselixier. Dem wird alles andere untergeordnet, und bis zum Beginn des Ersten Weltkrieges erst recht so etwas Verwaschenes wie Vaterlandsliebe. Das herrschende und gepredigte Idealbild des deutschen Familienoberhaupts als unnahbare Respektsperson ist ihm wesensfremd. Seine Gutmütigkeit, von der in beiläufigen Andeutungen geschrieben wird wie ebenso nebenbei von seinen freundlich blickenden Augen, ist nach dem frühen Tod seiner geliebten Frau Cäcilia noch auffälliger geworden. »Ich bin eine weiche Natur«, hat er sich selbst mal charakterisiert. Hildegard Koeppen zum Beispiel erzählt von ihrer Mutter Gertrud, die einmal ihren Vater testen wollte und fragte, was würdest du machen, Papa, wenn ich große Schulden hätte? Bezahlen, was sonst. Wenn der junge Hans Alzheimer in Ettal seine Angehörigen zu sehr vermißt, kann er in zwei Stunden in München sein, bei seinen Onkeln Karl und Eduard, die er beide mag. Die dürfen selbstverständlich mit Familie und Freunden das Haus in Weßling benutzen, nachdem sich der Hausherr entschlossen hat, Bayern zu verlassen.

Mag sein, daß es in München noch eine Abschiedsfeier gegeben hat, aber darüber ist nichts bekannt. Hat der großzügige außerordentliche Professor noch einmal alle Mitarbeiter und seinen Chef Emil Kraepelin nach Weßling zu einem letzten Sommerfest eingeladen? Immerhin hat Alzheimer fast zehn Jahre in der Klinik in der Nußbaumstraße gearbeitet, hat ihr Labor in Fachkreisen weltberühmt gemacht. Schließt man da so einfach die Tür hinter sich zu? Kraepelin ist traurig, einen so guten Mann hergeben zu müssen: »Ich sah ihn mit Wehmut gehen.« War aber er es nicht, der immer wieder heimlich verhinderte, daß Alzheimer schon vorher einen Lehrstuhl bekam? Alzheimer ist mit achtundvierzig Jahren, für damalige akademische Verhältnisse ein ziemlich spät Berufener. Die Beförderung nach Breslau war deshalb, schrieb Kraepelin, »eine große Genugtuung, da er trotz des Bewußtseins seines inneren Wertes darunter litt, daß seine Stellung eigentlich nicht seiner Bedeutung entsprach. So sehr mich die verdiente Anerkennung freute ... so klar war ich doch darüber, dass der Höhepunkt seiner wissenschaftlichen Leistungen damit überschritten sei.«

Diese eigentlich unverschämte Einschätzung hat er, wie er selbstgefällig betont, Alzheimer auch persönlich mit auf den Weg gegeben. Wahrscheinlich war Kraepelin beleidigt, weil er, der Meister, verlassen wurde, statt sich über die Aufstiegschance seines ehemaligen Oberarztes zu freuen, dem er so viel zu verdanken hatte.

Eine pompöse Urkunde mit kaiserlicher Unterschrift ist in Alzheimers Gepäck: »Wir Wilhelm, von Gottes Gnaden, König von Preußen tun kund und fügen hiermit zu wissen, daß Wir allergnädigst geruht haben, den bisherigen außerordentlichen Professor Dr. Alois Alzheimer zu München zum ordentlichen Professor in der Medizinischen Fakultät der Universität zu Breslau zu ernennen.« Die allergnädigste Berufung kann nicht darüber hinwegtäuschen, daß er an einer eher provinziellen Hochschule landen wird. Insofern hat Kraepelin mit seiner Einschätzung sogar recht, er weiß ja schließlich, worin Alzheimers Bedeutung liegt: histologische Forschung unter klinischen Gesichtspunkten, die Klärung klinischer Probleme durch die faktische Kraft der pathologischen Ergebnisse untermauernd. Hohe Wissenschaft also. Perfektes Handwerk und Kunst zugleich.

Die Breslauer Alma Mater ist dagegen eher Mittelmaß. Bekannt dafür, sich um die Ausbildung von Juristen und höheren Verwaltungsbeamten für den Staatsdienst zu bemühen, auch viele Lehrer haben hier ihr Examen gemacht. Die Quote von Studenten, die sich aus anderen Provinzen in der 1812 gegründeten Universität immatrikulieren, liegt im Vergleich zu den übrigen Universitäten des Deutschen Reiches an letzter Stelle. Ein schlechtes Zeichen, weil solche Zahlen doch etwas aussagen über die Anziehungskraft einer Universität oder einer Universitätsstadt. Im zeitgenössischen Bericht einer Burschenschaft wird das »nicht alleine mit der peripheren Lage in Deutschland« begründet, sondern auch als »Folge bescheidener wissenschaftlicher Aktivität der Universität und der Stadt als Kulturzentrum überhaupt« beschrieben. Das Niveau mancher Fakultäten, der medizinischen zum Beispiel, nähere sich allerdings an die deutsche Spitze an. Zu dieser Fakultät wird der Neurologe aus München gehören.

Alois Alzheimer ist das alles eigentlich egal. In solchen Kategorien denkt er nicht. Der Arzt aus Leidenschaft sucht in Breslau weder Ruhm noch Ehre. Er will nach all den Jahren, in denen er zwar als Kliniker gearbeitet, aber vorwiegend in toten Gehirnen geforscht hat, seinen eigentlichen Beruf ausüben, seine gewonnenen Erkenntnisse in konkrete Taten umsetzen. Als Praktiker in einer Klinik, in der er bestimmen darf, nach welchen Methoden die Lebenden behandelt werden. Als Theoretiker in den Vorlesungen, wenn er sein großes Wissen weitergibt an die nächste Generation. Assistenten wie sein Volontärarzt Hans Gerhard Creutzfeldt, der ihn vom Münchner Labor her kennt und sich über das Wiedersehen freut, rühmen seine liebenswürdige Art, mit Kranken umzugehen, weil er »über dem Objekt der Forschung nie den lebendig fühlenden Menschen« vergißt. Seine in Frankfurt und München erworbene Erfahrung hilft bei Diagnosen, hilft bei einer manchmal möglichen Therapie – zum Beispiel bei vorübergehender Geistesstörung bedingt durch den Ausfall der Schilddrüsen. Nach wie vor gibt es eigentlich keine Medikamente außer den Betäubungsmitteln, mit denen die Reaktionen von unruhigen Kranken gedämpft werden und deren Nebenwirkungen auf Dauer Zombies aus ihnen machen. Nach wie vor ist ein Kliniker angewiesen auf den Fortschritt von einst, der noch modern ist: Bäderabteilungen, Wachsäle, Arbeitstherapie. Im Hörsaal und bei den praktischen Übungen mit seinen Studenten verliert Professor Alzheimer nur dann die Geduld, wenn er das Gefühl hat, daß die sich zu wenig anstrengen und versuchen, schwafelnd vor ihm zu verbergen, daß sie nichts gelernt haben. Da zeigt er, wie Georg Stertz erstaunt berichtet, eine »kaum erwartete Strenge«. Geboren aus Enttäuschung, eben weil er stets bereit ist, jedem selbstlos zu helfen, der Aufklärung in der Sache sucht und Unterstützung in der eigenen Arbeit.

Bei seiner Ankunft platzt Alois Alzheimer mitten in einen Streit, der die Medizinische Fakultät fast zerbrechen läßt. Ebenfalls nachzulesen in den Dokumenten des Geheimen Staatsarchivs in Berlin. Professoren und Studenten stehen sich in zwei Fraktionen unversöhnlich gegenüber, und die wechselseitigen Schuldzuweisungen, darunter auch anonyme Briefe, liegen in den Akten abgeheftet. Ein Geheimrat, dessen Namen man sich nicht merken muß, immerhin aber war er Vorsteher der Königlichen Anatomie, steht wegen grober Macho-Sprüche am Pranger. Fräulein, hatten Sie schon mal ein Kind? hat er eine Medizinstudentin gefragt, und die war, aus bestem Hause, naturgemäß fast in Ohnmacht gefallen wegen dieser unsittlichen, unmoralischen Vermutung. Gemeint war von dem akademischen Scherzbold, und so baute er eine Verteidigungsstrategie auf, die ein Großteil seiner Kollegen heftig unterstützte, ob sie schon mal eine Leiche in der Pathologie vor sich gehabt habe, eine Kinderleiche. Die Minderheit, die gegen ihn zu Felde zog, hat darüber nicht lachen können. Man findet eine Lösung, die alle das Gesicht wahren läßt. Der Geheimrat nimmt seinen Ruhestand, der im kommenden Jahr fällig gewesen wäre, halt ein bißchen früher.

Breslau ist die Hauptstadt Schlesiens im preußischen Grenzgebiet. Die Studenten, von denen die meisten aus ebendieser Gegend stammen, fühlen sich deshalb wie auf einer Art Außenposten. Das sogenannte Deutschtum muß gegen Feinde verteidigt werden. Feinde von außen sind Fremde, vor allem die benachbarten Polen. Feinde von innen sind Liberale, geprägt von den Großstädten fern dieser so geliebten Heimat. Die Universität, dominiert von studentischen Burschenschaften und Corps, alle nicht so tolerant wie Alzheimers Corps Franconia in Würzburg, ist eine Hochburg reaktionärer Kräfte. Von denen werden bei Gelegenheit alldeutsche Weihespiele inszeniert. Passende Anlässe sind: Geburtstag Seiner Majestät, Reichsgründungsfest, Jahrestag der Schlacht von Sedan, Jahrestag der Völkerschlacht von Leipzig, und alle Jubiläen rechter Kampftrinker.

Vor der Jahrhunderthalle, die mir Anna gezeigt hat, zwanzig Minuten Fußweg entfernt von der Auenstraße, verkaufen heutzutage andere Fremde, inzwischen sind es halt die Russen, auf dem Flohmarkt ihre Billigwaren. Die Polen sehen mit besonderer Freude, daß es dem einst so mächtigen großen Bruder schlechter geht als ihnen. Ihnen geht es noch nicht gut, aber besser als zuvor. Mir fällt auf, daß sie nicht jammern wie viele meiner Landsleute jenseits der Oder, die sie, ganz im Geiste des bei Germanistik-Studenten wie Anna so beliebten deutschen Polen-Bashers Harald Schmidt, unter sich gern Zuchtrussen nennen. Die Halle wirkt wie ein häßliches Monster aus vergangenen Zeiten, seit der Eröffnung, scheint es, ist nichts mehr gestrichen worden.

1913 feierten sie hier das Hundertjährige der Befreiungskriege gegen Napoleon, die Erinnerung an die Völkerschlacht von Leipzig. Massenaufmärsche und ein frühes Heil, noch besungen als »Heil dir im Siegerkranz«. »Der Kaiser persönlich«, ist in einer Burschenschaft-Chronik zu lesen, »in Breslau eingetroffen, nahm die Korpsparade ab.« Eine Aufführung von Gerhart Hauptmanns *Festspiel in deutschen Reimen*, von ihm zum Jubiläum als eine Art Friedensappell geschrieben, wird ausgebuht: nicht deutsch genug, zu pazifistisch ein Jahr vor dem Ersten Weltkrieg. Dabei ist der Dramatiker ein Schlesier wie sie, eigentlich ihr Heimatdichter und weltberühmt außerdem. Kaiser Wilhelm II., ein rechter Ignorant, verabscheute Hauptmann seit dessen *Weber*-Erfolg, hatte deshalb sogar sein kaiserliches Wappen vom Deutschen

Theater in Berlin entfernen lassen, wo das sozialkritische Stück uraufgeführt worden war. Studenten geben im Stadttheater Breslau auf ihrem Niveau und im passenden Haus als Gegenveranstaltung Heinrich von Kleists *Hermannsschlacht*, da wird anständig fürs germanisch verpackte Vaterland gestorben, das am Schluß natürlich siegt. So soll es sein. Es ist eine letzte gespielte Schlacht vor dem Ausbruch der echten, der großen, der tödlichen im kommenden Sommer des Jahres 1914.

Ob Alzheimer bei solchen Feiern dabei ist? Der fränkische Weltbürger hatte bisher nicht viel übrig für nationalen Qualm, obwohl er als Mitglied der Gesellschaft für Rassenhygiene davon umwabert war. Außerdem mag er Theater nicht, egal wie gut oder schlecht gespielt wird, und egal, wie der Autor heißt. Die dumpfe Deutschlastigkeit Breslaus, der sich als Frontstadt identifizierenden Schlesienmetropole, das hysterische völkische Pathosgehabe, ließen ihn aber offenbar nicht unbeeindruckt. Umnebelten dem Mann, der sich nicht für Politik interessierte, und die bedeutete in jenen Zeiten in seinen Kreisen viel, das Gehirn. Raubten ihm zeitweise die Klarheit seiner Gedanken. Keine Krankheit überfiel den Wissenschaftler, eher eine vorübergehende Erkrankung. Im übertragenen Sinne eine Art von partieller Geistesverwirrung.

Alzheimer bleibt vor seinen Studenten, bei seinen Patienten, im Umgang mit Kollegen wie bisher der betont sachliche Forscher frei von jeder persönlichen Eitelkeit. Der Pathologe, unter dessen Messer die Reste der sogenannten Krone der Schöpfung zerschnitten werden, neigt nicht zu Gefühlsäußerungen in dieser oder in jener Richtung. Er hat zu viel gesehen, um blind zu glauben. Unterm Mikroskop kann man kranke und gesunde Gehirne unterscheiden, man erkennt nicht, ob eines deutsch war oder russisch oder französisch oder englisch. Beim Treffen internationaler Irrenärzte in Berlin zum Beispiel diskutierten Russen, Franzosen, Engländer und Deutsche ideologiefrei darüber, ob geistig Labile vom Militärdienst fernzuhalten seien, und gemeinsam waren die Herren einer Meinung, daß man Kriege besser ohne die führen könne. Krieg als Alternative zu Frieden jedoch galt allen als normal. Nicht nur den Deutschen.

Der allgemeine Wahnsinn schien jedoch abzufärben. Ab 1914 mischten sich unerhörte Töne in Alzheimers Referate und in seine Schriften. Paukenschläge, die man damals gerne hörte, weil im allgemeinen Taumel, baldmöglichst vielleicht in die Schlacht ziehen zu dürfen, Zwischentöne nicht mehr gefragt waren. Alzheimer ergab sich mit Herz und nicht immer mit Verstand dem Vaterland. Was noch genauer zu analysieren sein wird.

Im Rückblick wichtiger als Spekulationen über seinen Geisteszustand, die ja alle falsch sein können, ist die Tatsache, daß er körperlich nicht gesund ist. Ein Kuraufenthalt zu Beginn der Semesterferien – Stertz vertritt ihn während dieser Zeit im März 1913 in der Klinik – nach anstrengenden Sitzungen der psychiatrisch-neurologischen Vereinigung von Breslau scheint kaum Besserung gebracht zu haben. Der unangreifbare große starke Mann wirkt schwach, müde, zerschlagen. Das gehört zum Krankheitsbild, das könnte aus dem Lehrbuch stammen. Er empfindet seinen Zustand als lästig und klagt seinen Vertrauten Robert Gaupp und Franz Nissl, daß er ausgerechnet jetzt, da er endlich eine Klinik leiten darf, selbst zum Patienten wird. Obwohl er fühlte, daß »seine Körperkraft gebrochen« (Nissl) war, hatte er sich keine Pause erlaubt und unermüdlich weitergearbeitet bis zum Beginn der Kur. Die dauert mehrere Wochen, und so lange war Alzheimer seit Jahren nicht fern eines Labors, zuletzt wohl bei der Hochzeitsreise nach Italien. Sein Freund Franz Nissl besuchte ihn in Wiesbaden, wo sich Alzheimer wegen seiner Herzbeschwerden behandeln ließ. Als der auf der Heimreise durch Heidelberg kam, sahen sie sich noch einmal. Tranken sie sich, gaudeamus igitur, die alten Zeiten jung? Es war ihre letzte Begegnung.

Von wiederum seinem letzten Zusammentreffen mit dem ehemaligen Münchner Kollegen berichtet Emil Kraepelin, der im Mai desselben Jahres zur Versammlung des Deutschen Vereins für Psychiatrie nach Breslau gekommen ist und Alzheimers Vortrag über die »Pathologische Anatomie der Dementia Präcox« gehört hat. Mit »trüben Ahnungen« habe der einst so lebensfrohe Genießer in die Zukunft geschaut: »Obgleich er äußerlich rüstig schien, war seine Stimmung doch gedrückt und mutlos.«

Stimmungen und Eindrücke vermag ich auf meiner Reise naturgemäß nicht mehr zu überprüfen. Eine Nacherzählung seiner letzten Jahre muß sich beschränken auf Dokumente, und die zeigen mir zunächst den ganz normalen Mediziner Alzheimer, so wie er bis dahin immer wieder auf verschiedenen Stationen meiner Spurensuche aufgetaucht ist: sicheres Auftreten, unabhängig im Urteil, fröhlich im privaten Leben, beharrlich in der Forschung, weltmännisch im Umgang mit allem Fremden. Alzheimer ist als Wissenschaftler international anerkannt, ein korrespondierendes Mitglied der Societé de Psychiatrie de Paris, der Società Freniatrica in Rom, der Societas Medicinum Sociana in Stockholm etc. – und kümmert sich trotzdem immer noch an seiner Klinik ganz persönlich um das, was nach seiner Auffassung von Pflicht zu den Aufgaben eines nicht nur für die Behandlung von Patienten zuständigen Direktors gehört.

Kollege Emil Abderhalden aus Halle zum Beispiel hat konkretere Methoden entwickelt, krankhafte Veränderungen des Blutes und anderer Körperflüssigkeiten mit Hilfe von Antikörpern und deren Reaktion nachzuweisen. Dieses Untersuchungsverfahren, Serologie genannt, wurde von dem Bakteriologen August Paul von Wassermann erstmalig zur Diagnose der Syphilis eingesetzt, weshalb Jahrzehnte nach seinem Tod noch Generationen besoffener Studenten *Wassermann positiv, Wassermann negativ* zu singen pflegten, nach der Melodie »Steuermann, laß die Wacht« aus dem *Fliegenden Holländer*. Abderhaldens Idee scheint Alzheimer auch für die Erkennung von Geisteskrankheiten nützlich. Anschaffungskosten der nötigen Instrumente: 1281,40 Mark. Wird genehmigt, weil aus dem Etat des vergangenen Jahres 3000 Mark Überschuß noch nicht ausgeschöpft sind.

Oder seine für ihn typisch genaue Begründung in Sachen

Anstellung einer Hilfskraft auf dem Fachgebiet Alzheimers: »Die pathologische Anatomie des Centralnervensystems ist eine unentbehrliche Hilfswissenschaft der Psychiatrie und Neurologie geworden und hat zu Fortschritten in den letzten Jahrzehnten wesentlich beigetragen. Sie muß deshalb in jeder psychiatrischen und Nervenklinik gepflegt werden. Die Herstellung der Hirnschnitte aber erfordert eine so complizierte und zeitraubende Technik, daß man überall dazu übergegangen ist, weibliche Hilfskräfte heranzuziehen. Eure Exzellenz bitte ich daher gehorsamst, daß für eine Hilfskraft im Laboratorium der mir unterstellten Klinik durch den Staatshaushalt 1914 dauernd eine Entschädigung von 1000 Mark jährlich bewilligt wird. Breslau, 30. Mai 1913, gez. Alzheimer.« Zum Vergleich: ein Wärter verdiente 575 Mark pro Jahr, eine Wärterin 480, ein Hausmädchen 245. Die wohnten in einem Nebengebäude auf dem Gelände und wurden in der Klinik kostenlos verpflegt.

Vor einem Jahr noch hätte er solche Kleinigkeiten wie das Jahresgehalt einer Hilfskraft aus dem eigenen Vermögen bezahlt, weil er die Zeit, die notwendigen Anträge auszufüllen, besser zu nutzen wußte. Es ist nicht etwa so, daß von dem ererbten Geld zu wenig geblieben ist. Zum damaligen Zeitpunkt, Mitte 1913, sind es immer noch, alles in allem, weit über zwei Millionen Mark. Aber er glaubt, nichts mehr verschenken zu können, zumal es schließlich staatliche Etats für seine medizinischen Bedürfnisse gibt. Er weiß um die Art seiner Krankheit, die nur scheinbar für eine Zeitlang verschwindet, um dann im nächsten Schub um so stärker auszubrechen. Der unbestechliche Diagnostiker ist auch in der Selbstanalyse unbestechlich, ahnt wahrscheinlich, daß ihm nicht mehr viel Zeit bleiben wird. Verantwortung für seine Kinder und seine Schwester bedeutet ihm nicht nur Achtung und Zuneigung in der Familie, sondern die Pflicht, über diesen Alltag hinaus zu planen und nachzudenken. Ihnen beispielsweise genügend Mittel zu hinterlassen, damit sie auch ohne ihn, den Ernährer, sorgenfrei leben können. Sorgenfrei? Daß kaum zwanzig Jahre nach seinem Tod seine Gertrud, seine Maria, sein Hans in das Räderwerk einer Mordmaschine geraten, ja sogar seine Enkel, ahnt er natürlich nicht.

Ich spekuliere: War vielleicht jener Mann, dem sie dann indirekt ihre Rettung verdanken, zu Alzheimers Zeiten als zwanzigjähriger Student an der Breslauer Universität? Hat Bernhard Lösener vielleicht hier Jura studiert wie so viele, die dann höhere preußische Staatsbeamte wurden? Seine spätere Stellung als Regierungsrat beim Landesfinanzamt Neiße, nicht weit entfernt von Breslau, erlaubt eine solche Spekulation. Lösener ist bereits 1931 der Nationalsozialistischen Arbeiterpartei beigetreten, was auf Überzeugung schließen läßt, er war da vierzig Jahre alt. Er ist kein Märzhase, wie man verächtlich spottend die nennt, die schnell nach der Machterschleichung Hitlers auf den Zug springen und Parteimitglied werden, sondern ein sogenannter alter Kämpfer. Im Dritten Reich ab 1935 zuständig für das Ressort Rasserecht im Berliner Innenministerium. Das Gesetz zum Schutze deutschen Blutes, deutscher Rasse, deutscher Ehre etc. hat er mit formuliert.

Genau der auf Grund seiner Biographie eigentlich typische deutsche Nazi hat beharrlich und erfolgreich dafür gesorgt, daß dieses furchtbare Gesetz nur auf sogenannte *Volljuden* – ich kann, frei nach Max Liebermann, bei solchen Begriffen gar nicht so viel kotzen, wie ich schreiben muß – und nicht auf *Halbjuden, Vierteljuden, Achteljuden,* wie von anderen Parteibonzen gefordert, angewendet wurde. Das hat 70 000 deutsche und österreichische »Mischlinge«, also *Halbjuden,* vor der Ermordung im KZ bewahrt. Gertrud und Maria und Hans Alzheimer waren durch ihre Mutter Cäcilia als *Halbjuden* sogenannte Mischlinge ersten Grades, ihre Kinder wiederum Mischlinge zweiten Grades. Die Geschichte, wie sie das Tausendjährige Reich überlebt haben und mit welchen formaljuristischen Tricks Lösener alle Anordnungen umging, sogar einen Satz des Führers einfach aus dem Text des Gesetzes strich, werde ich am Ende dieses Kapitels noch erzählen.

Neben dem nervigen Verwaltungskram an seiner Klinik, in dem es bei Etatverhandlungen sogar um die Erhöhung der

»Beköstigung pro Kopf und Tisch« ging – Ärzte und Kranke erster wie zweiter Klasse 1,70 M, Dienstpersonal und Wärter 0,95 M, Kranke dritter Klasse 0,83 M –, neben der Fürsorge für seine Patienten, neben den Vorlesungen in der Universität und Demonstrationen am konkreten Fall, nimmt sich Alzheimer noch die Zeit, und das spätnachts, für grundsätzliche Referate.

Die könnten widersprüchlicher nicht sein. Im Festvortrag zum 25jährigen Jubiläum seines einstigen Chefs Emil Sioli, gehalten 1913 in Frankfurt, ist es der gegenüber allem Unbewiesenen so kritische, der keinem Klischee vom deutschen Akademiker entsprechende Alois Alzheimer, der da spricht. Zwar Mitglied bei der Rassenhygienischen Gesellschaft, die vielen seiner Kollegen als Hort moderner Vererbungslehren à la Darwin galt – aber, meinem Bild von ihm entsprechend, zunächst und vor allem wie immer der kritisch alles in Frage stellende Psychiater. Der Mann, von dem sein Freund Gaupp bewundernd sagt, daß es ihm kraft seiner sachlichen Sprache stets gelang, auch ein unkundiges Publikum zu fesseln. Egal, wie langweilig die Beiträge vor ihm waren: wenn er ans Pult ging, herrschte Ruhe im Saal. So auch bei seinem Auftritt als Festredner in der Stadt, mit der für Alzheimer so viele glückliche und so viele traurige Erinnerungen verknüpft sind. Frankfurt, wo er als junger Arzt seine Karriere bei jenem Sioli 1888 begonnen hat. Wo seine großen Pläne mit Geisteskranken zum erstenmal auf die Realität der real existierenden Schlangengruben gestoßen waren.

Und dennoch, sagt Alzheimer in seiner Laudatio, »die Wissenschaft hat immer den richtigen Weg zu finden gewußt, zwischen denen, die in Überschätzung eigener oder fremder Gedanken den Bogen überspannt haben und denen, die in übermäßigem Skeptizismus jeder neuen Forschungsrichtung von vornherein den Boden abzugraben bemüht gewesen sind... Wer an einem schwierigen Werke schafft, kann auch wirklich leicht verzagt und mutlos werden, wenn er nur vor sich blickt und sieht, wie sich stets neue Hindernisse auftürmen... Man muß von Zeit zu Zeit den Blick rückwärts schweifen lassen, um den Weg zu überblicken, der zurückgelegt worden ist.« Damit sie ihm nicht nur applaudierend zustimmen, die lieben Kollegen unten im Saal, gibt er den Nervenärzten und Hirnforschern und vor allem den Darwinisten noch Denkwürdiges mit auf den Weg: »Eine Tatsache aber erscheint heute schon bei den allermeisten Geistes- und Nervenkrankheiten besondere Beachtung zu verdienen … daß nicht die Vererbung als die alleinige Ursache angesehen, sondern … eine Neuentstehung angenommen werden muß.«

Dagegen entpuppt sich Alzheimer bei der Rede »Der Krieg und die Nerven« zum »Besten des Breslauer Nationalen Frauendienstes«, gehalten im zweiten Jahr des mit Hurra-Patriotismus begonnenen Ersten Weltkriegs, als Kriegshysteriker. In Frankfurt, der liberalen Stadt, die Weitsicht des gelassenen Gelehrten. Und hier? Als ob ihm das engstirnige Breslau schon auf den Geist geschlagen sei. Kein Unterschied mehr zu verblendeten Nationalisten. Keine Spur mehr von seiner immer gepriesenen großen Anschaulichkeit und ruhiger Sachlichkeit, frei von Schärfe und Ideologie. Ein paar seiner zu dem Zeitpunkt für sein Denken charakteristischen Kernaussagen:

»Von allen Seiten war das Vaterland bedroht, wir wußten nur zu gut, daß wir keine Schonung zu erwarten hatten, wenn wir nicht siegten. Eine innere Unruhe bemächtigte sich der meisten. Wer konnte da noch ruhig zu Hause sitzen bei seinen Büchern und der stillen Arbeit? … Auch von unparteiischen neutralen Seiten ist uns mehrfach bescheinigt worden, daß sich das deutsche Volk ruhig und würdig in die schwere Zeit und die großen Opfer gefunden hat … und mit kaum geringerer Bewunderung als die Taten unserer Krieger im Felde muß uns der Heldenmut mancher Mutter erfüllen, die aufrecht stehen geblieben ist, obwohl sie nicht nur einen Sohn, sondern alle hingeben mußte, die bislang der ganze Inhalt ihres Glücks und der Zweck ihres Lebens gewesen waren … Während bei uns nahezu die Meinung vorherrscht, daß die Franzosen bemitleidenswerte Opfer englischer Ausbeutung geworden sind, werden wir von ihnen zu blutdürstigen Barbaren und Mordbrennern gestempelt, die Russen aber, welche einen großen Teil Ostpreußens in eine Wüste oder einen Schweinestall verwandelt, gemordet und die Weiber geschändet haben, als Träger der Kultur und Befreier der Völker gepriesen ... So dürfen wir erwarten, daß die größeren Anforderungen, welche der Krieg an die Nerven des ganzen Volkes stellt, eine kräftigende, stählende Wirkung auf sie ausüben wird ... Da heißt es, alles und immer wieder einsetzen, was wir an Nervenkraft besitzen und die soldatischen Tugenden pflegen, die von jeher die Dichter als die glänzendsten gepriesen haben, die wir im Frieden aber kaum zu üben Gelegenheit finden. Damit erreicht der Krieg auch ein willenskräftigeres, wagemutigeres Geschlecht ... und (wir werden) wohl auch mancher Erscheinungen Herr werden können, die eine lange Friedenszeit aufwuchern ließ und die von einzelnen allzu Besorgten auch als Beweis einer psychischen Entartung unseres Volkes gesehen werden.«

Das hohe Lied vom Volkscharakter paßte zum kranken Zeitgeist. In Breslau zum Beispiel hatte ein Jahr vor dem Vortrag Alzheimers ein Professor für Geschichte namens Georg Kaufmann in der berühmten und vom Geist des Humanismus geprägten prächtigen Aula Leopoldina etwa 500 Studenten zum Kriegsbeginn mit einer demagogischen Rede an die Front verabschiedet. Der Kampf, so sprach er, sei den Deutschen aufgezwungen worden, ähnlich wie in den Jahren 1870/71, er aber glaube an die Stärke der deutschen Jugend. Anschließend entband er »im Namen der Universität« die Studenten von ihren Pflichten, und die Zuhörer erhoben sich »mit dem enthusiastischen Ausruf der alten deutschen Korps: Burschen heraus«, nicht ahnend, daß es für viele heißen würde: Burschen hinab. Erst in die Schützengräben, dann ins Grab. Am nächsten Tag mußte die örtliche Garnison ihre Aufnahmestelle vorübergehend schließen, weil sie mit der Schar von Freiwilligen nicht mehr fertig wurde. Daß ausgerechnet der Akademische Humboldt-Verein für Volksbildung Vorlesungen zum Thema »England unser Hauptfeind« abhielt, tröstete die Zurückgebliebenen.

Die sind natürlich nicht nur in Breslau verrückt geworden.

Die Hochschullehrer des Deutschen Reiches bekennen öffentlich in einer Erklärung im Oktober 1914, wie es sie mit Entrüstung erfülle, daß »die Feinde Deutschlands, England an der Spitze, angeblich zu unseren Gunsten einen Gegensatz machen wollen zwischen dem Geiste der deutschen Wissenschaft und dem, was sie den preußischen Militarismus nennen. In dem deutschen Heere ist kein anderer Geist als in dem deutschen Volke, denn beide sind eins, und wir gehören dazu ... Unser Glaube ist, daß für die ganze Kultur Europas das Heil an dem Siege hängt, den der deutsche ›Militarismus‹ erkämpfen wird.«

Ich sitze, während ich dies alles lesend erfahre, in der Bibliothek der Universität Wroclaw, und mein Bild von Alois Alzheimer wird verrückt. In sich verrückt. Einige Begriffe, Wörter, Formulierungen, die er in seinem Referat gebraucht, könnten ebenso aus einem faschistischen Machwerk stammen: Bedrohtes Vaterland, Krieger im Felde, Heldenmut der Mutter, deutsche Opferbereitschaft, gesunder Sinn unseres Volkes, psychische Entartung, geistige Deformation, stählende Wirkung der Schlacht etc. Als ob zwei Jahrzehnte nach ihm ein verblendeter Nazi wie der Psychiater Ernst Rüdin von gesundem Volksempfinden, entarteten Intellektuellen, der Toten Tatenruhm faselt. Mit dem Wissen über die Verbrechen, die aus solchem Denken entstanden, ist mir Alzheimer plötzlich fremd. Verweht das Bild des freundlichen, großzügigen, allem dunklen Gequatsche so abholden skeptischen Forschers.

Mache ich es mir im Rückblick mit meinem Urteil zu einfach, eben weil ich nachgeboren so viel mehr weiß aus der folgenden deutschen Geschichte? Tue ich Alzheimer Unrecht, der sich ja nicht hat vorstellen können, daß solches nationales Pathos mal in Konzentrationslagern enden würde? Was ist in solchen Zeiten von einem Vortrag in der Schlesischen Gesellschaft für vaterländische Cultur anderes zu erwarten, etwa ein pazifistischer Beitrag ausgerechnet in der Reihe »Kriegsvorträge Breslauer Hochschullehrer«? Sind in den europäischen Völkerschlachten nicht viele kluge Männer, egal welcher Nation, plötzlich von einer Art nationalem Irrsinn

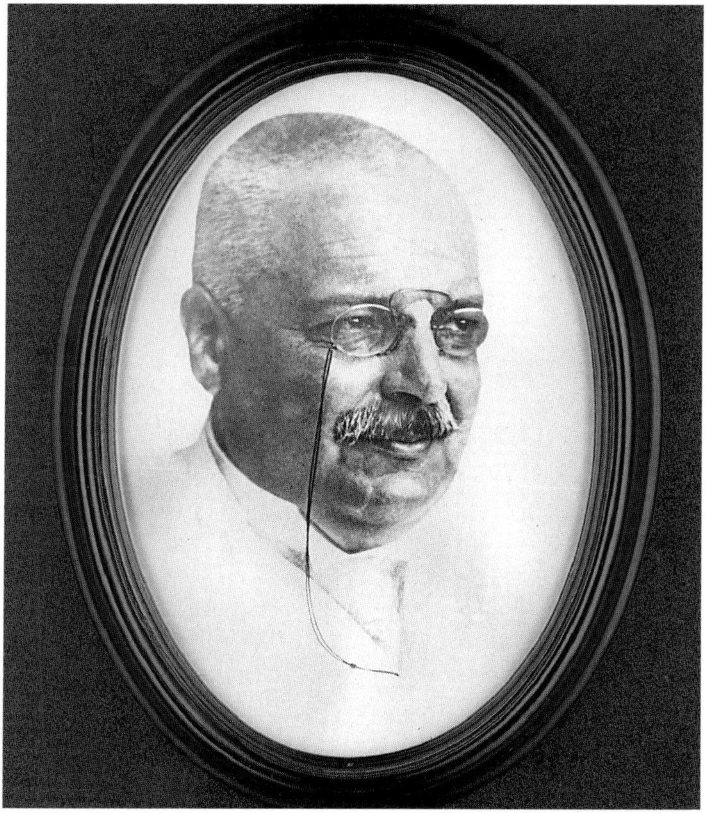

Alois Alzheimer, geboren am 14.6.1864, gestorben am 19.12.1915 in Breslau. Aufnahme um die Jahrhundertwende

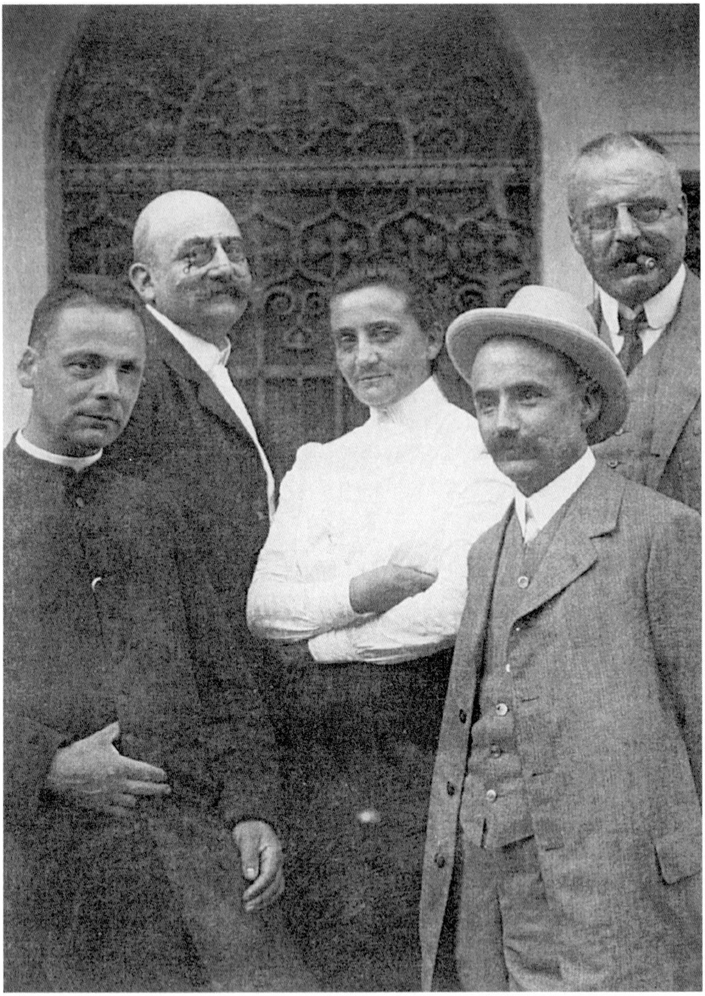

Alzheimer mit vier seiner sechs Geschwister: Alexander, der Pfarrer wurde, Karl, der als Jurist Karriere machte, Elisabeth, die ihm den Haushalt führte, Eduard, Apotheker in München, und – mit Zigarre – Alois Alzheimer selbst

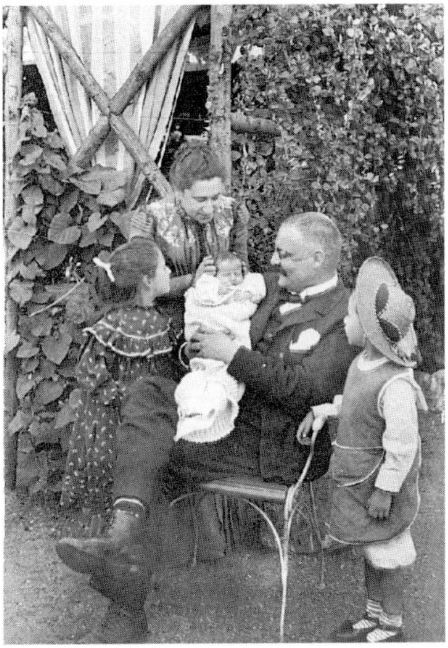

Alois Alzheimer mit Tochter Maria auf dem Arm, beobachtet von seiner Frau Cäcilia und den beiden anderen Kindern Hans und Gertrud. Spätsommer 1900 in Frankfurt

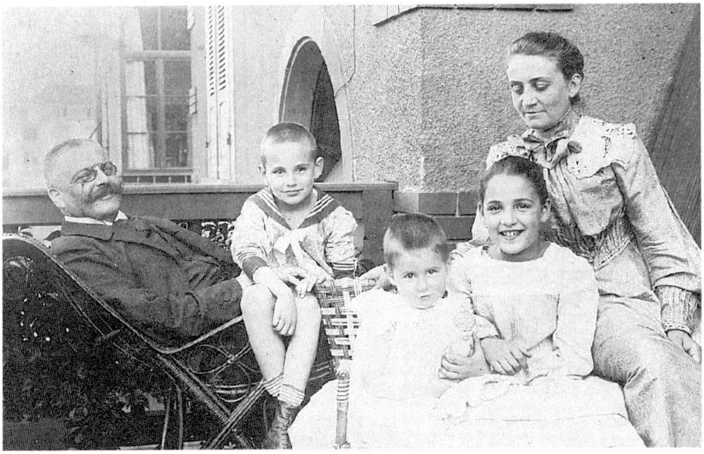

Alois Alzheimer mit Elisabeth Alzheimer, die ihm nach dem Tod seiner Frau den Haushalt führte. Auf der Armlehne seines Sessels sitzt Hans, davor die kleine Maria und ihre Schwester Gertrud

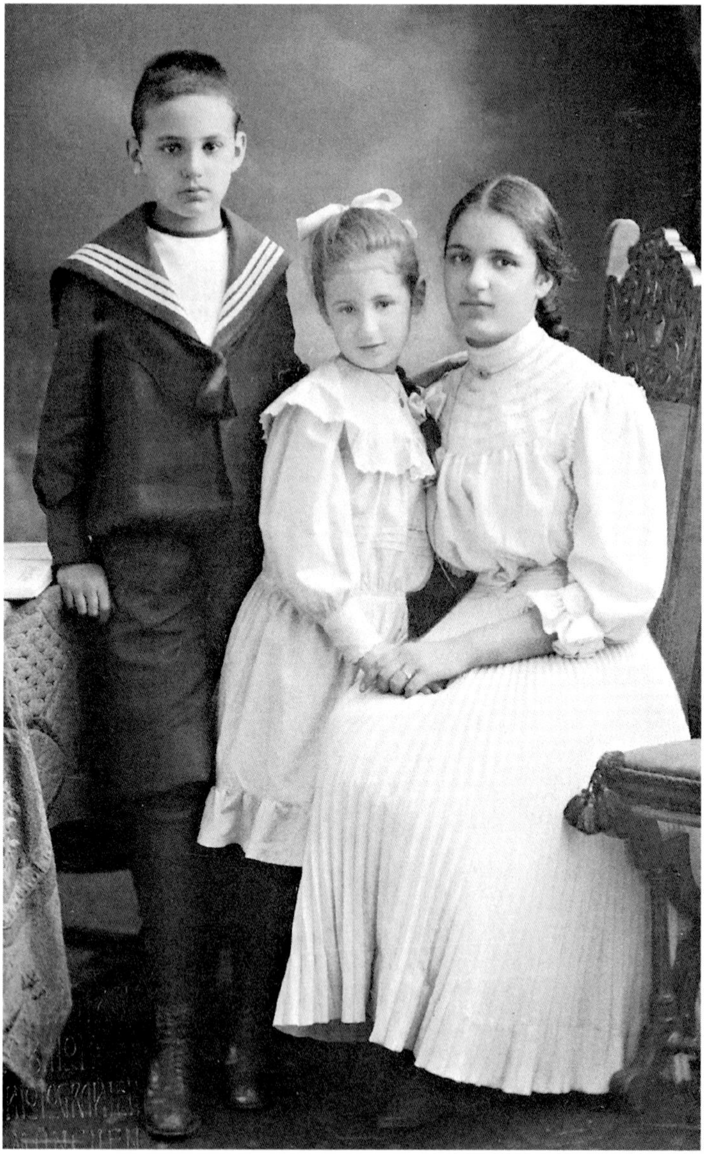

Alois Alzheimers Kinder Hans, Maria und Gertrud, Aufnahme etwa um 1910

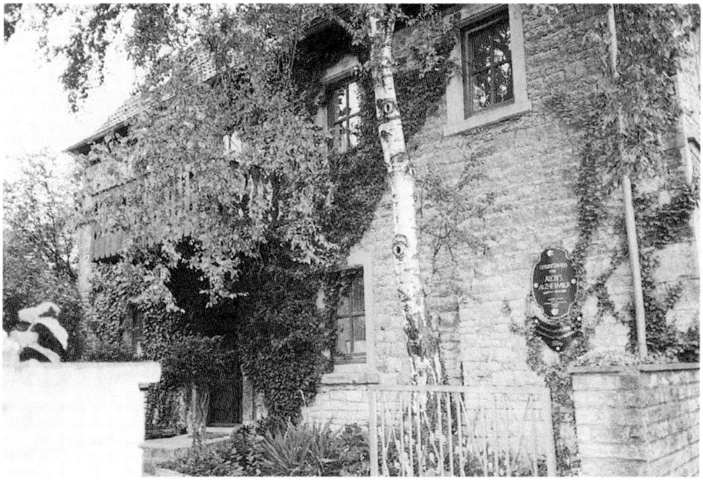

Geburtshaus von Alois Alzheimer in Marktbreit, das kleine Museum wird auch als Tagungsstätte genutzt

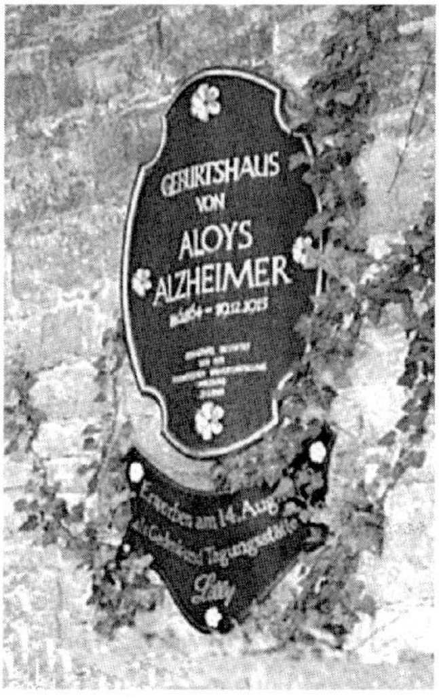

Gedenktafel an Alzheimers Geburtshaus in Marktbreit

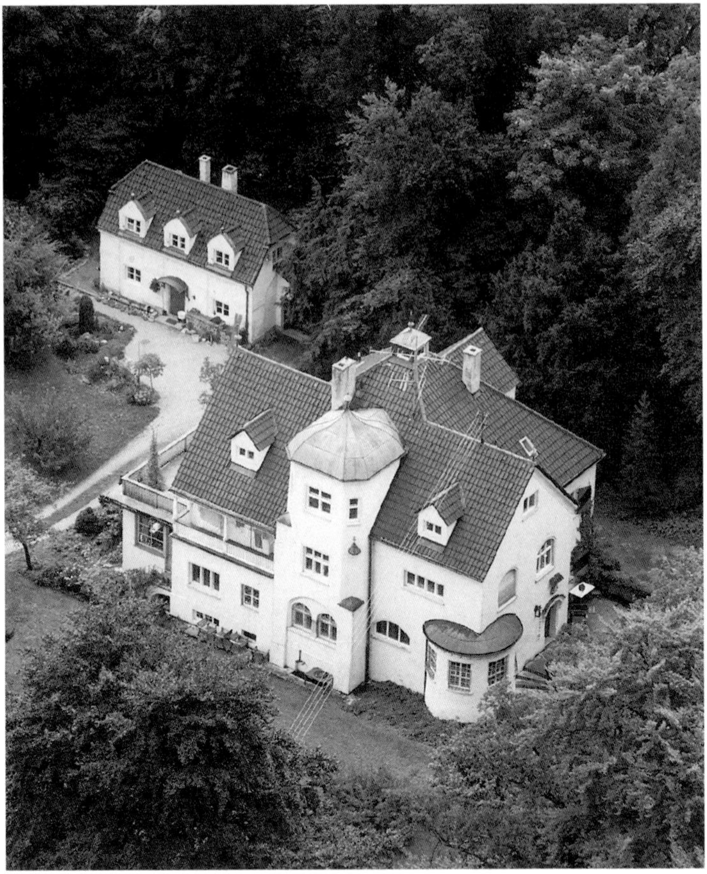

Fluchtburg in guten und in schlechten Zeiten: Alois Alzheimers Sommerhaus mit Nebengebäude in Weßling am See

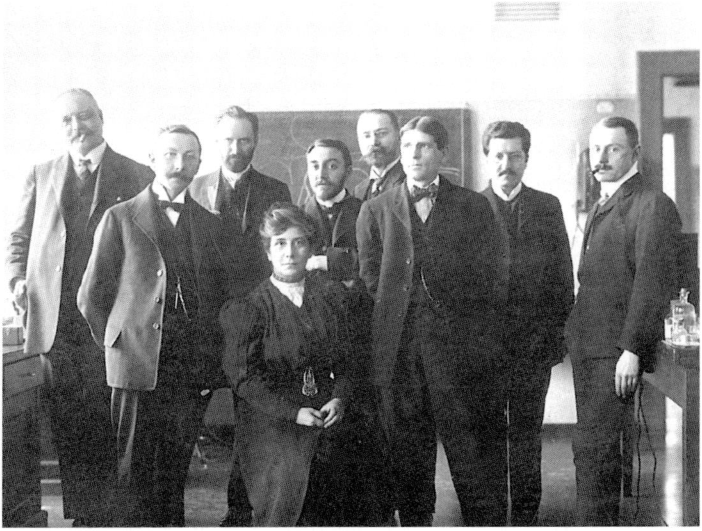

Alois Alzheimer, mit der unvermeidlichen Zigarre, im Kreise von Kollegen im Labor der Königlichen Psychiatrischen Klinik in München. Ganz rechts der Neuropathologe Gaetano Perusini, der einige von Alzheimer untersuchte Demenz-Fälle 1909 in einem Referat veröffentlichte

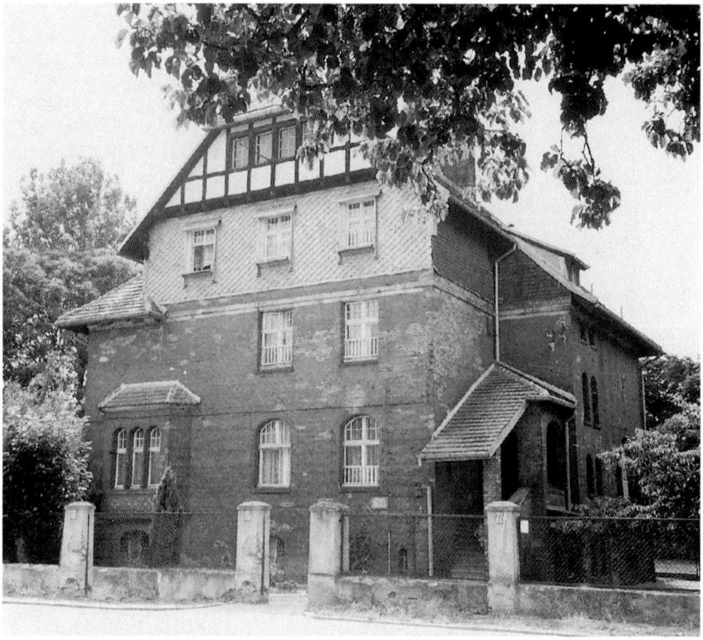

Wohnhaus von Alois Alzheimer in der Auenstraße in Wroclaw (Breslau), wo er 1915 starb. Heute Tagesstätte für Kinder

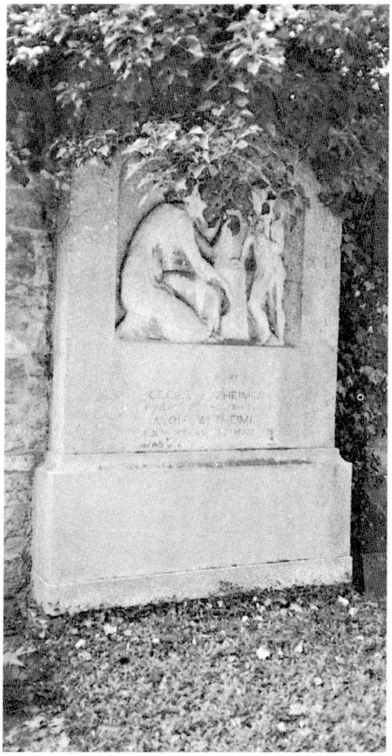

Grabstein von Cäcilia und Alois Alzheimer mit einem Relief von Fritz Klimsch auf dem Frankfurter Hauptfriedhof

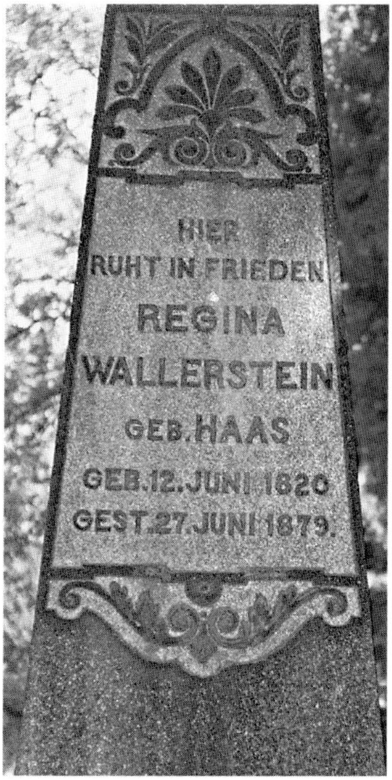

Obelisk auf dem Grab von Cäcilia Alzheimers Mutter Regina Wallerstein auf dem Jüdischen Friedhof in Frankfurt

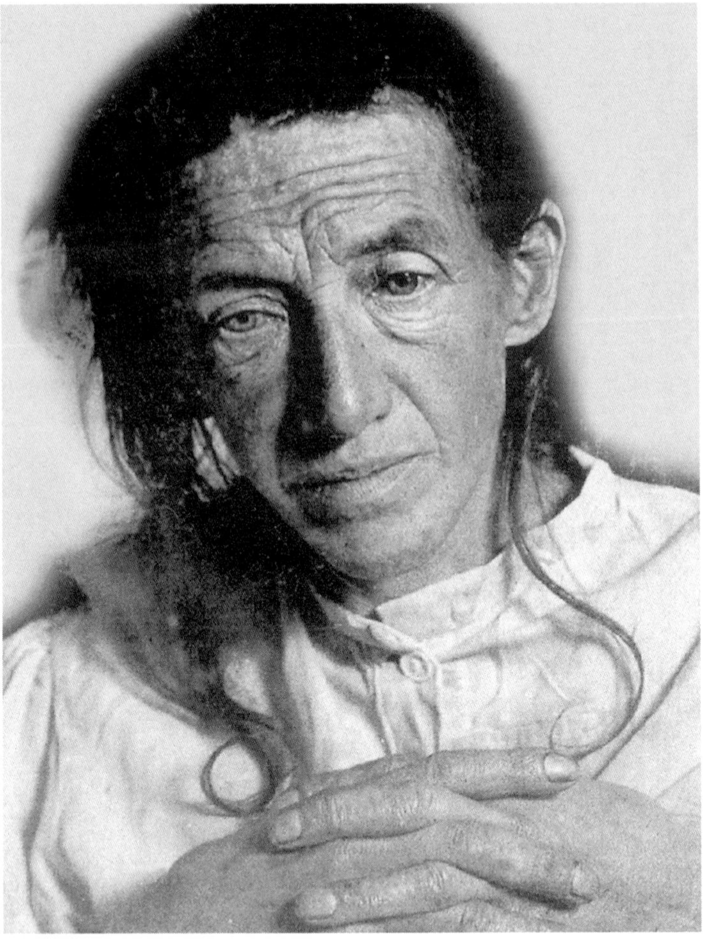

In der Medizingeschichte gilt sie als erster Fall einer Alzheimer-Kranken: Auguste D., gestorben 1906

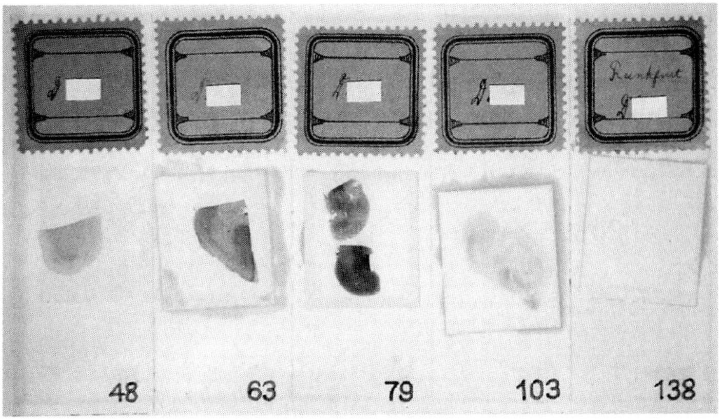

Fünf Hirnpartikelchen von Auguste D. (Abb. oben), alle im Sektionsbuch unter der Nummer 181 eingetragen (Abb. unten), die im Labor der Münchner Klinik gefunden wurden. Ihr Todesdatum: 8. April 1906

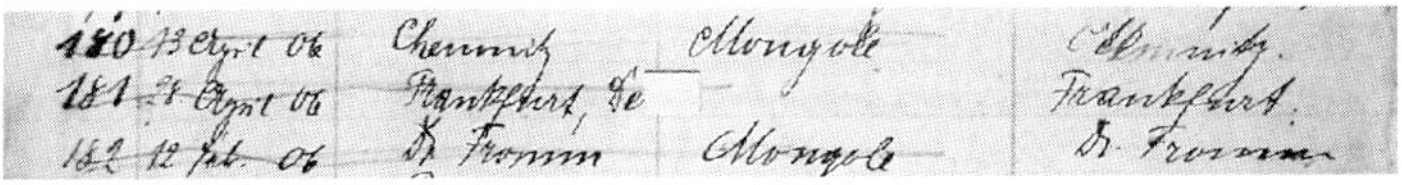

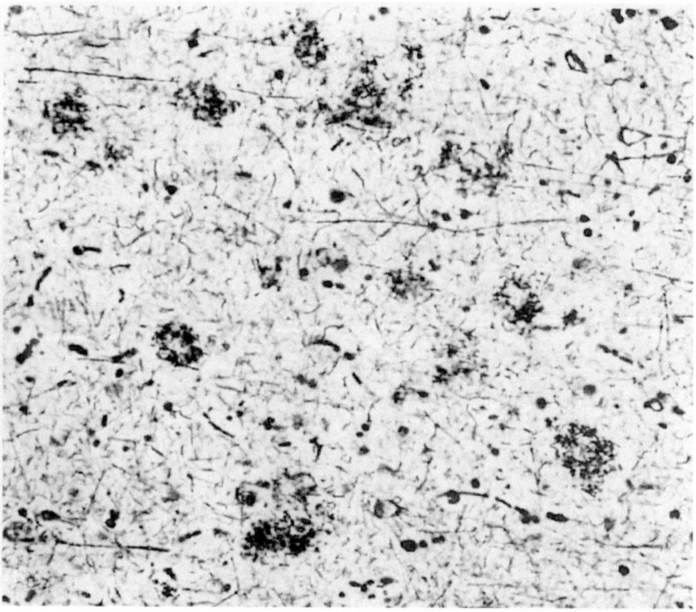

Belege für die Krankheit, an der Auguste D. litt: Vergrößerung der nach der Untersuchung ihrer Hirnrinde gefundenen Plaques (Abb. oben) und Neurofibrillen (Abb. unten)

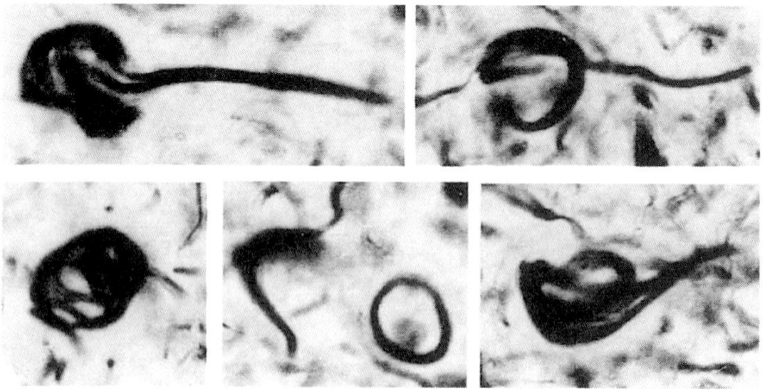

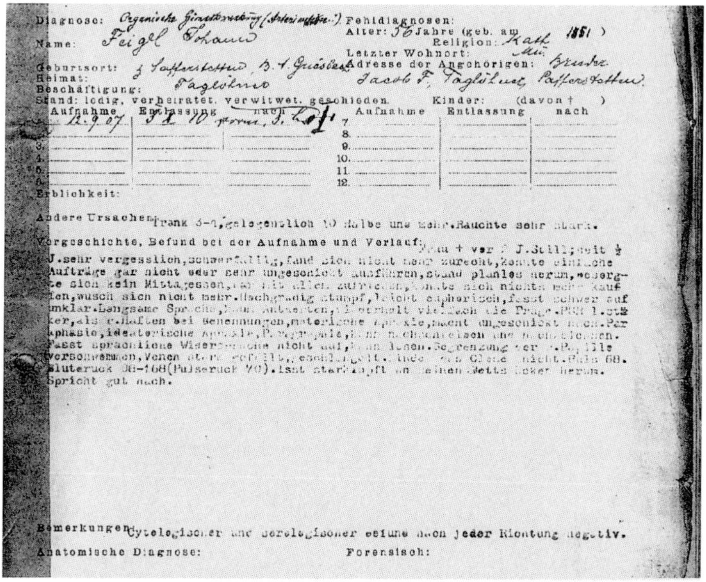

Diagnose: Organische Hirnerkrankung (Arteriosklerose?) Fehldiagnosen:
Alter: 56 Jahre (geb. am 1851)
Name: Feigl Johann
Religion: kath.
Letzter Wohnort: Mü.
Geburtsort: z. Pfaffenstetten B. A. [illegible]
Adresse der Angehörigen: Bruder
Heimat:
Jacob F., Taglöhner, Pfaffenstetten.
Beschäftigung: Taglöhner
Stand: ledig, verheiratet, verwitwet, geschieden. Kinder: (davon †)

	Aufnahme	Entlassung	nach		Aufnahme	Entlassung	nach
1.	12.9.07	[illegible] 10	[illegible]	7.			
2.				8.			
3.				9.			
4.				10.			
5.				11.			
6.				12.			

Erblichkeit:

Andere Ursachen: Trank 3-4, gelegentlich 10 Halbe und mehr. Rauchte sehr stark.

Vorgeschichte, Befund bei der Aufnahme und Verlauf: Frau + vor [illegible] J. Still; seit ½ J. sehr vergesslich, schwerfällig, fand sich nicht mehr zurecht, konnte einfache Aufträge gar nicht oder sehr ungeschickt ausführen, stand planlos herum, besorgte sich kein Mittagessen, [illegible] zufrieden, konnte sich nichts mehr kaufen, wusch sich nicht mehr. Hochgradig stumpf, leicht euphorisch, fasst schwer auf, unklar. Langsame Sprache, [illegible] Antworten, [illegible] wiederholt vielfach die Frage. PSR l. stärker, als r. Haften bei Benennungen, motorische Apraxie, macht ungeschickt nach. Paraphasie, ideatorische Apraxie, P[illegible], [illegible] nachzuzeichnen [illegible]. Fasst sprachliche Widersprüche nicht auf, kann lesen. Begrenzung der r. Papille verschwommen, Venen stark gefüllt, geschlängelt. [illegible] nicht. Puls 68. Blutdruck 98-168 (Pulsdruck 70). Ist stark [illegible] an seinem Betts [illegible] herum. Spricht gut nach.

Bemerkungen: Cytologischer und serologischer Befund nach jeder Richtung negativ.

Anatomische Diagnose: Forensisch:

In der Diagnose nach Johann Feigls Einlieferung in die Psychiatrische Klinik in München am 12.9.1907 wird als Ursache seiner Beschwerden noch eine »Organische Hirnerkrankung« vermutet, aufgeschrieben von Alzheimer selbst

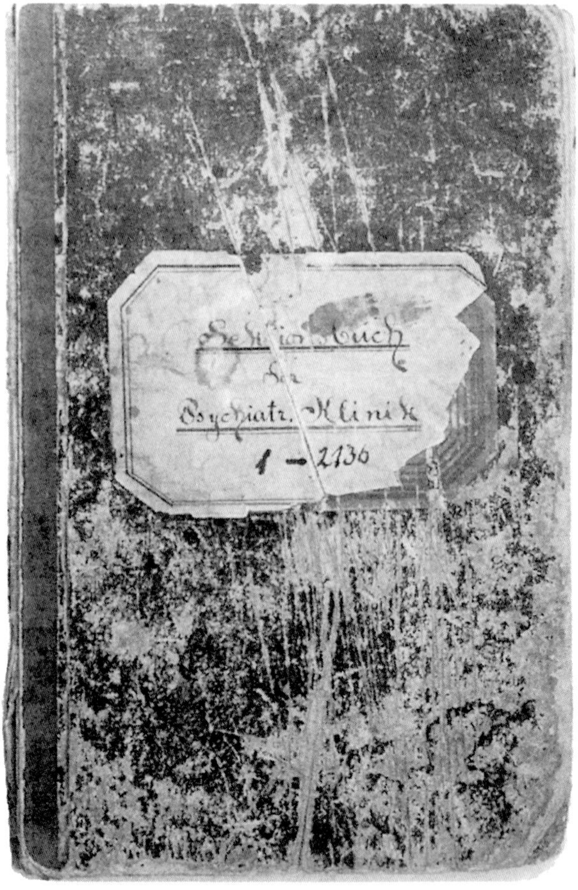

Titelseite des Sektionsbuches der Psychiatrischen Klinik in München, in dem unter der Nummer 784 der Patient Johann Feigl eingetragen ist, der laut Vermerk an der Alzheimerschen Krankheit starb. Offensichtlich – siehe Vergleich von Alzheimers Unterschrift in seinem Lebenslauf und Vergrößerung aus dem Sektionsbuch (Abb. rechte Seite) – von Alzheimer selbst handschriftlich vermerkt

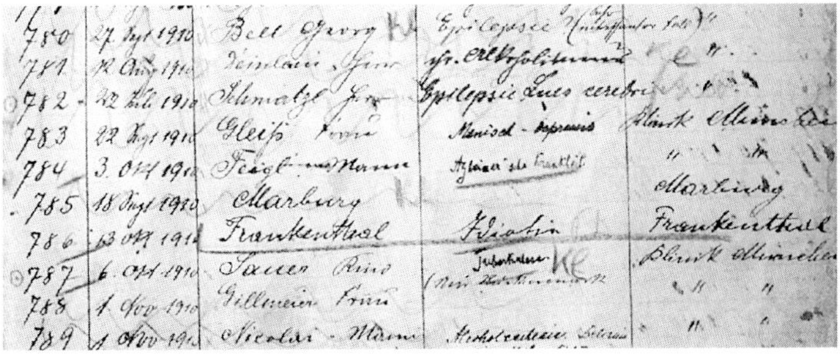

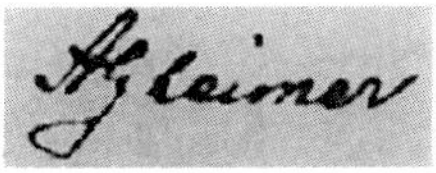

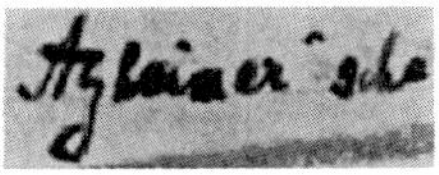

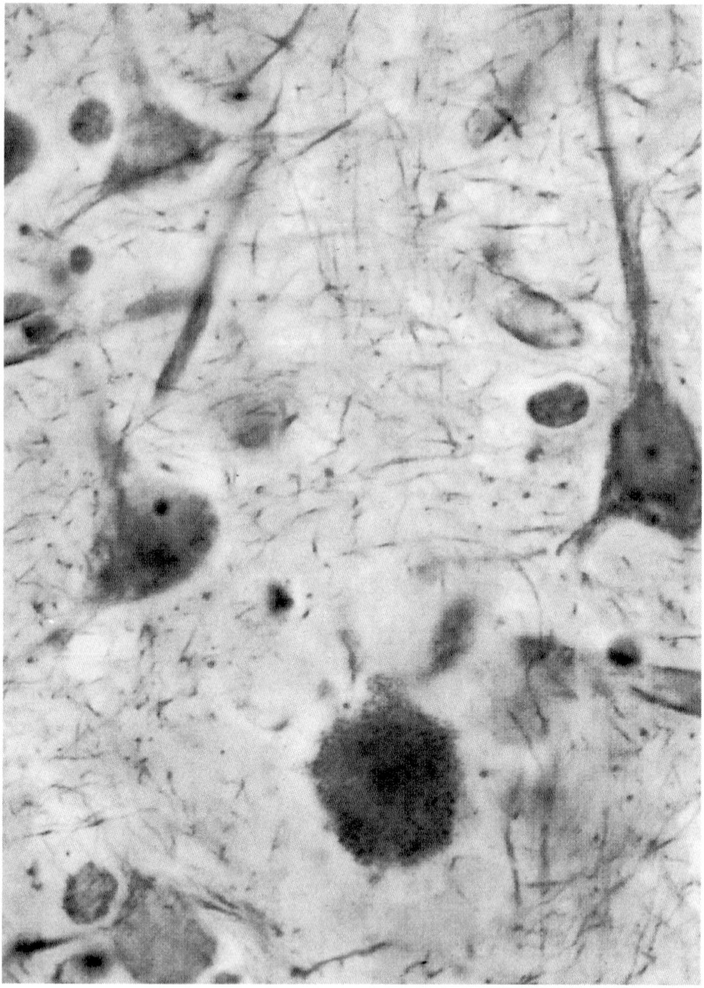

Vergrößerung der Plaques, die in der Hirnrinde von Johann Feigl unter dem Mikroskop entdeckt wurden

gepackt worden, obwohl sie in ihrer bisherigen Laufbahn und in ihrem bisherigen Schaffen nach dem Sinn des Lebens suchten, statt sinnloses Sterben fürs Vaterland zu preisen? Ist Alzheimer vielleicht in der Angst um seinen Sohn Hans und in der Angst um seinen Schwiegersohn Georg Stertz, die beide an der Front waren, so in sich verrückt? Weil sich »schwer wie ein Bleigewicht« die Tatsache des Krieges auch auf seine Nerven gelegt hat?

Ich lese noch einmal genau, was er gesagt hat, denn es wird sein letzter öffentlicher Auftritt sein. So soll er mir nicht abtreten müssen. Und ich finde in all dem unreflektierten Schwachsinn plötzlich Sätze, die man bei gutem Willen als listige Annäherung an Wahrheit interpretieren könnte. Zwar keinen Anstoß zu erregen und zum öffentlichen Ärgernis zu werden, aber geschickt die aufgeheizte Stimmung nützend, zwischen den gesprochenen Sätzen wissenschaftliche Klarheit zu transportieren. Vielleicht für die nach ihm Kommenden, denn zu dem Zeitpunkt, im September 1915, hatte er noch drei Monate zu leben und ahnte wohl, daß es zu Ende gehen würde. Als Gaupp ihn in Breslau besuchte, und das war in jenen Wochen, gestand er dem »mit dem ruhigen Mute seiner auch im Leiden grossen Natur, dass es ihm schlecht gehe und dass er wohl bald die Sorge für seine Kinder in die Hände seiner Geschwister und seines Schwiegersohnes werde legen müssen«. Oder auch für sich selbst und vor sich selbst, um nicht mit seiner letzten Rede sein ganzes Lebenswerk zu verraten?

Ich habe nicht den geringsten objektiven Hinweis, und deshalb kann meine folgende subjektive Interpretation seiner vaterländischen Ergüsse ebensogut falsch sein, denn wie habe ich gelernt? *The absence of evidence is not the evidence of absence*, eine Ermangelung von Beweisen ist, frei übersetzt, noch kein Beweis dafür, daß es nichts gibt. Daß er also doch so dachte, wie er sprach. Gehalten hat er sein nationalistisches Referat, bevor er sich ab November 1915 für sechs Wochen vom Universitätsbetrieb dispensieren ließ, um endlich wieder ganz gesund zu werden. Alzheimer hat die Universität nie mehr betreten. Ich wage mich auf schwankenden

Boden in meinem Versuch, ihm gerecht zu werden, und greife wie so oft nach Bruchstücken:

Könnte in der September-Rede sein Lob des Gehirns, dem Organ unserer Seele, dem »wir die Möglichkeit menschlicher Kultur verdanken«, nicht bedeuten, daß die dann folgende Aufzählung ganz anders gemeint ist – als Beispiel für die Abwesenheit von Verstand und Kultur, weil das Gehirn in diesen nationalen Zeiten ausgeschaltet ist? Könnte der Hinweis auf seltsame Anhäufungen von allgemeinem Irrsinn – Jagd auf Spione, die es gar nicht gibt, Frauen, die hungern, weil sie den Soldaten im Feld nichts wegessen wollen – so interpretiert werden, daß die von ihm erwähnte »Trübung des Urteils durch einen starken Affekt« nicht nur für solche Fälle gilt, sondern auch für die anderen, die er scheinbar lobend heraushebt? Könnte die Erwähnung von schweren Geistesstörungen, die während des Krieges auftreten und offenbar einen Zusammenhang mit dem haben, auch bedeuten, daß der Krieg an sich ein Zeichen von Geisteskrankheit ist?

»Ich will mich aber darüber nicht weiter äußern, weil ich befürchte, daß mein Urteil durch einen übermäßigen Affekt getrübt sein könnte«, sagt Alzheimer an einer Stelle seines Referats und beginnt dann ausführlich über die »psychische Morbidität in den Heeren unserer Feinde« nachzudenken, erklärt den Ausbau von Irrenanstalten nicht mit dem wachsenden Irrsinn eines immer mehr entartenden Volkes. Sondern mit den Fortschritten der Forschung, die immer mehr Geisteskrankheiten entdeckt habe. Spricht wie nebenbei von einer Atmosphäre des Hasses und leidenschaftlicher Beschuldigungen, als ob er sich da einbezieht. Zählt Beispiele von Krankheiten des Geistes aus seiner Praxis und seiner pathologischen Erfahrung auf und verläßt so auf leisen Sohlen den deutschen Sumpf, um wieder festen wissenschaftlichen Boden unter die Füße zu bekommen. Malt in düsteren Farben die Verrottung der Großstädte fern von Breslau – Lärm, Nachtleben, Rastlosigkeit, Menschenmassen –, um als Fazit dieser Horror-Passage festzustellen, daß sich aber eine »geistige Degeneration unseres Volkes« nicht erweisen lasse, weil die

Verhältnisse für ein klares Urteil zu verwickelt sind. Redet nicht von Degenerierten, sondern von sogenannten Degenerierten. Plädiert im Hinblick auf die verstörten Großstadtmenschen für soziale Maßnahmen wie Laubenkolonien, Urlaub auf dem Land, regelmäßige Ruhetage, statt Gottvertrauen in polizeiliche Maßnahmen zu predigen.

Und hat er nicht, wie Robert Gaupp in seinem Nachruf auf Alzheimer erwähnen wird, immer freundlich über seine Mitarbeiter aus vielen Ländern gesprochen, mit denen er in München gearbeitet hatte und die jetzt zu den Kriegsgegnern Deutschlands gehören? Sogar im ersten Kriegsjahr seinen oft bewiesenen Sinn für Ironie bewahrt: »Die werden auch nach dem Kriege wieder kommen wollen! Ich glaube nicht, daß sie mich als Barbaren meiden werden; denn sie hatten sich über mich nicht zu beklagen.«

Aber ich bin auf meiner Reise zurück schon zu weit vorausgeeilt, fast bis zum Tod Alzheimers. Zwischen dem Kuraufenthalt in Wiesbaden, der letzten Begegnung mit Nissl und mit Kraepelin und seinem Sterben liegen ja noch zweieinhalb Jahre: In denen erlebt er seinen fünfzigsten Geburtstag, aber ob und wie das Fest begangen wurde, weiß ich nicht. In denen heiratet im Mai 1915 die zwanzigjährige Tochter Gertrud seinen Oberarzt Georg Stertz, bevor der für den Krieg eingezogen wird. Das Foto der Familienfeier in Breslau habe ich an einer Zimmerwand in Weßling gesehen: Ein strahlender Alzheimer, erstaunlich gesund aussehend, fröhlich und unbekümmert. In denen läßt sich sein Sohn Hans, obwohl erst achtzehn Jahre alt, vom Vater die Erlaubnis erteilen, und dies ist wieder ein Beleg für den anderen Alzheimer, an die Front ziehen zu dürfen, fürs Vaterland, das teure.

In denen fragt er besorgt schon im Mai 1914, sechs Wochen vor den angeblich überraschend kriegsauslösenden Schüssen von Sarajewo, aber ganz im herrschenden Geist der sogenannten Frontstadt Breslau, bei seinem zuständigen Ministerium in Berlin an, wer denn die Kosten übernehme, falls die Patienten im »Falle einer dauernden Einschließung während des Krieges« verlegt werden müssen.

In denen äußert er aber auch eine Bitte, die auf seine eigentlichen wissenschaftlichen Pläne schließen läßt. Er braucht dafür die Erlaubnis, daß in »Königlichen Strafanstalten und Correktionshäusern« speziell ausgearbeitete Fragebogen verteilt werden dürfen, mit denen er über das Verhalten bestimmter Gruppen forschen will. Gemeint ist die Gruppe deutscher Staatsangehöriger in der französischen Fremdenlegion. Viele von denen sind, wie die Erfahrung zeige, »geisteskranke oder geistig minderwertige Persönlichkeiten«. Nur krankhafte Veranlagung, beeilt sich Alzheimer hinzuzufügen, könne die schließlich dazu bewegt haben, ausgerechnet für den Erbfeind Frankreich in dessen Kolonialkriege zu ziehen. In verschiedenen Irrenanstalten des Deutschen Reiches sitzen viele ehemalige Fremdenlegionäre, deren Krankenblätter, siehe Anlage, habe er größtenteils schon erhalten. Nun will er auch noch die Straffälligen erfassen. Bei einer »wissenschaftlichen Veröffentlichung der Ergebnisse würde natürlich eine Nennung der Namen vermieden werden«. Gerichtet ist die Eingabe samt Fragebogenmuster am 9. Juni 1914 an das Königliche Justizministerium in Berlin, sie wird einen Monat später genehmigt.

Aber da bald der Krieg beginnt und Alzheimer sich selbst um alles in der Klinik kümmern muß, weil Pfleger und Ärzte einberufen werden oder sich freiwillig melden, weil sein Krankenhaus als eine Abteilung des sogenannten Festungslazaretts Breslau benutzt wird, bleibt das Projekt liegen. Statt dessen referiert er, immer demonstriert an konkreten Krankenbeispielen, auf verschiedenen »Kriegsmedizinischen Abenden«, wie das jetzt heißt, in seiner Klinik über »Psychogene Nerven- und Geistesstörungen«, über »Allgemeinsymptome bei localisierten Hirnverletzungen«, über den »Gegenwärtigen Stand der Lehre von der Epilepsie« und, so wörtlich im handschriftlichen Protokoll der Sitzung, über »Einige Fälle von Methylalkoholvergiftungen mit Schwindelgefühl, leichter Müdigkeit der Beine und Folgeerscheinungen retrobulbärer Neuritis«. Beschreibungen dieser von ihm vorgeführten Patienten, bei denen als Folge einer Alkoholvergiftung die im

Rückenmark entspringenden motorischen Hirnnerven ausgefallen sind – Symptome: Atemstörungen, verwaschene Sprache –, werden im Ministerium in Berlin archiviert.

Alzheimers Idee, krankhafte Veränderungen innerhalb einer ganz bestimmten Gruppe von Menschen, die unter gleichen Bedingungen leben oder gelebt haben, zu erforschen, ist moderne Wissenschaft. Heute so selbstverständlich wie damals neu. Auf ein typisches Beispiel bin ich während einer virtuellen Reise in die USA gestoßen, denn die sogenannte Nonnenstudie hat mit Alzheimer zu tun.

Im Jahre 1990 haben sich 678 Nonnen von den School Sisters of Notre Dame für eine ganz besondere Untersuchung zur Verfügung gestellt. Gesponsert von Geldern aus einer privaten Stiftung und vom National Institute on Aging werden sie seitdem mindestens einmal jährlich auf ihren körperlichen und geistigen Zustand hin untersucht. Alle haben sich, und das ist innerhalb einer einheitlichen Bevölkerungsgruppe weltweit einmalig, außerdem bereit erklärt, ihr Gehirn nach dem Tod für Forschungszwecke zur Verfügung zu stellen. Bei 272 Schwestern ist dieser Fall bereits eingetreten, und es werden natürlich immer mehr, weil alle, die bei diesem Projekt mitmachen, vor dem Jahre 1916 geboren sein mußten. Die Hirnforscher von der University of Kentucky haben, ähnlich wie Alzheimer bei den Fremdenlegionären, eine homogene Gruppe gesucht und waren dabei auf den Orden gestoßen. Eine ideale Population für die Wissenschaftler in Sachen Alzheimer: Alle Nonnen Nichtraucher, alle Antialkoholiker, keine jemals schwanger, vergleichbare Ernährung und berufliche Tätigkeit – Lehrerinnen in Klosterschulen – und seit über sechzig Jahren unter den gleichen Bedingungen lebend. Daß sie sofort mitmachte, hat die neunzigjährige Mary Gilbert Hefele im vergangenen Jahr ganz schlicht begründet und dabei auch für die anderen gesprochen: Sich selbst habe sie eh Gott geweiht, und falls sie mit ihrem Hirn jemand auf Erden helfen könne, sei das im Namen des Herrn, dem sie immer schon diente, selbstverständlich. Wenn sie einmal von da oben im Himmel, in den sie hofft zugelassen zu werden, hinunterblicken wird, so glaubt sie, braucht sie kein Gehirn mehr. Das sei im allgemeinen Hosianna der Ewigkeit entbehrlich.

Professor Alexander Kurz in München nennt die Nonnenstudie ein »einzigartiges wissenschaftliches Projekt«. Zufällig hat er übrigens herausgefunden, daß in München das Mutterhaus dieses ursprünglich aus Regensburg stammenden Ordens steht. Was genau machen die in den USA mit alten katholischen Nonnen? Die Schwestern haben zunächst ihre ganz persönliche Biographie aufgeschrieben, und alle haben ihre Personalakten für die Hirnforscher freigegeben, damit die eventuelle familiäre Bezugspunkte für Alzheimer herausfinden konnten. Sie müssen in regelmäßigen Abständen anhand von Fotos Gegenstände des täglichen Lebens identifizieren, einfache Fragen aus dem Alltag beantworten, einen kurzen Aufsatz schreiben, einen Wecker für eine bestimmte Uhrzeit einstellen, Flaschen mit kindersicherem Verschluß öffnen, eine genaue Summe Wechselgeld abzählen und die vorgeschriebene Dosis von Pillen bei einer ärztlichen Verschreibung. Die Testresultate werden Jahr für Jahr miteinander verglichen, um früh jene kognitiven Störungen zu erkennen, die als erste Anzeichen für eine beginnende Erkrankung bekannt sind.

Vorläufige Ergebnisse nach Untersuchungen der Verstorbenen, denn nach wie vor gilt ja, eine genaue Diagnose ist erst in der Pathologie möglich, haben ergeben, daß etwa jede zweite Nonne, die vor dem Tod Hirnleistungsstörungen zeigte, an einer Alzheimerschen Form von Demenz gelitten hat. Das entspricht etwa der Statistik, die da besagt, jeder vierte bis fünfte über achtzig ist ein potentieller Fall für Alzheimer. Sobald bei den untersuchten Nonnen ein kleiner Hirnschlag dazukam, waren es bereits neunzig Prozent, die an Alzheimer erkrankten. Kurz: »Gefäßerkrankungen des Gehirns und die daraus hervorgehenden Hirninfarkte spielen eine bisher nicht bekannte wichtige Rolle bei der klinischen Manifestation der Alzheimer-Krankheit.« Daraus könnte man den Schluß ziehen, aber ganz verhalten formulieren, denn die Studie läuft noch und es gibt noch keine endgültigen Beweise, daß eine rechtzeitige und intensive Behandlung der Risikofaktoren bei Hirninfarkten wie auch bei Herzrhythmusstörungen, Bluthochdruck und Zuckerkrankheit die ersten Symptome der Alzheimerschen Krankheit hinauszögert.

Bei den Fremdenlegionären ging es Alzheimer selbstverständlich nicht um Symptome der Krankheit, die seinen Namen trug, wovon unter Neurologen sowieso schon keiner mehr sprach, sondern um mögliche Erkenntnisse zum Thema Paralyse. Für Demenzen waren die Männer zu jung, für Dummheit aber alt genug. Diese Dummheit wollte er näher erforschen, nicht in ihrer philosophischen oder politischen Bedeutung, sondern nur in Verbindung mit Naturwissenschaft, denn Einheit des Wissens existierte in Zeiten Alzheimers nicht. Da konnte sich ein Wissenschaftler wie Kraepelin noch des Beifalls von der falschen Seite sicher sein, wenn er die Psychoanalyse eines Sigmund Freud als eine Art Dichtung mit geringem Wahrheitsgehalt bespöttelte, die nichts mit Wissenschaft zu tun habe. Dummheit als Ausdruck einer rein psychischen Störung suchte Alzheimer, denn zweifellos »sind es bestimmte Formen ... krankhafter Veranlagung, welche der Anlaß zum Eintritt in die französische Fremdenlegion werden«.

Er kam nicht mehr dazu, sich um die Krankheiten von anderen zu kümmern, die eigenen hatten ihn immer fester im Griff, umklammerten ihn buchstäblich so – denn Atemnot gehört zu den Symptomen –, daß ihm langsam die Luft wegblieb.

An eine normale Lehrtätigkeit, an den normalen Alltag in der Klinik ist nicht mehr zu denken. Alzheimer läßt sich beurlauben, er liegt zu Hause in der Auenstraße. Sein Sohn Hans, der an der Front in Flandern kämpft, bekommt Mitte Dezember 1915 vierzehn Tage Urlaub, um noch einmal seinen Vater zu sehen. Hans ist neunzehn und bei der Kavallerie. Einen letzten Rat habe ihm der Todkranke erteilt, erzählt er Jahrzehnte später seiner Tochter Ilse, Landwirtschaft solle er studieren und sich einen Hof kaufen. Geld dafür sei genug da.

Seinen Bruder Karl in München hat Alzheimer gebeten, sich als Testamentsvollstrecker um sein noch riesiges Vermögen zu kümmern, das Erbe zu verwalten. Schwiegersohn Georg Stertz, ebenfalls an der Front, bekommt wie der Sohn die Erlaubnis, noch einmal nach Breslau zu fahren, um Alzheimer zu sehen. Nach dessen Tod muß er nicht mehr zurück in den Krieg, er wird kommissarisch die Klinik leiten, bis der Nachfolger sein Amt antritt.

Stertz, der Arzt, weiß natürlich, daß es für den Schwerkranken keine Chance auf Gesundung mehr gibt. Er kann dem leidenden Chef nur ein wenig Erleichterung verschaffen, wie er in einem Brief an Nissl schreibt, der sich telefonisch aus Heidelberg nach dem Zustand seines Freundes erkundigt hat. Heißt diese Erleichterung Morphium, dessen Wirkung Alzheimer natürlich bekannt ist? In der letzten Woche seines Lebens bekommt Alzheimer jedenfalls nur noch wenig mit von dem, was um ihn herum passiert, auch das weiß man durch entsprechende Erzählungen von Stertz. Er befindet sich am Schluß in einem urämischen Koma – so wird knapp vier Jahre später auch Franz Nissl enden –, was bedeutet: Nierenversagen, Harnvergiftung, Atemnot, Herzinsuffizienz. Am 19. Dezember 1915, kurz nach ein Uhr morgens am gerade beginnenden 4. Adventssonntag, hört sein Herz auf zu schlagen, und Alois Alzheimer, 51 Jahre alt, stirbt. An seinem Totenbett wachen seine beiden Töchter Maria und Gertrud, sein Sohn Hans, seine Schwester Elisabeth, sein Schwiegersohn Georg Stertz. Der hat an diesem Sonntag Geburtstag. Er wird siebenunddreißig.

Einen Tag später, am 20. Dezember 1915, berichtet der Kurator der Breslauer Universität dem Herrn Minister in Berlin, daß der ordentliche Professor Dr. Alois Alzheimer am 19. d. Mts früh 1 Uhr 20 verstorben sei und verfällt dann ins übliche Amtsdeutsch, denn alles muß zunächst seine Ordnung haben: »Das unter 15. d. Mts. vollzogene Patent über Verleihung des Charakters als Geheimer Medizinalrat an ihn, das mir Eure Exzellenz unterm 17. d. Mts. U.! 12 007 – hier eingegangen am 19. d. Mts. – übersandt hat, habe ich dem

Genannten nicht mehr aushändigen können. Dem Runderlaß vom 5. August 1905 – B No 1493 – entsprechend habe ich das Patent den Hinterbliebenen als Andenken zugestellt.« Diese Ernennung zum Geheimen Medizinalrat ist nur noch für die Höhe der seinen Kindern zustehenden Waisenrente von Bedeutung.

Alois Alzheimer wird am Tag vor Heiligabend in Frankfurt auf dem Hauptfriedhof beigesetzt. Den kenne ich von meiner früheren Wanderung durchs Totenreich. Alzheimer hatte rechtzeitig und noch klaren Kopfes verfügt, per Eisenbahn solle der Sarg unmittelbar nach seinem Tod zu seiner Frau Cäcilia gebracht und neben ihr, der Liebe seines Lebens, bestattet werden. »Dem Wunsche des Verstorbenen entsprechend ist von jeder Trauerfeierlichkeit und Begleitung zum Bahnhof abgesehen worden«, vermeldet der *Breslauer Generalanzeiger*, als er vom Ableben Alzheimers berichtet. Die Traueranzeige der Familie in derselben Ausgabe: »Heute nacht entschlief sanft nach langem, schweren Leiden unser lieber Vater, Schwiegervater und Bruder Alois Alzheimer. Die tieftrauernden Hinterbliebenen. Beisetzung Frankfurt. Blumen dankend abgelehnt.« In der Eile, die Leiche nach Frankfurt zu bringen, wo sie in einer stillen Feier von Alois Alzheimer Abschied nehmen werden, haben sie den veröffentlichten Text nicht mehr prüfen können, bevor er gedruckt wurde. Deshalb steht als Alter des Verstorbenen dort 52 statt 51 Jahre.

Kein Gott nahm ihn zu sich, wie es eigentlich in solchen Anzeigen immer hieß. Vielleicht wollte man nichts von Gott und dessen Fürsorge wissen, da in den Zeitungen die Seiten voll waren mit den Namen der jungen Männer, die sich in Gottes Namen das Vaterland für immer genommen hatte?

Die Kollegen von der Fakultät preisen die »gewinnende Art seiner ungewöhnlich sympathischen Persönlichkeit«, der Senat der Universität beklagt, das »unglückliche Heer der durch Irrsinn und Nervenkrankheiten zerrütteten Menschen« verliere einen »väterlich besorgten und geschickten Pfleger«, das Klinikpersonal betrauert seinen »hochverehrten Chef«.

Der Generaloberst vom Festungslazarett läßt Alzheimer im Stil der Zeit abtreten: »Schon zu Beginn des Krieges hat sich der Verstorbene mit seiner ganzen Kraft dem Vaterland zur Verfügung gestellt.« Auf so gut deutsch verabschiedet sich ansonsten nur Kraepelin von Alzheimer. Das wissenschaftliche Lebenswerk, das er durchaus anerkennt, obwohl er es selbst jetzt nicht lassen kann, eine »gewisse Schwerfälligkeit« bei seinem einstigen Mitarbeiter zu bemängeln, ist ein »Ruhmesblatt für die deutsche Wissenschaft, dem kein anderes Volk ähnliches an die Seite zu stellen hat.« Nebbich. Was Alzheimer unter den gegebenen Umständen in einem »vorzeitig abgeschlossenen Leben geschaffen hat, verdient höchste Bewunderung, es sind die sicheren Grundlagen einer pathologischen Anatomie der Geistesstörungen, die zukünftige Geschlechter nur auszubauen haben werden«.

Andere Nachrufe sind menschlich und vergessen dennoch nicht die wissenschaftliche Leistung Alzheimers. Paul Schröder, einst Assistent Kraepelins und jetzt Direktor der Nervenklinik in Greifswald, spricht von einem »vornehmen Menschen voller Freundlichkeit und Selbstlosigkeit«, der sich die »Liebe und die Achtung aller« verdient habe. Walther Spielmeyer, Nachfolger Alzheimers im Neuropathologischen Labor in München, ist erschüttert, ein Wort des Trostes beim Tode Alzheimers kann er nicht finden. Mit vergeblich geöffneten Händen stünden er und seine Kollegen da, die noch viel von Alzheimer hätten erfahren können. »Das Hauptverdienst, das Alzheimer sich um die Förderung der Psychiatrie erworben hat, ist das, daß er uns die Anatomie bestimmter Krankheiten lehrte und damit die Grundlagen schuf zur schärferen Begriffsbestimmung dieser Prozesse.« Er benutzt Goethe für geradezu anrührende Abschiedssätze: »Wir bitten Gott, heißt es in Wilhelm Meister, um einen reinen Sinn und ein großes Herz. Diese Gnade gab ihm das Schicksal, das doch so hart war, ihn allzufrüh von uns zu reißen.«

Max Lewandowsky, gemeinsam mit Alzheimer Herausgeber der wichtigen *Zeitschrift für die gesamte Neurologie und Psychiatrie* behauptet gar, einen »besseren Mann« als Alois

Alzheimer habe die Wissenschaft nie verloren, und begründet dies so: »Nissl und Alzheimer haben die Histologie der Geisteskrankheiten erst geschaffen, haben ihr neue Grundlagen gelegt an Stelle der alten, die dürftig und morsch waren. Wie ein immer stärker und höher wachsender Baum hatte sich Alzheimer immer tiefer und weiter in das Erdreich seiner Wissenschaft eingebohrt, Schaffenstrieb und Erträgnis hatten die Höhe noch nicht überschritten, als die Krankheit begann, sein Leben zu zerstören.«

Stimmt sicher alles, aber mir entschwindet in all diesen hehren Nachrufen zu schnell der Mensch Alois Alzheimer. In allen Nekrologen kaum Privates, ein Halbsatz über seine stets gütigen Augen. Ein Halbsatz über seine Toleranz. Ein Halbsatz über seine unerschütterliche Ruhe. Hat der alte Genießer noch geraucht und hin und wieder noch ein Schwarzbier getrunken? Wo sind seine engsten Freunde Robert Gaupp und Franz Nissl?

Sie stehen am Grab in Frankfurt, im Kreise der Familie. Es werden keine Reden gehalten an diesem kalten Wintertag. Der Abschied verlief schweigend, schreibt Nissl, denn so still und einfach sein Leben dahingeflossen sei, »so prunklos war sein Leichenbegräbnis«. Beide sind kühle Wissenschaftler, große Worte fallen Gaupp und Nissl deshalb schwer. Nissl rettet sich in das hilflose Bekenntnis, Alzheimers Bild sei tief in seinem Herzen eingegraben. Einen Freund haben sie verloren, und mit diesem Verlust können sie nur schwer umgehen. Wenn sie in den vergangenen Jahren Probleme hatten, konnten sie einen fragen, der immer half. Der ist nun tot. Es paßt der Begriff unersetzlich sogar unter wissenschaftlichen Aspekten. Ihr Leben sei ärmer geworden, sagt Gaupp, trifft dann aber mit ein paar einfachen Worten genau die Trauer, die sie empfinden: »Um uns ist es kälter geworden, als wir ihn in Frankfurt zu Grabe trugen.«

Und was ist mit dem abstrakt Konkreten, dem konkret Abstrakten, also dem, was von ihm in den medizinhistorischen Büchern bleibt? Was ist mit der nach ihm benannten Krankheit? Dieser präsenilen und später nur noch senilen Verblödungsform, der Alzheimerschen Erkrankung? Die wird schon jetzt, nach seinem Tod, kaum zehn Jahre nach ihrer Entdeckung, nur noch am Rande erwähnt. Sie sei nicht ohne Bedeutung, meinen alle, aber nicht so wesentlich im Vergleich zu seinen anderen Forschungen in Sachen Paralyse und Epilepsie, im Vergleich zu seinen grundsätzlichen pathologischen Erkenntnissen, und immer wieder: zu seiner Fähigkeit, junge Wissenschaftler heranzubilden. Spielmeyer, der wie Alzheimer die Suche nach dem Unbekannten unter dem Mikroskop so liebte, geht zwar ausführlich auf die heute als Krankheit des Jahrhunderts bezeichnete Entdeckung des Kollegen ein, die eine ganz eigenständige Alterserkrankung sei, belegbar anhand der von Alzheimer in Hirnrinden gefundenen eigenartigen Plaques und Neurofibrillenbündel. Aber obwohl sie den bekannten Formen der senilen Demenz gleiche, hält er sie für so selten, daß er in den vierzig Seiten seiner klug formulierten Würdigung von Alzheimers Werk letztlich doch mehr die Ergebnisse in Sachen Paralyse betont. Paralyse ist damals ein viel drängenderes Problem. So alt, um Alzheimer zu bekommen, wird man noch nicht, und in Kriegszeiten stellt sich das Problem für viele gar nicht mehr, weil die sogar sterben, bevor sie richtig jung sein dürfen. Zynisch? Aber ja doch.

Die meisten Neurologen hielten seine Entdeckung nach wie vor für eine selten auftretende Unterabteilung längst bekannter Krankheiten. Viel zu hastig und voreilig sei die auf den Namen Alzheimer getauft worden, schreibt einer und bemerkt hämisch, die Plaques seien nichts anderes als ein Zeichen von seniler Demenz. Von wegen eine neue Krankheit. Selbst Georg Stertz, der ihn naturgemäß persönlich gut kannte, der klinischer Psychiater war wie er, hält sich 1916 bei einem Vortrag über das wissenschaftliche Wirken des Verstorbenen in der Schlesischen Gesellschaft für vaterländische Cultur zurück und erwähnt kursorisch unter den vielen Krankheiten, die sein Schwiegervater erforscht habe, Fälle im Präsenilum, die »ziemlich rasch zu tiefster Verblödung« führen, aber selten seien, und nennt sie eher deshalb, weil sie nun mal den Namen Alzheimers tragen. Er sagt voraus, und da hat er wieder recht:

»Was er geleistet hat, wird seinen Namen für alle Zeit untrennbar mit der Psychiatrie verbinden.«

Deshalb wird mich Alois Alzheimer weiter auf meiner Spurensuche im Niemandsland begleiten. Wenn ich in die Heime fahre, in denen die Menschen mit der tödlichen Krankheit leben, durch die er unsterblich geworden ist. Wenn ich in die Labors gehe, in denen nach den Ursachen der Alzheimerschen Demenz gesucht und viel Geld ausgegeben wird, um endlich ein Heilmittel zu finden, um endlich die Todesboten im Gehirn zu töten, bevor sie die Nervenzellen erstarren lassen. Wenn ich mit den Forschern rede, die jeder Spur folgen und sei sie noch so winzig.

Zunächst aber lasse ich ihm seinen Frieden, vergesse ihn sogar für eine Weile, weil ich im Rückblick bei seinen Angehörigen bleibe. Zeit zu trauern haben sie nicht. Sein Schwiegersohn zum Beispiel übernimmt die Arbeit im Krankenhaus, bis ein neuer Ordinarius berufen wird. Elisabeth Alzheimer führt ihm und seiner Frau Gertrud den Haushalt in der Auenstraße, kümmert sich um die jüngste Tochter Alzheimers, die ja noch zur Schule geht. Bereits im April 1916 zieht sie, laut Notiz im Geheimen Staatsarchiv, ihren Antrag zurück, in der Wohnung des Bruders weiterhin leben zu dürfen. Mit Maria geht sie wieder nach München, mietet eine Wohnung in der Nähe des Prinzregententheaters, Gertrud bleibt mit ihrem Mann in Breslau, Hans kämpft immer noch für Kaiser und Reich an der Westfront. Immerhin, er lebt.

Seinen Anteil an dem vom Vater hinterlassenen Vermögen, genau 566 459,86 Mark, verwaltet sein Onkel Karl. Insgesamt sind es, wie in feiner Handschrift vom Testamentsvollstrecker für alle einsichtig aufgelistet wurde: 1 765 750,90 Mark, angelegt in Wertpapieren. Bargeld und Forderungen: 277 848,76. Grundstück in Weßling 60 000, Mobilien 46 305 Mark. Macht zusammen 2 149 904,66 Mark. Eine stolze Summe. Nach heutigem Wert, aber so kann man nur in der Theorie rechnen, über vierzig Millionen D-Mark. Ungeteilt unter den drei Kindern bleiben, wie da steht, 473 813,74 Mark, das dürfte für Elisabeth gedacht sein, die seit 1901 den

Haushalt führte, den Kindern eine Mutter gewesen ist, für die Jüngste immer noch. Sie ist 44 Jahre alt, und hat keinen Beruf ausüben können, um sich selbst damit zu ernähren. Daran hat ihr Bruder selbstverständlich gedacht, als er sein Testament aufsetzte. Es bleiben demnach zu teilen 1 676 090,92 Mark. Gertrud und Maria – auch deren Anteil wird zunächst verwaltet, bis sie volljährig ist – erhalten exakt die Summe, die auch ihr Bruder bekommt. »Marias Eigentum an Schmuck, von ihrem Vater vor Gertruds Hochzeit für sie ausgesucht«, wie Karl Alzheimer aufschreibt, sind unter anderem ein Perlenhalsband, Kettenarmband Brillant, Brillant-Smaragd-Ring, Brillant-Brosche. Dies alles aus dem Nachlaß ihrer Mutter, an die sie keine Erinnerung mehr hat.

Drei Jahre nach dem Tod Alzheimers, als endlich der Krieg vorbei und verloren ist, bekommt seine Tochter Gertrud ihr zweites Kind, Hildegard. Die Eltern ziehen mit ihr und der älteren Schwester Gabriele nach München. Ihr Vater wird für zwei Jahre als Oberarzt bei Emil Kraepelin arbeiten wie einst ihr Großvater. Nächste Station ist Marburg, wo Stertz 1921 den Lehrstuhl für Psychiatrie übernimmt, danach leitet er die Universitätsnervenklinik in Kiel. Dort hat Hildegard, wie sie sich erinnert, manchmal das Baby eines Kollegen ihres Vaters im Kinderwagen herumgeschoben. Der Vater hieß Kurt Kolle und das Kind Oswalt. Ja, genau der. Das Kaiserreich ist zu Ende, die Weimarer Republik verspricht eine demokratische Gesellschaft, aber die unterschätzt ihre Feinde. Die haben nicht vergessen, woran sie gestern noch glaubten. Die lecken nur ihre Wunden, bevor sie wieder zur Schlacht bereit sind. Das Böse lauert schon vor der Tür, während drinnen im Saal noch die goldenen Jahre begossen werden.

Durch die Inflation und in den Jahren der Weltwirtschaftskrise verlieren Alzheimers Kinder nach und nach das Erbe ihres Vaters. Das Geld ist nichts mehr wert, Wertpapiere stürzen ins Leere, und am Schluß dampfen im Depot nur noch amerikanische Eisenbahnaktien. Es bleiben die Ansprüche auf die vom Vater erworbene Rente, es bleibt Maria Alzheimer und Gertrud Stertz der Schmuck ihrer Mutter, und es bleibt das einst nur für die Ferien gedachte Haus in Weßling. Bevor Maria heiratet, hat sie für insgesamt 4900 Mark das Kettenarmband, den Smaragdring und die Brillantbrosche verkaufen müssen, um in Krisenzeiten durchzukommen. Hat als Säuglingsschwester im Schwabinger Krankenhaus gearbeitet. Als es nicht mehr reicht, geben sie und ihre Tante Maja die Wohnung in München auf und ziehen nach Weßling ins väterliche Haus. Bald werden ihnen dorthin andere aus der Alzheimer-Familie folgen. Scheint doch an dem Gefühl etwas zu sein, das ich beim ersten Besuch am See zu spüren glaubte? Viele Biographien prägen, eigentlich bis heute, das Haus.

Es wird im Dritten Reich für die Familien auch eine Art Schutzburg der ganz besonderen Art sein. Denn bei den Deutschen kommt nichts weg. Geburtsurkunden schon gar nicht. In denen stand, wer die Mutter von Gertrud und Maria und Hans war und welchem Glauben Cäcilia angehörte. Für solche Fälle hatten sie dann Gesetze, zum Beispiel das über die Reinheit des Blutes, das Bernhard Lösener mitformuliert hat. Die Nazis entziehen Stertz die Lehrerlaubnis, weil er mit einer Halbjüdin verheiratet ist, einem Mischling ersten Grades, und weil er nicht daran denkt, sich von seiner Frau zu trennen. An einen Kollegen schreibt Stertz, daß er »vorzeitig am Ende der beruflichen Laufbahn angelangt« sei, weil er die Aufforderung bekommen habe, wegen »nicht arischer Abstammung meiner Frau um die Emeritierung nachzusuchen. Ich habe es auch getan, allerdings nicht ohne … Bedenken gegen das Ansinnen geltend zu machen.« Ein anständiger Mann in unanständigen Zeiten. Er muß deshalb 1937 die Universitätslaufbahn aufgeben, denn der deutsche Beamte hat, in seiner näheren Umgebung vor allem, reinrassig zu sein, und zieht sich mit seiner Familie nach Weßling zurück. Gertrud verkauft in Notlagen den Rest des Schmuckes, den sie 1915 von ihrem Vater zur Hochzeit bekommen hat. Erst als die Nationalsozialisten besiegt sind, wird Stertz wieder in seinem eigentlichen Beruf arbeiten können, zunächst als kommissarischer Chef der Klinik in der Nußbaumstraße, dann bis zu seiner Pensionierung 1952 als deren Direktor und als Ordentlicher Professor für Psychiatrie und Nervenheilkunde an der Münchner Universität. Unbelastete Mediziner wie ihn gab es nur wenige. In den ersten Monaten nach der Befreiung war die braune Vergangenheit von Bewerbern bei der Besetzung von höheren Positionen noch hinderlich. Bald spielte sie keine Rolle mehr, wie viele, zu viele, anschließende Karrieren beweisen.

Dem anderen Mischling, Gertruds Schwester Maria, wird es während des Dritten Reiches oberflächlich betrachtet besser ergehen. Ihr Mann heißt Richard Finsterwalder. Der ist ein weltberühmter Gletscherforscher und Kartograph, hat als erster den Himalaja vermessen. Ein nationales Großereignis. Maria Finsterwalder, geborene Alzheimer, und ihre drei Kinder werden ehrenhalber arisiert. Seine Mutter habe dennoch, sagt mir ihr Sohn Rupert, bis zum Kriegsende Angst gehabt, daß wegen ihrer jüdischen Abstammung ihr und der Familie doch noch etwas passieren könnte. Es war tabu, darüber auch nur in Andeutungen zu reden. Als ob sie so die Verbrecher da draußen davon abhalten könnte, ihr Haus zu betreten. Als ob man sie totschweigen könne.

Hans Alzheimer hat es schlimm erwischt. Nach der Rückkehr aus dem Krieg holte er sein Abitur nach und begann ein Landwirtschaftsstudium. Vom Erbe erwarb er in Niederbayern einen großen Bauernhof, heiratete Helene Sand, Tochter eines estländischen Gutsverwalters. Als er mit der harten Landarbeit nicht zurechtkam, verkaufte er es wieder und legte den Erlös in Aktien an. Totalverlust. Von der gesamten Summe war zehn Jahre nach dem Tod des Vaters nichts mehr da, er ließ sich seinen Anteil vom Haus in Weßling auszahlen und zog mit seiner Frau und den beiden Töchtern nach Eichenau. In den nächsten Jahren lief es beruflich nicht besser. »Ich habe in meinem Leben kein gutes Los gezogen, Existenzsorgen haben nie aufgehört«, schreibt er im Februar 1939 an einen ehemaligen Klassenkameraden, inzwischen Pater im Internat Ettal, »nun kam im vergangenen Jahr der Hauptschlag. Auf Grund der Nürnberger Gesetze gelte ich als Mischling und so konnte ich in meiner bisherigen Tätigkeit nicht bleiben. Ich war volle 8 Monate arbeitslos. Seit 8 Tagen habe ich endlich eine Arbeit, nämlich den Verkauf von Paramenten. Ich habe mir ein Wägelchen gekauft und besuche eifrig die Pfarrer, zunächst in meiner näheren Umgebung. Du kannst Dir denken, wie schwer hier der Anfang ist.« Er beteuert, sein starkes Gottvertrauen behalten zu haben, bittet um Hilfe bei dem Verkauf der liturgischen Gewänder, Kanzel- und Altarbehänge, die er anbietet, gibt aber zu: »Ich bin leutscheu geworden, ausrangiert aus der Gesellschaft.«

Nicht nur materiell ging es ihm schlecht. Seine Schwestern waren wie er Mischlinge ersten Grades, Gertrud aber zumindest vordergründig erst einmal respektiert als Frau Professor Stertz, seine Schwester Maria immer die Frau des berühmten Richard Finsterwalder und damit erst recht unverdächtig. Er aber hieß Alzheimer, einfach Alzheimer. Klang so jüdisch wie der Name seiner Großmutter Wallerstein. Eigentlich hatte er keine Chance.

Wenn es nicht den besagten Ministerialrat Dr. Bernhard Lösener gegeben hätte, Judenreferent im Reichsinnenministerium, Jurist und frühes Mitglied der NSDAP. Wieder einmal lasse ich meinen Schnellzug in die Vergangenheit anhalten, steige aus und befahre mit der Regionalbahn in Gedanken ein Nebengleis wie einst bei Geisenheimer, um eine andere in Sachen Alzheimer vergessene Geschichte erzählen zu können. Wieder ist es eine deutsch-jüdische Geschichte, aber diesmal eine der ganz anderen Art.

Im Gesetzentwurf der Nazis gegen »Juden und Judenstämmlinge« ist nicht nur ein Verbot von außerhelichem Geschlechtsverkehr zwischen Juden und Ariern festgeschrieben, auch Ehen zwischen den Rassen sind unter Strafe gestellt. Es gibt vier Fassungen, die Hitler am 15. September 1935 nachts gegen 2 Uhr vorgelegt werden, alle schlimm genug, doch die Fassung vier legt wenigstens fest, daß dieses Gesetz nur *Volljuden* betrifft. Geschrieben ist der Text vom zuständigen Judenreferenten im Reichsinnenministerium, besagtem

Bernhard Lösener. Als er erfährt, daß bei der Verabschiedung des Gesetzes im Reichstag der Satz über die *Volljuden* gestrichen ist, das Gesetz auch für *Halbjuden* und *Vierteljuden* gelten wird, die Kinder aus gemischten Ehen und deren Kinder, sogar für alle, die »nur zehn Prozent jüdischen Blutes« in sich haben, besinnt sich der deutsche Beamte auf das, was er während seines Jurastudiums gelernt hat: Der Teufel steckt immer im Detail, in sogenannten Ausführungsbestimmungen, und er macht sich an die Arbeit. Von seiner juristischen Spitzfindigkeit sollte es abhängen, ob Zehntausende leben dürfen oder sterben müssen.

Über seine Beweggründe hat Lösener nach dem Krieg berichtet. Diese Dokumente hat der Münchner Publizist Klaus Budzinski ausgegraben, und er hält die Argumente für glaubwürdig. Danach war es Lösener schon zu Beginn des Dritten Reiches »erschreckend bewußt« geworden, wohin die beginnende Judenverfolgung führen würde. Eine erstaunliche Aussage, denn die meisten Deutschen, so wurde es nach dem Krieg von ihnen selbst gern erzählt, haben angeblich zwölf Jahre lang nichts von Judenverfolgungen gemerkt. Lösener hatte beschlossen, etwas gegen den so alltäglichen Faschismus zu tun, soweit es in seiner Macht stand. Da der Parteigenosse Referent für Rasserecht im Reichsinnenministerium geworden war, sah er es als einmalige Chance an, die Nazis mit ihren eigenen Waffen zu überlisten. Wer würde schon auf die Idee kommen, ausgerechnet im zuständigen Judenreferenten einen heimlichen Gegner des Systems zu vermuten.

Lösener, ein unbekannter deutscher Held? Lösener, ein unbekannter deutscher Held, der geschickt die absurde Logik der Verbrecher benutzt, um ihnen ihre Opfer zu entreißen. Grundlage seiner Einwände war die zum Wahn-Sinn des Regimes passende Behauptung, daß man sich schuldig mache, wenn man die guten fünfzig Prozent eines *Halbjuden*, also die arischen, einfach gleich mit ausstoßen würde. Zum Beispiel schaffe man sich gefährliche Gegner, weil die gute arische Hälfte alle hervorragenden germanischen Erbanlagen besitze. Zum Beispiel würde man deutsche Volksgenossen verschrecken, denn genau die sind die Verwandten dieser anderen, der germanischen Hälfte. Zum Beispiel würden dem Führer und dem Vaterland in künftigen Kriegen rein rechnerisch zwei Divisionen Soldaten fehlen. Insgesamt ein auch verwaltungstechnisch viel zu großer Aufwand angesichts des Risikos, in der Bevölkerung Unruhe zu erzeugen, in knapp zwei Generationen sei das Thema der *Halbjuden* im deutschen Volk auf natürliche Weise erledigt. Einmal hatte es in Berlin vor dem Gestapogebäude sogar eine wahrhaftige Demonstration gegeben, als die arischen Partner aus »privilegierten Ehen« lautstark und mutig, und vor allem erfolgreich, gegen die Deportation ihrer Gatten in die Vernichtungslager protestierten.

Lösener muß sehr überzeugend argumentiert haben, denn in der dann endgültigen Fassung sind Halb- und Vierteljuden von den Bestimmungen des Gesetzes ausgenommen. In Deutschland gibt es eben für alles eine klare Bezeichnung, sogar für die einzelnen Abstufungen von Terror. Es wird neben den genau definierten Mischlingen wie *Halbjuden* und *Vierteljuden* der Begriff sogenannter privilegierter Mischlinge gefunden, der für Ehen zwischen einem arischen und einem jüdischen Partner und für deren Kinder gilt, sofern sie alle christlich getauft sind. Die müssen keinen Judenstern tragen und werden deshalb später nicht wie die anderen in die Vernichtungslager abtransportiert. Auch die damalige Entscheidung ihrer jüdischen Mutter Cäcilia, kirchlich zu heiraten, zum katholischen Glauben überzutreten, und ihre Kinder taufen zu lassen, hat geholfen, ihren Nachkommen das Leben zu retten. Insgesamt und im historischen Rückblick betrachtet, hat allerdings letztlich nur der Zusammenbruch des Regimes die vielen »Mischlinge« vor dem Tod im KZ bewahrt.

Denn auf der Wannsee-Konferenz 1942 zur sogenannten Endlösung der Judenfrage, übersetzt: der Ermordung aller europäischen Juden, wurde noch einmal überlegt, die Ausnahmeregelungen für Privilegierte und für Mischlinge aufzuheben. Löseners Chef, der in dieser Runde von Staatsverbrechern mit am Tisch saß, argumentierte ähnlich listig und erfolgreich wie sein Referent. Es lohne doch nicht, wegen der paar Mischlinge die Geheimhaltung des großen Unternehmens Vernichtung der jüdischen Rasse zu riskieren.

Am Ende dieser Nebenstrecke notiere ich, wie die Geschichte von Bernhard Lösener, dem Gerechten, nach Ansicht des Historikers Jeremy Noakes einer »Schlüsselfigur« in diesem Kapitel der Nazi-Geschichte, zu Ende geht. Nach dem Attentat vom 20. Juli 1944 wird er verhaftet, weil er einem Flüchtigen geholfen hat. Kann aber entfliehen, denn sein Prozeß vor dem Volksgerichtshof wird immer wieder verschoben, bis sich seine SS-Bewacher angesichts der anrückenden Russen verdrücken. Er wird zwar vorübergehend von den Siegern verhaftet, aber auf Grund von Handakten kann er beweisen, daß er nicht nur frei ist von persönlicher Schuld, sondern auch noch unter Lebensgefahr viele Unschuldige gerettet hat. Er schafft es sogar, seinen ehemaligen Chef vor dem Galgen zu bewahren, als er vor dem Nürnberger Tribunal dessen Rolle bei der Wannsee-Konferenz belegt. Lösener arbeitet Ende der vierziger Jahre für eine jüdische Hilfsorganisation, wird dann Regierungsdirektor in Köln und stirbt an den Folgen einer Operation 1952.

Mein erster Mann, erzählt Hildegard Koeppen, als wir von den Zeiten sprechen, denen sie entkommen ist, mein erster Mann ist degradiert worden, weil er mich geheiratet hatte. Er ist kurz vor Kriegsende gefallen. Mein Vater, erzählt Ilse Lieblein, ist im Kloster untergekrochen, bis alles vorbei war. Man wußte ja nicht, ob die ihn nicht noch holen wollten für irgendein Strafbatallion. Ihre Schwester Karin und sie seien wohl so altklug gewesen als Kinder, weil sie immer auf das aufpassen mußten, was sie sagten, und vor allem darauf, daß sie nie zuviel sagten. Sie ist stolz auf ihre jüdische Großmutter, und sie ist froh, daß ein ganz spezieller Alzheimerscher Gedächtnisverlust, nämlich der in der Familie, die Enkel des Forschers nicht befallen hat und sie sich zu ihrer deutsch-jüdischen Geschichte bekennen.

Unsere Lehrer, erinnert sich Rupert Finsterwalder, haben sehr genau gewußt, daß wir Vierteljuden waren. Die haben uns nichts tun können, wegen meines berühmten Vaters, aber sie haben uns in Göttingen, wo wir damals zur Schule gingen, auf subtile Weise drangsaliert. Ihn und seine Geschwister, die sogenannten Mischlinge zweiten Grades. Finsterwalder hat Medizin studiert wie sein Großvater, ist Orthopäde geworden und war am Ende seiner beruflichen Laufbahn Chefarzt einer Klinik in Rosenheim. Anfang der achtziger Jahre hat er begonnen, nach seinen jüdischen Wurzeln zu forschen, in Frankfurt, und dabei nach und nach erfahren, was in der Familie verschwiegen worden war. Seine ganz persönliche Rache war eher ein symbolischer Akt, aber im doppelten Sinne befreiend. Als der Chirurg bei einem Symposium über Hüftoperationen in Göttingen war, hat Alzheimers Enkel nachts ans Schultor seines ehemaligen Gymnasiums gepinkelt.

Ich verlasse diese Vergangenheit und mache mich auf die Spur der verlorenen. In Laboratorien will ich die Zukunft treffen. Denn weltweit jagen Tausende von Forschern die von Alzheimer entdeckten Todesboten im Gehirn.

7. Kapitel

Die Schlange der Verführung trägt einen Namen, den hier jeder versteht. Sie heißt DNA, was lautmalerisch verheißungsvoll klingt, aber sie ist geschaffen für ein silbrig-kühles, chromblitzendes Paradies jenseits von Eden. Einen Himmel auf Erden, keimfrei, triebfrei. In diesen neonlichtigen Hallen eines Forschungslabors wird allenfalls mit den Buchstaben A, T, C, G oder Zahlenreihen geflirtet, und selbst in solchen Augenblicken erröten nur Bildschirme. Verschämte Pin-up-Fotos an einigen Schränken wirken trotz erstarrter Pose lebendig im Vergleich zu Robotern, Sequenziermaschinen, Computern, Lasergeräten, Tiefkühltruhen.

In den Freezern lagern wertvolle Schätze, die Zellkulturen. Mit ihnen wird in Brutkästen geforscht, in Synthesen experimentiert. Beliebteste Grundlagen der Tests für biotechnologische Arzneimittel-Produktion sind unkompliziert zu pflegende *Escherichia coli*, natürliche Bakterienstämme aus dem Darm, und schnell wachsende Bäckerhefe. Falls eine krankhafte Fehlentwicklung genetisch identifiziert ist, wird der Protein-Täter in einer biochemischen Reaktion vervielfacht und ins Plasma von Bakterien oder Hefe eingebaut. Einst als berufstypische Fotos gedruckte Schnappschüsse ernsthaft blickender Laborantinnen, gebeugt über einzelne Petrischalen auf der Suche nach bösen Viren, sind inzwischen allerdings fern der Wirklichkeit. Die Arbeit erledigen in gebotener Geschwindigkeit, die sich menschlichen Fähigkeiten entzieht, Roboter mit stählernen Greifarmen. Sie verteilen die Nährlösungen, Bausteine für Reihensynthesen möglicher chemischer Verbindungen, mit Hunderten von winzigen Pipetten automatisch in entsprechend winzige Reagenzgläser. Pausenlos, Tag und Nacht. Ergebnis des künstlich erzeugten Wachstums sind Ketten von Aminosäuren, also Proteine. Die benötigt man in der kombinatorischen Chemie für alle Experimente, denn falsche Faltungen in der Eiweißkette lösen Krankheiten aus wie Parkinson, Chorea Huntington, Creutzfeldt-Jakob – und Alzheimer.

Proteine sind so etwas wie Äpfel vom Baum der Erkenntnis, dessen Wurzeln keiner kennt. Proteine sind die Substanzen des Lebens. Eiweißaggregationen machen es möglich, eine Krankheit genetisch zu enträtseln, möglicherweise ein Gegenmittel zu finden und biochemisch zu korrigieren, was schiefgelaufen ist im Stoffwechsel des Organismus. Noch mal zum Mitschreiben, bevor ich weiterschreibe: 46 Chromosomen stecken im Nukleus jeder Körperzelle, je 23 vom Erbmaterial der Mutter und des Vaters. Jedes Paar besteht aus zwei DNA-Fäden. Auf denen befinden sich die Gene. Fäden werden zu DNA-Strängen. Zum Entschlüsseln eines Gens müssen die beiden umeinander gewundenen Stränge getrennt werden.

Gene machen mit Menschen, was in ihnen geschrieben steht, deshalb ist der Vergleich mit der Schöpfung nicht so abwegig. Die Kodierung des Lebens liegt in den Nukleinsäuren, aus denen die Gene bestehen. Die Übersetzung von Genen in Eiweißmoleküle ist in der Theorie bekannt. Aber der Kode ist noch nicht geknackt, das dafür notwendige Human-Genom-Projekt, kurz HUGO genannt, ist zwar beendet, aber noch ein riesiger Haufen voller unerforschter Rätsel. Was kann man brauchen, was ist Biomüll. Die Elite der Forscher hat weltweit die Chromosomen des Organismus Mensch untereinander aufgeteilt für ihr gemeinsames großes Ziel, das gesamte Erbgut zu entschlüsseln. Nicht des Pudels, sondern der Zelle Kern zu finden. Ans Eingemachte zu gehen. Nicht teilen und herrschen ist das Prinzip, sondern teilen und neu mischen.

Im Zuge dieser Experimente werden Wissenschaftler lernen, defekte Gene wie elektrische Apparate abzuschalten, was die Pharmaindustrie brennend interessieren dürfte. Biochemiker könnten im 21. Jahrhundert die unmenschliche – aber deshalb noch nicht göttliche – Kunst beherrschen, Schutzgene denjenigen Menschen einzupflanzen, deren Risikofaktoren erkannt sind, und die vor einem zu frühen Tod bewahren. Daß Genforscher in gewisser Weise schöpferisch tätig sind, keinesfalls im Namen Gottes, sondern im Namen des Fortschritts, den viele deshalb für Teufelswerk halten, wird seit geklonten Schafen und Kälbern als logische Konsequenz des wissenschaftlichen Drangs zu neuen Horizonten hingenommen. Ein geklonter Mensch ist technisch denkbar, vielleicht machbar, aber unvorstellbar.

Zunächst betrachte ich diese mir fremde Welt von Bayer staunend wie ein Kind und lasse sie als geheimnisvoll schimmernde Objektlandschaft auf mich wirken. Ähnlich war es bei meinen Begegnungen mit Installationen im Museum of Modern Art in New York. Da entstanden anfangs auch verwirrende Bilder im Kopf, denn die echten waren auf den ersten Blick unbegreiflich. Dieses Labor hier in Wuppertal ist eine Art Lab of Modern Technology. Die vielen Instrumente für Untersuchungen in Molekularbiologie und Gentechnik wecken in mir andere Phantasien. Ich phantasiere auf meinem Niveau: Mit Hilfe eines kleinen Apparats, des sogenannten Temperaturzüglers, unscheinbar aussehend wie ein Diawerfer aus dem Biologieunterricht meiner Schulzeit, könnten ausgebildete Experten Steven Spielberg nachahmen. Jurassic Park spielen. Dinosaurier züchten. Falls sie eine entsprechende genetische Basis hätten, einen Hauch von Blut in einer fossil erstarrten Mücke. Durch Temperaturstürze zwischen 94 und 4 Grad plus nämlich läßt sich in diesem Gerät die DNA-Schlange trennen. Das millionenfach gewundene Knäuel der

Doppelhelix wird zur einfachen Helix, so etwas kann dieses Wunderwerk der Technik. Bei großer Hitze strebt die Schlange auseinander, bei entsprechender Kälte wächst, ähnlich menschlichem Verhalten draußen im Leben, wieder zusammen, was zusammengehört. Genau diese Stelle, an der sich die beiden Teile erneut zusammenfügen, ist der G-Punkt für gentechnische Tests. Hundertprozentige Trefferquote garantiert.

Speichelproben bei Verdächtigen sind kriminalistischer Alltag. Aber Manipulation bei ausgestorbenen Urtieren? So unseriös wie ich denkt hier niemand. Alles die Phantasie eines staunenden Laien. Die Wirklichkeit ist spannender. Gegen die verlöschende Zeit müssen sie etwas finden, möglichst schnell, sie haben keine Zeit für Spielchen, denn die Wissenschaftler liegen im Wettlauf mit dieser Zeit mehrere Runden zurück. Je länger eine Entwicklung dauert, desto kürzer auch die Zeit für Patentschutz, in der Geld verdient werden kann. Es ist unerheblich, ob ausgerechnet ich die Methode des Gentests verstehe und die Buchstaben A und T und C und G als Abkürzungen für die chemischen Bausteine Adenin, Guanin, Thymin und Cytosin erkenne, aus denen die Erbsubstanz besteht. Neues Leben aus dem Blut eines Dinosauriers, den vor Millionen von Jahren eine Mücke gestochen hat, die unmittelbar danach das Urzeitliche segnete, als sie während eines plötzlichen Kälteeinbruchs einfror, und die daraus folgende wahnsinnige Geschichte einer Wiedergeburt, gibt es nur im Kino. Dennoch ein verführerischer Gedanke, diese Idee mit der Schlange.

Forscher waren in meiner Vorstellung bislang seriöse ältere Herren mit bauchspannender Weste, die unter Arbeitskitteln vorblitzt, wenn sie sich übers Mikroskop hermachen. Kommt wahrscheinlich daher, daß ich auf meiner Reise das Bild des zigarrenschmauchenden Alois Alzheimer in seinem Labor vor Augen habe. Meinen Rückblick auf ihn aus der Gedächtnis genannten Datenbank in meinem Gehirn abrufe: Brille, dreiteiliger Anzug mit Taschenuhr, die dargestellte Bedeutsamkeit durch ein ironisches Lächeln aufhebend.

Dr. Gerhard König, der mir in Sachen Alzheimer das plastische Beispiel mit dem Müllhaufen hinter dem Haus gegeben hat, trägt bei unserem Gespräch Jeans und Pullover. Vor Ort im High-Tech-Labor ist auch er ganz in Weiß. Der Demenzforscher ist begeisterter Snowboarder, rutscht also mitten durchs Leben, und er hat lange in den USA gearbeitet. Darum verstehe ich ihn besser als andere, denn drüben ist es Wissenschaftlern selbstverständlich, sich verständlich auszudrücken. Manchmal sind ihre Gesprächspartner mögliche reiche Stifter und die wollen begreifen, für welche Art von Forschung und mit welchem Ziel sie ihr Geld hergeben sollen. Königs Kollege Perry de Jongh, bei Bayer zuständig für Produktentwicklung in Sachen Demenz, ist Holländer und ebenfalls in der Welt der klaren Sprache zu Hause. Für Biochemiker und Genforscher und Molekularbiologen ist es unwesentlich, woher sie kamen.

Wesentlich ist – und allen bewußt –, wohin sie wollen: zum Heiligen Gral, zur Erkenntnis, zur Blauen Blume. In der romantischen Literatur gelingt das dem naiven Ritter Parzival, bei den Geisteswissenschaftlern wird blühende Phantasie nicht nur geduldet, sondern gefordert. In den Naturwissenschaften, besonders in der Molekularbiologie, arbeiten hochspezialisierte Experten, die nichts glauben und alles prüfen. Zwar gilt auch für sie, es irrt der Mensch, so lang er strebt, doch sind sie sich des rechten Weges stets bewußt. Denn bei ihnen kostet jeder Irrtum viel Geld. Sie sollen mit ihren Mitteln ein Mittel gegen die Erkrankung namens Alzheimer finden, und auf dem Weg dorthin ist ihren Auftraggebern nichts zu teuer, egal ob die Bayer oder Hoechst Marion Roussel heißen, Novartis oder Parke-Davis, Pfizer, Lilly oder Glaxo Wellcome.

Auf dieser Suche geht es zu wie im richtigen Leben. Die Probleme der Forscher lassen sich reduzieren auf drei Fragen, die alle Menschen beschäftigen, auf welchem Niveau auch immer sie sich ihnen stellen: Woher kommen wir, wohin gehen wir, und wie schaffen wir es am besten von A nach B? Die früher akzeptierte so wunderbar einfache Antwort, Gott werde das schon richten und uns im gegebenen Moment wissen lassen, spätestens aber dann, wenn er uns in seinem Namen zu sich holt, reicht heute nicht mehr.

Für Alzheimer-Patienten sind die Wege von A nach B verstopft, irgendwann sogar für immer versperrt. Fragen können sie nicht stellen, und Antworten nicht verstehen. Genau diese Blockade gilt es zu überwinden oder besser noch: zu verhindern. Fortschritt ist nicht mehr das Bekämpfen von Symptomen einer Krankheit, Fortschritt in der Medizin ist die Entwicklung einer Therapie durch genaue Kenntnis der genetischen Ursache einer Erkrankung. Bei Alzheimer gibt es diesen Fortschritt noch nicht. Es wird ihn noch lange nicht geben, denn die Ursachenforschung hat außer möglicherweise interessanten Ansätzen, die eventuell in eine nicht ganz falsche Richtung führen könnten, eigentlich keine Erkenntnisse zu bieten. Ganz bewußt formuliere ich das so geschwollen, damit der Satz alle Begriffe und Einschränkungen enthält, die mir von verschiedenen Experten angeboten worden sind.

In Sachen Alzheimer heißt Fortschritt deshalb Stillstand. Alzheimer ist eine chronische Krankheit, immerhin das weiß man, und chronische Krankheiten, erklärt mir Konrad Beyreuther, sind therapieresistent. Da wären sie schon froh, an den Wirkungen der Krankheit herumdoktern und diese vorübergehend dämpfen zu können, Lebensqualität für die Kranken zu ermöglichen. Detlev Riesner, bei dem ich den Geheimnissen der Prionen von Creutzfeldt-Jakob begegnet bin, hat ja die Voraussage gewagt, voller Hoffnung, daß eine zweite Generation von Medikamenten im Jahre 2009 die Folgen der Alzheimerschen Demenz verzögern könnte, aber er hatte Zweifel, ob es noch in seiner Lebenszeit eine dritte Generation geben wird, die wirklich Alzheimer besiegt. Gerechnet wird eh in Jahrzehnten, nicht in Jahren.

Nach entsprechenden Substanzen suchen Wissenschaftler auf der grünen Wiese am Rand von Wuppertal. Am Rand von Wuppertal heißt nicht am Rand der Welt. In der aseptisch wirkenden Anlage, dem Forschungszentrum des Global

Players Bayer, sind alle Aktivitäten auf der Suche nach den Arzneimitteln von morgen und übermorgen gebündelt, nicht nur die in Sachen Alzheimer. Mit einem hauseigenen Intranet, gefeit gegen den Zugriff von außen, aber das behaupten sie in den Forschungsabteilungen aller Pharmariesen, kann sich jeder Bayer-Wissenschaftler zu jedem Zeitpunkt und von wo aus immer – Tokio, Wuppertal, West Haven – über den konzerninternen Stand der Dinge informieren. Hier erfährt er, ob ein vielversprechender Wirkstoff der Synthesechemiker in den Tests der Biologen die Erwartungen erfüllt hat oder ob schon erste Studien so gewaltige Nebenwirkungen ergeben haben, daß die Versuche abgebrochen werden mußten. Intern spricht man natürlich darüber, es muß aber nicht unbedingt an die Öffentlichkeit dringen.

In diesem elektronischen Netz ist zwar der Weg das Ziel. Untereinander nennen sie es dennoch die Suche nach einem *target*. Manchmal wähnen sie sich ganz nahe dran, dann bewegt sich plötzlich das *target*, in dem man neue Substanzen testen könnte, und taucht anschließend nie wieder auf. Selbst wenn die Hirnforscher morgen früh etwas finden und danach bei den nötigen Experimenten keinen Rückschlag erleben, dürfte es erfahrungsgemäß immer noch mehr als zehn Jahre dauern, ehe ein auf ihren Entdeckungen basierendes Medikament in den Apotheken wäre. Die Tätigkeit in den Labors ist entscheidend, denn in der klinischen Testphase kann man nicht mehr viel ändern. Bevor es soweit ist, muß die eigentliche kreative Arbeit geleistet werden. In Klinikstudien an falscher Stelle kreativ sein zu wollen, könnte für die Betroffenen tödlich sein.

Dieser umständliche und mühsame Weg zum Ziel beginnt mit einer Entwicklung in angelegten Zellkulturen. Veränderungen in denen sind aber nicht auf Lebewesen übertragbar. Zellen haben kein Herz, das stehenbleibt. Zellen haben kein zentrales Nervensystem, das verödet. Zellen haben keinen erhöhten Blutdruck, der das Risiko auf tödliche Gefäßverengungen wachsen läßt. Zellen kennen keinen Schmerz. Man braucht den ganzen Organismus, um seine möglichen Reaktionen zu erkunden. Also folgen Experimente mit Mäusen und Ratten und Meerschweinchen. Sie stellen achtzig Prozent aller Versuchstiere. Die dem Menschen ähnlichsten Lebewesen als Testmodell zu nehmen, die Affen, weil wir mit Primaten zum Beispiel rund 98 Prozent aller Gene gemeinsam haben, scheitert an den immensen Kosten. In Deutschland werden pro Jahr etwa 1500 von ihnen dennoch, begleitet von Protesten der Tierschützer, bei Versuchen eingesetzt. Gezüchtete Affen, wie es das Gesetz verlangt, nicht in freier Wildbahn eingefangene.

Zehn Prozent der anderen unfreiwilligen Probanden bei Tierversuchen sind Fische, für die hat sich nie ein mitleidiger Mensch engagiert. Hunde, Katzen und Kaninchen sterben für die Wissenschaft inzwischen unter ferner liefen, sagen die Verantwortlichen, weil man vieles *in vitro*, also künstlich, testen kann, wofür Tiere einst *in vivo*, also lebend, mißbraucht wurden, und weil die öffentlichen Aktionen gegen sinnlose Tests – vor allem für die Herstellung von Kosmetikprodukten – Wirkung zeigten. Das störte die Geschäfte. Ferner liefen heißt angesichts der Gesamtzahl immer noch: Tausende müssen pro Jahr während der Versuche sterben. Ich schreibe dies möglichst nüchtern, obwohl mir bei der Erinnerung an die Videofilme, die ich von Tierversuchen gesehen habe, ganz schlecht wird.

In seinen Berichten vom Rande des Bewußtseins, zusammengefaßt in seinem Buch *Hirnwelten*, macht das der Münchner Neuropsychologe Reinhard Werth in kühler, auf Erfahrung beruhender Wissenschaftlichkeit besser deutlich, als ich das in meiner hilflosen Empörung kann: »Viele Tierexperimente dienen zweifellos nur wirtschaftlichen Interessen und der Herstellung überflüssiger Produkte, andere sind allein einer akademischen Karriere nützlich. Dennoch bleibt ein unvermeidlicher Rest von Gewalt und Grausamkeit bestehen, den wir zum Überleben brauchen. Kaum eine Errungenschaft der heutigen Heilmethoden kommt ohne Tierexperimente aus. Wir möchten gerne auf sie verzichten, doch dann um den Preis, unsere Patienten ihren Krankheiten, ihrem Schmerz und

Tod hilflos auszuliefern, obwohl das Schicksal mit einfachen Mitteln der Medizin gewendet werden könnte … Unser Verständnis von den Hirnfunktionen … krankhaften Veränderungen und Heilungsmöglichkeiten wäre ohne Tierexperimente äußerst lückenhaft.« Alle großen Konzerne beschäftigen Tierschutzbeauftragte, und die sind, eigenen Angaben zufolge, in ihrer Arbeit unabhängig von den Weisungen des Vorstandes.

Es reicht nicht, die Ergebnisse von Tierversuchen auf Menschen zu übertragen und danach eine bestimmte Medizin zu produzieren. Gerade bei Hirnerkrankungen wie vaskulärer oder eben Alzheimerscher Demenz ist das unmöglich. Also wird das menschliche Gen, erkannt als möglicher Auslöser dieser Neurodegeneration, ins Erbgut von Ratten und Mäusen transferiert. Transgene Nager sind unverzichtbare Versuchsobjekte. In deren Gehirnen können die verschiedenen Abläufe der Alzheimerschen Erkrankung nachgestellt und geklärt, entsprechende Substanzen auf ihre Wirksamkeit oder ihre Unwirksamkeit getestet werden.

Zum Beispiel verlieren Alzheimer-Patienten sukzessive ihre räumliche Orientierung, weil im Verlaufe ihrer Krankheit die Fähigkeit schwindet, dreidimensional zu denken. Im sogenannten Temporallappen ist ein visuelles Zentrum geschädigt, das verschiedene Eindrücke zu einem passenden Bild assoziiert. Das Gefüge des Raumes zu erkennen, eine differenzierte Hirnleistung, geht ähnlich verloren wie der Durchblick im Alltag. Die Kranken finden sich in ihrem Lebens-Raum nicht mehr zurecht. Aufgaben in verschiedenen Testprogrammen, geometrische Figuren zu zeichnen, ein Haus, einen Würfel oder eine Uhr mit einer bestimmten Stellung der Zeiger auf dem Zifferblatt, haben deshalb tieferen Sinn. Wenn eine Dimension in der Darstellung fehlt, ist das ein Hinweis darauf, daß die Krankheit trotz kaum merkbarer Symptome wie Schwierigkeiten beim Einparken eines Autos, was ja auch viele Gesunde befällt, Ratlosigkeit vor einer geöffneten Tür etc., bereits ausgebrochen ist.

Das Verhalten von Ratten und Mäusen in einem Wasserlabyrinth belegt solche Annahmen. Die einen finden sofort die unsichtbar unter milchig trüber Wasseroberfläche verankerte Plattform, auf der man sich als Ratte oder Maus in Ruhe aufhalten und nicht untergehen kann, ohne hektisch herumschwimmen zu müssen. Die anderen, denen Alzheimer transgen eingeimpft wurde, paddeln sinnlos kreisend um ihr Leben. Wird die Plattform entfernt, kraulen gesunde Tiere, die schon einmal auf ihr standen, suchend im ursprünglichen Bereich herum. Sie erinnern sich, denn ihr Gedächtnis ist aus Erfahrung klug, es funktioniert. Die anderen haben kein Gedächtnis mehr, es ist verkümmert. Auch bei unbehandelten Tieren allerdings setzt das Gedächtnis aus, wenn ihnen vor dem Versuch ein paar Streß-Hormone injiziert werden.

Darüber habe ich bereits mit Christian Behl gesprochen, der nicht nur über die Fettlöser und Radikalefänger Vitamin E und Östrogene im Zusammenhang mit der Verwüstung des Gehirns nachgedacht hat, sondern auch den Zusammenhang von Streß und Alzheimer erkundet. Einen möglichen Zusammenhang, um präzise zu sein. Streß führt, bekannt aus kritischen Situationen im ganz normalen Leben – Vorstellungsgespräch, Abitur, Führerscheinprüfung –, bei manchen Menschen zu Gedächtnislücken, zum Blackout, zur Blockierung ihres sonst jederzeit abrufbar gespeicherten Wissens. Kaum ist der Streß vorbei, fällt ihnen alles wieder ein. Kann es sein, daß bei Alzheimer-Kranken irgendwann der Streß so groß geworden ist, daß der Blackout zum Dauerzustand degenerierte?

Wenn es so einfach wäre, könnte man ja als Vorbeugung ein streßfreies Leben empfehlen. Aber so simpel ist es natürlich nicht. Auf drei Gebieten hat Behl geforscht. Einmal nachgewiesen, was Vitamin E beim Einfangen der Radikale Gutes tun kann. Das weiß ich ja. In weiteren Experimenten herausbekommen, wie Streß die Nervenzellen oxidieren läßt, sie zersetzt. Behl nennt das die oxidative Streß-Hypothese. Streß ist beteiligt am Tod der Nervenzellen. Oxidation bedeutet Entzug von Wasserstoff, Aufnahme von Sauerstoff. Die Mitochondrien, jene kleinen Kraftwerke im Kern der Zelle, werden von freien Sauerstoffradikalen zerstört. Streß greift meine Nerven an, sagt der Laie, und so scheint es zu stimmen.

Die vielen Aufsätze über die Folgen von schlechtem Streß und die Segnungen des guten Stresses, Distreß und Eustreß, darf man sich, aufs Gehirn übertragen, übrigens alle in die Haare schmieren. Denn Streß an sich ist weder gut noch schlecht, sondern wirkt bei verschiedenen Menschen eben verschieden. Das bedeutet: Bei anfälligen Menschen kann Streß schlechterdings zum Untergang der Nervenzellen beitragen und den Prozeß der Verblödung im Alter beschleunigen. Verschiedene Spuren solcher Oxidationen sind im Hippocampus verstorbener Alzheimer-Patienten gefunden worden. Behl hat außerdem kultivierte Nervenzellen unter Streß gesetzt, was mit Hilfe einer Injektion durch die entsprechenden Hormone machbar ist, und auch hier Belege für seine Streß-These gefunden. Hormone sind Botenstoffe des Körpers im Informationssystem neben den Nervenzellen. Aus amerikanischen Untersuchungen ist bekannt: Mit Streßhormonen geimpfte Ratten gerieten in Panik, bevor sie resignierten und irgendwann teilnahmslos, wie gelähmt, in der Ecke saßen. Affen gerieten unter Streß, wenn sie mit vielen Artgenossen auf engem Raum zusammen eingesperrt waren. Sie verloren mehr Nervenzellen als Affen, die sich in ruhigen Zweierverhältnissen lausten.

Auf der Suche nach möglichen Schutzmaßnahmen gegen die Arthritis im Gehirn, nach Antioxidantien, stießen Behl wie auch andere auf den möglicherweise segensreichen Einfluß von Östrogenen. Die weiblichen Keimdrüsenhormone werden normalerweise bei Beschwerden in den Wechseljahren verschrieben. In einer jener Studien, deren grundsätzliche Abfolge ich mir gerade in Wuppertal erklären lasse, haben amerikanische Wissenschaftler herausgefunden, daß in einer Gruppe von 8000 Frauen die mit Östrogen behandelten weniger Alzheimer-Symptome aufwiesen als die unbehandelten. Warum? Offensichtlich vergrößern Östrogene, um mich mit der gebotenen Vorsicht auszudrücken, die Anzahl der intakt bleibenden Dendriten, beeinflussen die Kommunikation zwischen den Nervenzellen im Gehirn. Die Östrogen-Theorie, noch lange nicht bis zu einer gültigen Erkenntnis erforscht, war für Alzheimerforscher vielversprechend, bis im Frühjahr 2000 das Ergebnis einer anderen amerikanischen Untersuchung, basierend auf Behandlungen in 32 Kliniken, bekannt wurde: Kein Unterschied in der Erkrankung bei denen, die mit einem Placebo und bei denen, die mit Östrogenen bedacht wurden.

Experimente in Zellkulturen und Tierversuche sind die ersten Übungen bei der Suche nach einem neuen Medikament. Das ist die Phase eins in dieser Art von Forschung, und weltweit weiß jeder Wissenschaftler, was mit Phase eins gemeint ist. Es folgen – und auch das wird überall so betrieben – in Phase zwei die präklinischen Tests an jungen gesunden Freiwilligen mit einer niedrigen Dosis der gefundenen Substanz. Diese Studien dauern etwa achtzehn Monate. Nun wird sich herausstellen, ob das mögliche neue Mittel im menschlichen Organismus entsprechend der Analysen funktioniert oder ob gesundheitsschädigende Nebenwirkungen auftreten. Falls alles reibungslos verläuft, beginnt die nächste Teststufe mit höherer Dosierung. Zum Beispiel werden vier von Alzheimer leicht oder mittelschwer befallene Patientengruppen, mindestens hundert Kranke pro Studie, mit unterschiedlichen Mengen der zu testenden Substanz behandelt, eine Zahl von Probanden bekommt vielleicht sogar Placeboprodukte. Phase eins und Phase zwei münden in Phase drei, die Biochemiker ermitteln dafür jetzt eine optimale Dosis. Diese Untersuchungsreihe kann sechs Monate dauern, aber auch, bei einer dann großen Zahl von zum Beispiel 5000 Probanden pro Studie, insgesamt vier bis fünf Jahre. Wie lange es insgesamt währt, hängt von möglichen Nebenwirkungen der getesteten Substanzen ab.

So war es vor rund einem Jahrzehnt bei den Alzheimer-Studien mit dann zugelassenen Mitteln wie Cognex, Exelon, Aricept. Das sind Arzneien, die den Mangel am Botenstoff Acetylcholin ausgleichen – bestehend aus den Substanzen Tacrin, Doneperil, Rivastigmin – und damit die geistige Leistungsfähigkeit steigern sollen. Professor Richard C. Mohs von der Mount Sinai School of Medicine in New York dämpfte früh schon allzu große Hoffnungen, denn »es sind zwar die einzigen Mittel, die überhaupt irgend etwas Positives bei Alzheimer-Patienten bewirkt haben, aber sie wirken nicht bei allen Kranken, die Verbesserungen sind nicht gerade dramatisch zu nennen, und sie dauern nicht an«. Andere sagten zynisch, ebensogut könnte man einen Liter Kaffee pro Tag trinken, das hätte vorübergehend die gleichen anregenden Effekte. Bewertet werden Orientierungsverhalten, Erinnerung an Begriffe und Worte, Ausdrucksweise im Vergleich zu den Ergebnissen vor Beginn der Studie.

Auf der *Alzheimer Disease Assessment Scale*, einer Meßlatte von fünfzig Punkten, verbesserten sich zum Beispiel durch die genannten Mittel die Leistungen der Getesteten um vier Punkte – was immerhin bedeuten kann, daß sich die Einlieferung in ein Pflegheim um ein paar Monate verzögert. Bei den anderen Erkrankten, die kein Medikament bekamen, sanken die Werte auf der Skala um ebendiese vier Punkte. Die Wirksamkeit dieser Substanzen gegen Symptome der Alzheimerschen Erkrankung kann also in Zahlen ausgedrückt werden: Beschränkt auf den Zeitraum einer Testphase kam es zu einer Verbesserung im Verhalten von knapp zehn Prozent, immerhin zu einem Stillstand der Demenz in den dreißig Wochen, in denen die Versuche liefen. Danach half allerdings nichts mehr, es ging wieder bergab ins Nichts.

Alexander Kurz, der viele solcher Untersuchungen begleitet und ausgewertet hat, erwähnt die Folgen einer anhaltenden Behandlung mit den bisher bekannten Medikamenten im Magen-Darm-Trakt: Erbrechen, Übelkeit, Appetitlosigkeit, Durchfall, Krämpfe. Sobald das entsprechende Mittel abgesetzt wurde, verschwanden die Nebenwirkungen wieder. Medikamente übrigens, die in anderen Therapien bei anderen Krankheiten für eine bessere Durchblutung der Gefäße sorgen, haben keinen Effekt bei denen, die von Alzheimer umnachtet sind. Verkrustete Schläfen- und Scheitellappen im Vorderhirn sind nicht die Ursache, sondern die Wirkung vom Sterben der Nervenzellen. Wenn die nicht mehr zueinanderfinden können, nicht mehr miteinander reden können, weil die Wege blockiert sind, hilft nichts mehr. Also auch kein durchblutungsförderndes Mittel.

Ohne Nebenwirkungen und uneingeschränkt zu verordnen sind nur die schon bekannten *street worker*, die in bescheidenem Rahmen helfen können, Straßen möglichst lange vielleicht einspurig zu halten. Vitamin E zur Stärkung des Immunsystems und als möglicher Fänger der Brocken, als Jäger der Freien Sauerstoffradikale. Der Saft des Ginkgobaumes für bessere Durchblutung der Gefäße. Glukose und Kalzium. Zuwenig Glukose läßt die noch funktionierenden Zellen verhungern, deshalb muß die fehlende Zuckerlösung künstlich hergestellt werden. Zuviel Kalzium ist ebenfalls Gift für die Neuronen, also muß es durch ein entsprechendes Medikament abgebaut werden. Für solche Mittel reicht ein Gang in die Apotheke, die gibt es dort schon. Pessimisten schlucken zum Frühstück alle Vorschläge auf einmal. Es kann kaum schaden. Andererseits hat es nichts zu bedeuten, falls sie ihre tägliche Dosis mal vergessen.

Was mir Professor Alberto Bertelli von der Universität Mailand in seinem Beitrag für den *New Scientist* via Internet mitteilte, gefiel mir allerdings viel besser, weil es eigenen Wünschen entgegenkam. Eineinhalb Gläser Wein pro Tag könnten eventuell helfen, *to stave off*, also hinauszuschieben, was Alzheimer oder der andere Todesengel Parkinson mit Nervenzellen anrichtet. Wein ist zwar nüchtern betrachtet kein Medikament. Aber das ist Ginkgo-Extrakt auch nicht. Guter Wein aber schmeckt besser als Ginkgo. Warum Wein gegen Alzheimer? Weil die Traube ein Enzym aktiviere, sagt der Italiener, und dieses Enzym wiederum gehöre zu den Zellschützern. Sein berühmter Kollege Jean-Marc Orgogozo von der Universität Bordeaux, nicht zufällig wohnhaft in den Weinanbaugebieten im Südwesten Frankreichs, nennt den Schutzfaktor von drei bis vier Gläsern Rotwein pro Tag. Daß die schützen könnten, habe er bei Tests an genau 3777 älteren Menschen herausbekommen. Die regelmäßigen Trinker seien seltener an Alzheimer erkrankt als die Abstinenzler. Fügt aber hinzu, seine Untersuchung habe keinen Beweischarakter, sei nur eine nüchterne Feststellung.

Auch Nikotin kann durchblutungsfördernde Wirkung haben. Jeder Raucher weiß vom stimulierenden Hochgefühl nach der ersten Zigarette des Tages. Rauchen ist, man muß es wiederholen, natürlich ungesund. Daß statistisch gesehen weniger Raucher als Nichtraucher an Alzheimer erkranken, liegt deshalb nicht am durchschlagenden Erfolg des Qualmens, sondern daran, daß Raucher früher sterben als Nichtraucher. Also nicht erkranken können an der Gehirnschwäche, da sie bereits im kühlen Grab liegen, bevor die ausbricht, weil sie rechtzeitig an Krebs gestorben sind, an Herzversagen oder Arterienverkalkung. Das alles ist durch entsprechende Statistiken belegbar.

Deshalb will ich lieber verschweigen, daß viele Demenzforscher, mit denen ich spreche, zunächst prüfen, ob mein Tonband ausgeschaltet ist, und dann erwähnen, eine, zwei, drei Zigaretten pro Tag wären in Sachen Alzheimer nicht unbedingt von Schaden. Alle sind selbstverständlich aktive Nichtraucher, aber alle sehen so aus, als wüßten sie, wovon sie sprechen. Zum Beispiel von der Tatsache, daß Nikotin – und das kann auch ein Nikotinsubstitut sein, nicht unbedingt nur eine Zigarette – direkt und ohne Umwege die Rezeptoren stimuliert, die auf Acetylcholin reagieren. Das ist jener chemische Botenstoff, der für den Informationsaustausch unter den Nervenzellen überlebenswichtig ist. In der Sprache mancher Wissenschaftler liest sich das verhalten, denn eine »Zusammenführung der Daten aus mehreren internationalen Studien hat zu dem überraschenden Ergebnis geführt, daß das Tabakrauchen mit einer etwas geringeren Krankheitserwartung einhergeht. Es besteht sogar eine Dosisabhängigkeit in dieser Beziehung.« Andere haben das populärer ausgedrückt und davon gesprochen, mäßiges Rauchverhalten könne gegen Nervenzellentod schützen.

Selbst darüber sind sich die Forscher in Sachen Alzheimer nicht einig. Eine Untersuchung der Erasmus-Universität in Rotterdam aus dem Jahre 1998 nämlich stellt eindeutig fest, daß Raucher ein 2,3mal höheres Risiko haben, an Alzheimer zu erkranken als Nichtraucher. Zwei Jahre lang haben die Holländer 6870 Frauen und Männer über 55 in ihrer Studie beobachtet, alle waren zu Beginn der Tests gesund. Es ist in Sachen Alzheimer die größte vergleichende Studie von ehemaligen Rauchern, gegenwärtigen Rauchern und Menschen, die nie in ihrem Leben geraucht haben. Erkrankt an Demenz sind übrigens 146 Probanden innerhalb der zwei Jahre, in denen die Untersuchung lief, 105 von ihnen bekamen Alzheimer. Perry de Jongh wiederum hält sowohl Weißwein als auch Rotwein, und Nikotin sowieso, für wissenschaftlich nicht relevant. Es lohne nicht, darüber überhaupt nachzudenken. Er gibt aber zu, daß Präparate der Naturmedizin die Infrastruktur im Gehirn verbessern können und im übertragenen Sinne die Abwehrmechanismen stärken würden. Was sehr viel ist, wenn man bei null anfängt zu rechnen.

Bei all diesen Botschaften fehlt mir mehr und mehr der Glaube. Ernst Jünger, geistig frisch, starb im gesegneten Alter von 102. Als ich ihn das letztemal sah, in der Bar eines Hotels während der Frankfurter Buchmesse, nachmittags so gegen siebzehn Uhr, schmeckte ihm der Champagner, und er rauchte mit Genuß eine Zigarette. Wie plötzlich dieses Bild in meinem Kopf mit dem Thema Alzheimer und Rauchen in Verbindung gebracht wird und warum ich ihn so deutlich vor Augen habe, als müsse ich mich nur umdrehen und ihn um Feuer bitten, habe ich erst später begriffen, als ich Station in meinem Gehirn machte. Noch bin ich nicht auf diesem Stand der Erkenntnis.

Bis vor zwanzig Jahren wußten Neurologen wenig Konkretes über die Veränderungen im Gehirn, die zur Demenz führten, und als sie mehr und mehr darüber erfuhren, half ihnen das wenig. Denn sie hatten keine passenden Medikamente. Also war nichts zu geben so gut wie alles andere. Inzwischen weiß man wenig mehr, aber eben doch zu viel, es gibt die gewissen Mittel, sagt Perry de Jongh, wenn auch mit beschränktem Effekt und ausschließlich auf Symptome bezogen. Deshalb sei es moralisch nicht zu verantworten, den

Erkrankten in doppelblinden Studien – doppelblind heißen die deshalb, weil in solchen Tests weder Arzt noch Patient wissen dürfen, wann wer was bekommt – Scheinmedikamente zu verabreichen.

Denn selbst winzige Therapieerfolge könnten auf dem langen Abschied in die Nacht den Alzheimer-Kranken zeitweise noch ein bißchen Würde lassen. Die Forscher drücken ihr Ziel so aus, daß sie dieses Fünkchen Hirnleben möglichst lange erhalten wollen, bevor auch das erlischt. Jeder von ihnen kennt Menschen, die an der Alzheimerschen Krankheit leiden. Jeder von ihnen weiß also, wovon er spricht. Sie denken abstrakt, das ist ihr Job, aber sie fühlen ganz konkret. Was nichts daran ändert, daß sie sich streng an die vorgeschriebenen Abläufe halten müssen, sosehr auch die Zeit drängt.

Nach Abschluß aller klinischen Studien ist der Gang zur Bundesanstalt für Arzneimittel und Medizinprodukte oder zum Paul-Ehrlich-Institut vorgeschrieben. Sollte es sich bei der geplanten Neueinführung um ein gentechnisches Medikament handeln, muß sogar ein entsprechender Antrag bei der European Medicines Evaluation Agency in London gestellt werden. Unabhängige Experten prüfen alle Unterlagen wie Bestandteile des Arzneimittels, Herstellung der Ausgangsstoffe, mögliche Nebenwirkungen, Tabellen der klinischen Studien etc. und kommen gewöhnlich nach durchschnittlich vierzehn Monaten zu einem Urteil. Ist dieses positiv, wird innerhalb eines weiteren halben Jahres die Zulassung erteilt. Erst dann beginnen *the return of investment* und das erhoffte Geschäft. Sämtliche Pharmafirmen wollen schnellere Abläufe, aus ihrer Sicht verständlich. Als Vorbild gilt die FDA, die amerikanische *Food and Drug Administration*, die vergleichbare Zulassungsbehörde für Arzneimittel in den USA. Sie entscheidet bei entsprechenden Anträgen in Jahresfrist. Aber keiner in Europa hat den Contergan-Skandal und seine Folgen vergessen, jeder erinnert sich an das, was mit Menschen passieren kann, wenn ein Medikament nicht genau überprüft worden ist.

Man muß dennoch nicht um Multis weinen, denn so etwas

wie rote Zahlen kennen Pharmakonzerne nicht. Da sie Aktiengesellschaften sind und keine gemeinnützigen Organisationen, wollen sie ihr investiertes Geld wieder hereinbekommen und verdienen. Sie wissen also, warum sie etwas tun. Knapp vier Milliarden D-Mark werden jährlich von Bayer für die Forschung ausgegeben, davon anderthalb im Bereich Pharmakologie. Konkurrent Eli-Lilly nennt etwa zehn Milliarden Dollar Investition für Forschung in den neunziger Jahren insgesamt, bei Novartis und den anderen wie Hoechst Marion Roussel bewegen sich die Summen in einem entsprechenden Rahmen. Ich kann mir vorstellen, wie teuer die Entwicklung einer heilenden Mischung sein darf, damit sich die Herstellung lohnt. *Each new drug coming to the market represents an average investment of 350–400 million Dollars and 10–12 years of research and development* erfahre ich bei Lilly, jedes neue Medikament kostet in der zehn bis zwölf Jahre dauernden Forschung und Entwicklung 350 bis 400 Millionen Dollar. Bei Alzheimer sind deshalb 600 Millionen D-Mark Kosten bis zur Marktreife einer möglichen Substanz angesichts der weltweiten Zahl von Kranken – und der Jahr für Jahr leider sicher wie das letzte Amen in der Kirche noch Erkrankenden – unter kommerziellen Gesichtspunkten vertretbar. Die ersten drei Medikamente gegen eine bestimmte Krankheit – verschiedene Hersteller, gleiche Substanz –, besagt eine Faustregel der Branche, machen Gewinn, die anderen nicht mehr. Das erhöht den Druck auf die Verantwortlichen.

Ein halbes Jahr Verzögerung, behaupten Fachleute, mindert den kalkulierten Gesamtgewinn etwa um ein Drittel. Manche werden sogar noch konkreter: Jeder Tag Verzögerung bis zur Markteinführung kann zwei Millionen D-Mark teuer sein. Da von einem begeisterten Heureka eines Forschers im Labor oder dem aufgeregten Piepen seines Computers bis zum Klingeln der Kasse zehn Jahre vergehen können und oft auch zwölf, kann ich selbst ausrechnen, bei welchem Wissensstand die Pillen entdeckt worden sind, die heute verkauft werden. Falls es bei Alzheimer so lange dauert, etwa bis 2009, müßte spätestens gestern die entscheidende Substanz gefunden worden sein. In solchen finanziellen Dimensionen und in solchen Zeiträumen können nur Pharmakonzerne denken und mithalten. Nichts für ein einzelnes großes Genie, mehr etwas für viele kleine Kreativlinge. Die nicht unbedingt nur bei den Multis untergeschlüpft sind. Auch diese Riesen fingen schließlich mal als Zwerge an.

Im Schatten der Konzerne und der Max-Planck-Institute und der Universitäten haben sich in Deutschland, wo Abenteuer dieser Art lange als atypisches Verhalten galten, Hunderte von kleinen Firmen angesiedelt, gefördert vom endlich aufgewachten Staat, unterstützt durch Aufträge der Konzerne, gegründet in *joint ventures* von Forschern und Managern. Vor allem in Sachen Biochemie und Biotechnologie herrscht geradezu ein Goldrausch. Wer ein Patent auf Gendaten hat, wird reich, denn die bereits entwickelten Apparate wollen gefüttert werden, man braucht Software. In den USA und in Großbritannien gibt es solche jungen Unternehmen im Umkreis der Universitäten – Harvard und Stanford, Cambridge und Edinburgh etc. – schon lange, in der Bundesrepublik fingen sie spät an mit *risk ventures*, seit ein paar Jahren aber kommen die Deutschen gewaltig. Acht von zehn Neugründungen stammen aus diesem Bereich.

Für große Firmen ist es kostengünstiger, nicht alle Forschungen selbst zu betreiben und die entsprechenden Labors aufzubauen, sondern statt dessen Aufträge nach draußen zu vergeben. Gern an ehemalige Mitarbeiter, die sich selbständig gemacht haben, 1998 wurden dreihundert Millionen D-Mark von Kapitalbeteiligungsgesellschaften in Unternehmen dieser Art investiert. Geschäftsführer sind aktive oder ehemalige Professoren, denen es im Alltag ihrer Fakultät zu langweilig geworden war, die endlich Geld verdienen oder die noch einmal das wahre Leben riskieren wollten, bevor sie pensioniert wurden. Auch Nobelpreisträger wie Manfred Eigen haben sich nach Abschluß ihrer akademischen Laufbahn in die neue Ware Leben gestürzt.

Von wegen schnöder Mammon und Wissenschaft würden

sich nicht vertragen. Diese hehren Zeiten sind vorbei. Grundlagenforscher, Kliniker und Pharmaindustrie müssen schon deshalb gut zusammenarbeiten, weil nur Konzerne die finanziellen Möglichkeiten haben, die nötigen Studien zu betreiben. Wie gut das plötzlich klappt, seit die Gentechnik sich mit der alten deutschen Kunst der Feinmechanik verbunden hat, merkt man daran, daß Klagelieder über weltfremde deutsche Gelehrte, angestimmt vom Chor jammernder Industrievertreter, seit einigen Jahren verstummt sind. Es ist heute durchaus keine Utopie mehr, Wissenschaftler *und* reich zu sein. Manche von denen, mit denen ich während meiner Reise über die Zukunft und insbesondere die ihre sprach, hatten deshalb dieses kleine Glitzern in den Äuglein, das man von Onkel Dagobert kennt, bevor er in seinen Geldhaufen springt.

Biotech verspricht Renditen, wie sie aus der Computertechnologie bekannt sind oder aus der neuen Multimediawelt. Von Erfolgsstories à la Bill Gates und Steve Jobs träumen die Gründer auf der Suche nach einer ganz anderen Software. Der Software des Lebens. Schnelle kleine U-Boote statt gravitätischer Schlachtschiffe durchpflügen in Sachen Alzheimer und anderer Demenzen das Meer der toten Erinnerungen im Gehirn und suchen nach Möglichkeiten, den Amyloid-Müll zu recyceln, forschen nach bisher unbekannten genetischen Ursachen, nach neuen Therapien, nach neuen Mitteln. Falls sie etwas finden, kommen sie damit wieder zu einem der Großen, denn nur das gesamte Gedächtnis eines Konzerns macht die dann erforderlichen Tests möglich.

Ein Manager bei Novartis zum Beispiel, der dort die Abteilung Neurogenetik geleitet hat, ist ausgestiegen und mit der eigenen Firma unterwegs in die Zukunft. Er hat dafür einen festen Auftrag von seinem ehemaligen Mutterschiff. Was er konnte, das konnten die anderen noch nicht, und dafür hält er das Patent: aktive Gene eines gesunden Nervensystems mit denen eines kranken zu vergleichen. Ein solches Patent bei den zuständigen Behörden in den USA und in Europa gibt es nur dann, wenn der Antragsteller, der Erfinder also, die Funktion des entdeckten Gens kennt, das zur Entdeckung führende Verfahren beschreiben und erklären kann, wofür seine Entdeckung gut ist. So soll verhindert werden, daß clevere Spekulanten ohne tiefere Kenntnis der komplizierten Materie in die schöne neue Welt einsteigen.

Denn Gentechnologie ist ein Milliardengeschäft geworden, und um das Erbe der Menschheit wird weltweit mit allen Tricks gekämpft. Wie früher in einem Wirtschaftskrieg um Öl. Gene sind im 21. Jahrhundert ein ähnlich begehrter Rohstoff. Im Bauplan des Körpers gibt es rund 70 000 Gene, noch nicht einmal zehn Prozent von denen sind entschlüsselt, aber es werden durch bessere Testprogramme sprunghaft steigend mehr. Wenn dieses Buch erscheint, dürften ungefähr achttausend weitere Gene den Molekularbiologen und den Genforschern kein Rätsel mehr sein. So teure Grundlagenforschung lohnt sich nur mit einer Produktidee. Also wird Bioinformation verkauft wie andere Information auch.

Bekannt sind die Gene zum Beispiel für Blutgerinnung, für Insulin, für Brustkrebs, und wer diese Patente besitzt, macht sichere Geschäfte. Aber wie weit ist die Wissenschaft am Ende des Jahrhunderts auf der Suche nach den Ursachen jener Krankheit, die schon am Anfang dieses Jahrhunderts entdeckt worden ist? Weiß sie denn viel mehr als die Tatsache, daß es im Gehirn die meisten Gene gibt und naturgemäß deshalb die Arbeit der Neurophysiologen bei der Erklärung möglicher Defekte im Hirn unvergleichlich größer sein wird als bei anderen Erkrankungen? Das Problem kannte schon Alois Alzheimer. Vor seinen geröteten Augen, Ergebnis vieler durchforschter Nächte, die tödliche Wirkung – und von den Ursachen der Verkrustungen nur eine Ahnung.

Ein Kliniker würde jetzt antworten, wir wissen ein bißchen mehr als damals Alzheimer, erklärt mir Gerhard König. Schon deshalb, weil die Alzheimer-Krankheit als Krankheit bewußt geworden ist, wir uns mit ihr beschäftigen, können wir Symptome erkennen und Schlüsse daraus ziehen. Obwohl es ja nach wie vor kein Mittel gibt, keine Therapie für die Patienten, die der Arzt täglich vor sich sieht und deren Absturz aus ihrer Welt er nicht aufhalten kann. Forscher wie er dagegen, die würden antworten, und das tut er dann auch gleich: wir wissen eine Menge mehr.

Sie wissen vor allem, welche Gene das Risiko erhöhen, an Alzheimer zu erkranken, sie kennen durch die Molekulargenetik in familiären Fällen sogenannte Ob-Gene und Wann-Gene, wie Dr. Manuel Graeber das ausdrückt, *ob* man die Krankheit vererbt bekommen kann und *wann* sie ausbrechen könnte. Manche der Risikogene haben sie identifiziert. Solche Identifikationen, ergänzt Professor Roger Nitsch, werden in Zukunft immer wichtiger sein. Falls sie einmal die Möglichkeiten einer Therapie hätten, würden die Mediziner sofort beginnen können, die Träger solcher Risikofaktoren zu behandeln, um zu verhindern, daß es überhaupt zum Ausbruch der Krankheit kommt.

Fünf Gene, die in ursächlicher Verbindung zur Alzheimerschen Demenz stehen und die erkannt sind: Das beschriebene Vorläuferprotein Amyloid Precursor Protein (APP). Die Zellkomponente Presenilin 1 und Presenilin 2, beides Membranproteine, die überall im Körper vorkommen, in großen Mengen allerdings nur in den Nervenzellen. Diese drei führen unausweichlich zur Krankheit, diese Mutationen erzwingen Alzheimer. Nachweisbar die Hälfte aller erblichen Alzheimer-Erkrankungen ist beispielsweise auf ein geschädigtes Presenilin-1-Gen zurückzuführen. Bei den hirnpathologischen Untersuchungen dieser Kranken haben Forscher der Harvard Medical School nur noch geringe Mengen von Beta-Carotin gefunden, offenbar wird es vom defekten Presenilin abgebaut und macht die Nervenzelle so extrem anfällig für die Attacken meiner besonderen Freunde, der Freien Radikale. Denn Beta-Carotin reagiert mit denen und hindert sie am Angriff auf die Zellen, schützt die Membrane, weil es fettlöslich wirkt. Viertens: Jenes von APP abgespaltete Apolipoprotein, das Fett transportierende Eiweißmolekül ApoE4 und, fünftes Risikogen, das ich noch erklären werde, das Alpha-Zwei-Makroglobulin, A2M. Wiederum gleich die Einschränkung: Die beiden letztgenannten sind *Risikofaktoren*, wer das Gen ApoE4 in sich trägt, kann also dennoch geistig gesund hundert werden.

Das alles hätte mich zu Beginn meiner Reise auf den Spuren Alzheimers sicher beeindruckt. Damals konnte ich mit diesen Begriffen nichts anfangen, und warum sie so fürchterliche Wirkungen haben, war mir schleierhaft. Inzwischen weiß ich, daß von diesen defekten Genen nur höchstens zehn, eher aber nur fünf bis sieben Prozent aller Alzheimer-Kranken betroffen sind. Die Zahlen variieren schon deshalb, weil viele von denen, die das familiäre Risiko tragen, vor Ausbruch ihrer Krankheit sterben. Und die anderen? Die mindestens neunzig Prozent? Keine Ahnung. Nein, nicht nur ich. Auch die Experten.

Sogenannte multigene Risiken liegen nahe, Schädelhirntrauma nach Unfällen oder bei Berufsboxern – ist nicht Sugar Ray Robinson an Alzheimer erkrankt? Und Bubi Scholz, der einstige deutsche Heroe? Es gibt eine entsprechende Untersuchung an Profiboxern, dreißig aktiven und ehemaligen, aus den USA, in deren Genen ApoE4 festgestellt worden ist. Das Ergebnis, daß sie an Alzheimer erkranken könnten, überrascht nicht. Liegt auf der Hand, sagt der Laie, also ich, bei den vielen erschütternden Schlägen, die sie haben einstecken müssen. Das Gehirn schließlich ist kein Punchingball, sondern im Kopf wie in einem Ballon gelagert, verbunden durch Fäden mit der Knochenstruktur.

Umwelteinflüsse wie Aluminiumvergiftungen wurden zeitweise als Auslöser der Alzheimer-Krankheit verdächtigt, doch diese Theorie gilt heute als Irrweg der Forschung. Zwar ist im Kern der Amyloid-Plaques ein hoher Aluminiumgehalt festgestellt worden, zwar lassen sich in bestimmten Gegenden statistische Zusammenhänge herstellen zwischen dem Anteil des Metalls im Trinkwasser und Krankenzahlen, aber das sind für Ursachenforscher keine Beweise. Sondern nur Hinweise.

Forscher von Elan Pharmaceuticals haben einen Impfstoff an Mäusen getestet, der bei denen den Ausbruch von Alzheimer um sechs Monate verzögerte. Was beim Menschen 12,5 Jahre bedeuten würde. Eine Sensation. Aber es braucht noch viele Tests bis zur möglichen Marktreife eines Medikaments. Martin Citron, ein Berliner mit Forschungswohnsitz Kalifornien, fand im Dezember 1999 das für Beta-Sekretase zuständige Gen, schon lange ein Target vieler Wissenschaftler. Auf dieser Basis hoffen er und seine Kollegen, ein Mittel zu entwickeln, das die zu Alzheimer führende Fehlschaltung des Enzyms hemmt oder wenigstens verlangsamt. Beide Entdeckungen wurden als Durchbruch gefeiert, und nur im Kleingedruckten war zu lesen, daß frühestens im Jahre 2006 mit den ersten Ergebnissen klinischer Tests zu rechnen sei. Erst dann schlägt die Stunde der Wahrheit. Mögliche Nebenwirkungen könnten das gesamte Unternehmen abrupt stoppen, so wie es Ende 1998 dem Bayer-Konzern mit einer vielversprechenden Substanz passiert ist, weil die Muskelschwäche erzeugte und damit ein viel zu großer Risikofaktor war.

Was auf die äußeren Umstände zutrifft, ist erst recht gültig fürs Genetische: Risikofaktoren in sich zu tragen, ist nicht gleichbedeutend mit Ausbruch der Krankheit. Das gilt für Alzheimer wie für Herzinfarkt. Erhöhter Blutdruck ist so ein Risikofaktor, die Möglichkeit, am Herzen zu erkranken, bei einem Blutdruck von 160 etwa fünfmal so stark wie bei Alzheimer-Patienten mit einem Blutdruckwert von 120.

Interleukin 6, das in der Krebstherapie eingesetzt wird und auch im Hirn die Entzündungen hemmen soll? Nicht ausgetestet, und außerdem, sagen mir Neurologen mit sichtbarer Abwehrhaltung, sind Methoden der Inneren Medizin nicht auf die Psychiatrie übertragbar. Aber Entzündungshemmer als solche werden ausprobiert. Der älteste heißt Aspirin, von Bayer in den Wuppertaler Laboratorien 1899 entdeckt und weltweit immer noch im Handel. Eingesetzt gegen Fieber, gegen Rheuma, gegen Entzündungen. Inzwischen sogar als hilfreich erkannt bei der Vorbeugung gegen Herzinfarkt. Aspirin reduziert, grob definiert, die für schmerzhafte und unangenehme Entzündungen verantwortlichen Prostaglandine. Es blockt einfach ein Enzym, das die Schmerz-Botenstoffe produziert. Dieses Enzym heißt Cyclooxygenase, erfreulicherweise kurz COX genannt, und es ist mir zum erstenmal begegnet im *New*

Yorker, wo in einem Artikel die Frage gestellt wurde, ob ein im Test befindliches Superaspirin vielleicht auch gegen Symptome der Alzheimer-Krankheit helfen könne.

Ich lerne, daß COX aus zweimal COX besteht, COX 1 schützt zum Beispiel Magenschleimhaut und Nieren, COX 2 dagegen greift bei entzündlichen Vorgängen die Schleimhäute an. Folge: Blutungen. Also suchten die Forscher nach einer Synthese, um die guten Eigenschaften von COX 1 zu erhalten, die schlechten von COX 2 auszuschalten. Das gelang. Hergestellt wurde ein Mittel, dem sie den Namen *Celebra* gaben. Zunächst getestet an Rheumakranken, die unter Nebenwirkungen der bisher eingesetzten Medikamente gegen ihre Gelenkentzündungen zu leiden hatten. Die Studie erbrachte ein positives Ergebnis. Celebra soll von der FDA freigegeben werden. Und was könnte dieser Hemmer bei Alzheimer hemmen? Behutsam ausgedrückt: Man weiß es nicht genau, denn die Fallstudien an 300 leicht oder mittelschwer an Alzheimer erkrankten Menschen laufen noch. Weniger defensiv ausgedrückt: Wenn eine Nervenzelle geschädigt wird, gibt das eine entzündliche Reaktion. Oft ist diese Entzündung schlimmer als die eigentliche Krankheit, in diesem Fall die sterbende Nervenzelle. Denn die Entzündung kann dazu führen, daß die nächste Zelle angesteckt wird. Falls Celebra diesen Teufelskreis unterbricht, würde das Mittel kognitive Störungen verlangsamen und die Kaskade von Zerstörungen zeitweise unterbrechen. Mehr nicht. Aber was heißt schon »mehr nicht« angesichts der Tatsache, daß die Richtung zumindest stimmt.

Am besten ist zu beschreiben, was man vor Augen hat. Das hat Alois Alzheimer schließlich beispielhaft vorgeführt. Pathologen in dieser Tradition haben immer wieder versucht, in toten Hirnen unterschiedliche Formen der Alzheimerschen Krankheit zu entdecken, also Subtypen mit möglicherweise verschiedenen Ursachen. Vergebens. Verschieden sind nur die Patienten, die an der Krankheit leiden, aber das liegt in der Natur der Menschen. Durch die Gene haben die Wissenschaftler zwar viel mehr von den Abläufen erfahren, denn Genetik hilft beim Verständnis dessen, was kausal passiert, also welches Protein zum Beispiel wirkt auf ein anderes und vor allem wie. Die Forscher kennen aber keine Substanzen, die diese Kette von Ursache und Wirkung unterbrechen. Die Apparate in den Labors sind ihre kleinen Helfer. Helfer beim Verstehen der einzelnen Schritte. Helfer beim Basteln von Modellen, an denen sie studieren können, was innerhalb einer solchen Kaskade geschieht.

Dafür holen die Demenzforscher ihre tiefgefrorenen Zellkulturen aus den Kühlschränken, in denen die liegen wie bei unsereins im Eisschrank verderbliche Lebensmittel, und testen, ob eine mögliche Wirksubstanz in die Kette eingreift, wo sie wirkt und wo nicht. So erklärt, verlieren die Sequenzierer für mich ihre kalte Fremdheit, ich sehe sie mit anderen Augen an, respektvoller. Ohne diese Kleinen geht gar nichts. Auf der Suche nach der Blauen Blume werden täglich Zehntausende von Substanzen digital abgetastet, das Durchleuchten aller nur denkbarer Möglichkeiten und Kombinationen ist hier so normal wie für mich der Druck auf einen Knopf der TV-Fernbedienung. Die kombinatorische Chemie analysiert dabei die winzigsten Moleküländerungen, denn genau diese minimalen Symptomänderungen könnten zum Erfolg führen. Früher konnten sie in solchen Laboratorien – und dieses Früher ist nur knapp zwanzig Jahre her – höchstens fünf Einheiten pro Tag testen, immer eine Substanz nach der anderen synthetisieren. Heute geschieht alles gleichzeitig, und kein Assistent hat eine Pipette in der Hand und geht von Reagenzglas zu Reagenzglas, von Petrischale zu Petrischale. Das machen die Roboter und die Computer selbst.

Viele Wissenschaftler in diesem Wuppertaler ZNS-Labor für Forschungen in Gehirn und Rückenmark – ZNS ist die gebräuchliche Abkürzung für Zentralnervensystem – untersuchen Tag für Tag transgene Mäuse und Ratten, um an deren Verhalten mögliche Veränderungen zu entdecken, die dann wiederum zu einer anderen Spur führen könnten. Die Tiere sind ihnen ans Herz gewachsen. Darf ich in dem Zusammenhang so etwas sagen? Darf ich, denn an dieser Stelle in den Labors arbeiten ja keine Roboter, keine gefühllosen Zombies. Sondern Menschen, die wissen, was sie wollen. Sie wissen vor allem, was sie tun müssen: Wer für sich im Fall einer schweren Erkrankung ein Mittel erwartet, darf nicht verdrängen, daß es ohne Tierversuche keine wirksamen Stoffe gibt, mit denen dann geholfen werden kann.

Andere Biochemiker lassen unentwegt alle denkbaren Verbindungen mit Proteinen von ihren Computern screenen, um irgendwann vielleicht etwas anderes zu finden als die bisher schon markierten Schuldigen für die Eiweiß-Verklumpung im Gehirn. Allein aus den zwanzig natürlichen Aminosäuren könnte die kombinatorische Chemie so viele Möglichkeiten zusammenstellen wie das Weltall Sterne hat. Dort gibt es 125 Milliarden Sternensysteme. Es ist nicht falsch zu behaupten, daß die Biochemie selbst sich in einer dauernden Evolution befindet und nicht nur das, wonach sie forscht.

Wir reden allerdings über Forschung an Hand von Symptomen, schränkt Demenzforscher König sofort ein. Wir sind noch lange nicht so weit, an die Ursachen heranzugehen, um präventiv eingreifen zu können. Wir suchen nur nach einer Möglichkeit, die Wirkungen zu behandeln, nach einem Medikament, das einen gewissen Stillstand im Ablauf der Krankheit bringt. Stillstand könnte irgendwann Rettung bedeuten. »Durchhalten, das ist das Entscheidende in diesem Kampf«, läßt Elie Wiesel in seinem Roman den Arzt zum alten Mann, dem Vater, sagen, dem er gerade eröffnet hat, daß er an der noch nicht zu behandelnden Erosion des Gedächtnisses leidet, »entscheidend ist, daß Sie nicht resignieren. Ein Wunder ist immer möglich.«

Stillstand in Sachen Alzheimer hieße übersetzt: Man hält die Patienten möglichst lange im frühen Stadium eins, wo die kognitiven Verstörungen noch gering sind, und hofft, ein Medikament parat zu haben, bevor sie dann ins Stadium zwei abgleiten. Eine vage Hoffnung. Rechne ich hoch von meinem jetzigen Lebensalter, was mich auch ohne mögliche Plaques und Neurofibrillenbündel immer wieder erschreckt, würde das bedeuten, daß sich die Alzheimer-Experten, egal wo auf der Welt sie nachdenken, bald was einfallen lassen müßten.

Falls mich nicht vorher der normale Tod begnadigt, müßte für mich spätestens in zwölf Jahren ein Medikament bereitliegen.

Denn ab 65 wird es, sagt die Statistik, und das habe ich ja bereits zu Beginn meiner Reise notiert, in Sachen Alzheimer möglicherweise gefährlich. Sporadischer Alzheimer im Gegensatz zu dem mit einer eigenen Familiengeschichte, so präzisiert es Roger Nitsch, fängt an zwischen 60 und 65. Risikofaktor Alter: Zwischen 65 und 75 haben bereits zehn Prozent der Altersgruppe die Krankheit, ab achtzig sind es zwanzig, fünfundzwanzig und über 85 dann dreißig Prozent. Mit dem Erfolg der Medizin, Verlängerung der Lebenserwartung, müssen wir lernen zu leben, wendet Hanns Hippius ein. Nicht jede Altersvergeßlichkeit ist ein Krankheitsbild, die kann ganz normal sein. Bloß nicht so tun, als sei jeder über 85 eigentlich ein Pflegefall. Im übrigen hat auch er nichts gegen Vitamin E und Ginkgo. Kein Wunder, es gibt sonst nichts.

An Wunder glauben Forscher zumindest während ihrer Arbeitszeit nicht, aber sie wissen wohl, daß ihnen beim derzeitigen Stand der Erkenntnis nur ein Wunder helfen kann. Fast jeder angekündigte Durchbruch, beklatscht und gedruckt, hat sich bislang als Einbruch erwiesen. Grundsätzlich immer zu früh gefreut. Manchmal ging alles bis zum Ende von Phase zwei gut, bevor gestoppt werden mußte. Ein Zufallstreffer könnte Erkenntnisse über die Ursachen der Alzheimerschen Krankheit bringen. Solche Studien laufen nicht nur bei Bayer, sondern bei allen anderen, über solche Studien und wie man die anstellt, wird nicht gesprochen. Der Zufall gehört zur Naturwissenschaft wie der empirische Beweis. Es gibt einen Fachausdruck dafür. *Serendipity* nennt solche Glückstreffer der gelehrte Engländer mit Sinn für angewandten Humor. Mehr Glück als Verstand ist die beste Übersetzung.

Die Entdeckung der DNA-Schlange war ein solcher Glückstreffer. Eigentlich hatten die Erfinder Francis Crick und James Watson eher spielerisch mit Pappstücken experimentiert, die als Muster der paarweise auftretenden rund 3000 Basen gedacht waren. Basenpaare sind so etwas wie genetische Buchstaben, Kombinationen aus drei Basenpaaren wiederum ergeben eine Aminosäure. Eines Tages paßte ihr geniales Denkmodell plötzlich in der Wirklichkeit, sie hatten die Molekülstruktur der DNA entschlüsselt. Der Rest ist Geschichte, doch die haben sie bereits selbst erzählt, Herr Watson und Herr Crick, und dabei nur zufällig vergessen zu erwähnen, welche entscheidende Rolle bei ihrem *Serendipity* eine Frau gespielt hat. Rosalind Franklin, ohne deren Röntgenbilder von der DNA, die eindeutig die später so berühmte Spiralenform zeigten, sie vergebens ihr Glück hätten suchen müssen. Hätten sie 1953 die Doppelhelix nicht gefunden, wäre ich auf meiner Reise hier in Wuppertal nicht ausgestiegen und der Versuchung durch die Schlange nicht erlegen. Nun hält sie mich umfangen. Sie hat mich verführt, ins Labor gelockt. Was ich, wie es sich gehört für anständige Sündenfälle, nicht bereue.

In einem Raum sehe ich Petrischalen und Rastersonden-Mikroskope in Glaskästen, bakteriensicher abgeschirmt von der normalen Welt durch eine unsichtbare Luftschranke. Sie arbeiten lautlos vor sich hin. In winzigen Glaskapillaren, haarfeinen Blutgefäßen nachempfunden, werden Stromstöße in Dauerbombardierung und computergesteuert auf Zellen abgeschossen, um in Membranen die passenden signalübertragenden Rezeptoren und Ionenkanäle zu finden. Aktivierte Empfangsstellen beeinflussen in Kaskaden die Ionenkanäle, die sich dann öffnen. Durch Öffnungen dringen Signale ein und werden in rasender Geschwindigkeit weitergegeben. Falls die künstlich erzeugten Schüsse erfolgreich sind, was der ans Mikroskop gebundene Computer vermeldet, könnte der Mensch mit diesem Ergebnis etwas anfangen. Nervenzellen reden ja nicht, und mit mir schon gar nicht.

Sie reden aber untereinander durch Impulse, die sie empfangen und die sie abfeuern. Innerhalb der Zellen geht das elektrisch, außerhalb der Zellen chemisch. Diese Sprache verstehen die Wissenschaftler. Sobald ein Dendrit an einer Synapse die für ihn bestimmte Botschaft empfängt, läuft die als elektrisches Signal übers Axon zur Synapse und wird dort in einen chemischen Impuls umgewandelt. Dann geht es zur nächsten Zelle und zur nächsten und so weiter. Hundert Meter pro Sekunde schaffen sie. Botenstoffe assistieren und überspringen die Schaltstellen zwischen den Nervenzellen, die Synapsen.

Und was heißt das alles in Sachen Alzheimer?

Die Nervenzellen sprechen nicht mehr miteinander, sie haben den Kontakt verloren. Man könnte aber eine Art von Schalter einpflanzen in die Zellen, man könnte sie gentechnisch verändern, ohne sie zu schädigen. Man könnte mit ihnen experimentieren und feststellen, ob eine abgeschickte Substanz in ihnen hemmend wirkt oder aktivierend. Jeder Botenstoff ist wie ein Schlüssel, der nur zu einem einzigen Schloß paßt. Wenn wir das entschlüsseln, und Gerhard König lächelt wegen der Doppeldeutigkeit des Wortes, dann haben wir einen möglichen Ansatz. Das ist entscheidend für ein Medikament. Dann könnte man zum Beispiel einen künstlichen Botenstoff entwickeln, der ins Schloß paßt und der stärker ist als die Blockaden. Das könnte uns den noch unbekannten Weg zu einem künstlich erzeugten Enzym weisen, das die auf Dauer tödlichen Plaques im Anfangsstadium zerstört, was die zuständigen natürlichen Enzyme im Verlauf der Alzheimerschen Erkrankung nicht mehr machen. Genforschung ist dabei die einzige Chance jenseits der Hoffnung auf Glück. Herauszufinden, welche Gene verändert sind. Herauszufinden, wo in der Nervenzelle die wichtig werden. Herauszufinden, welche Moleküle klein genug sind, um sie ins Gehirn zu geben, damit sie dort den Prozeß vermehrter Amyloid-Produktion stoppen. Herauszufinden vor allem, wo genau an den Zellen die andocken müssen, um das zu schaffen.

Künstliche Zellen, in vitro entstanden, außerhalb des Körpers, mit denen sie für solche Forschungen arbeiten, sind zwar bis in alle Ewigkeit zu reproduzieren, aber diese künstlichen Zellen haben keine Erinnerung. Wissen nicht, was sie tun sollen. Menschliche Zellen, im Gegensatz dazu in vivo gewonnen, am lebenden Objekt, haben zwar eine Erinnerung, aber nach etwa der fünfzigsten Teilung sind sie tot. Ausgenommen

Krebszellen. Die sind unsterblich, die leben unendlich lang. Weil sie nicht zu stoppen sind, ist Krebs eine tödliche Krankheit. Das kommt mir pervers vor, aber ich habe mir auf meiner Reise vorgenommen, nicht mehr in solchen Kategorien zu denken.

Ist doch logisch, wird mir erklärt, von wegen pervers. Chromosomen im Zellkern enden in Telomeren, so heißt das nun mal. Bei jeder Teilung verlieren die ein Stück. Ein Millionstel von einem Millimeter, mehr nicht, nur unter dem Rasterelektronenmikroskop sichtbar. Das entsprechende Enzym heißt Telomerase, und das wird gegen diese auf Dauer im Tod endenden Verkürzungen eingesetzt. So ist es genetisch bestimmt. Telomerasen sind zuständig dafür, daß kranke Zellen sich in alle Ewigkeit teilen, ohne deren Aktivitäten endet irgendwann die Teilungsfähigkeit. Aber genau dies wäre die Rettung für den Organismus. Weil dann die Krebszellen auch tot wären. Theoretisch könnte gelten, je weniger Telomerase, desto weniger Wachstum und damit Teilung von kranken Zellen.

In der Praxis nützt diese Theorie nichts. Es gibt keine medikamentösen Telomerasehemmer. Immerhin ist es der Krebsforschung gelungen, durch Vorsorgeuntersuchungen und Früherkennung die Sterberaten zu senken, weil Radiologen Tumore rechtzeitig gesehen und Mediziner sie mit Hilfe zum Beispiel von Chemotherapie getötet oder Chirurgen die Karzinome entfernt haben. Bei Alzheimer gibt es keine Vorsorgeuntersuchung – wie auch? wo auch? – und keine Tests zur Früherkennung. Deshalb müssen die Wissenschaftler parallel forschen: möglichst weitere Krankheitsgene und alle Risikofaktoren identifizieren und gleichzeitig nach Behandlungsmethoden suchen. Damit wir wissen, sagt Nitsch, was genau wir machen müssen, wenn es mal die ersten Möglichkeiten der Therapie geben sollte.

Molekularbiologen arbeiten bei vielen Versuchen mit Zellen, die unendlich teilbar, unsterblich sind. So können sie über Jahre hinweg vergleichende Studien erstellen. Diese Zellen stammen von einem ganz bestimmten Menschen. Die Bezeichnung HeLa-Zellen in verschiedenen hochwissenschaftlichen Aufsätzen sagte mir zu Beginn meiner Reise ebensowenig wie der Rest dieser bedeutenden Texte. Bis ich es mir erklären ließ. Im Jahre 1951 sind sie einer unrettbar an Krebs erkrankten jungen Frau in Baltimore entnommen worden. Sie hieß Henrietta Lacks. Ihre sich unaufhörlich teilenden und vermehrenden Zellen, die inzwischen in Hunderten von Laboratorien auf der ganzen Welt verteilt sind und für die Forschung benützt werden, sind unter Wissenschaftlern unter dem Kürzel HeLa-Zellen bekannt. Besser noch, denn die internationale Sprache dieser Wissenschaft ist eindeutig Englisch, als *HeLa library*, die Bibliothek aller der aus diesen Zellen abgeschriebenen Gene, aus der sich Forscher bedienen können, eine Art zelluläre Datenbank. Als zum Beispiel der Molekularbiologe Sudhir Sahasrabudhe vom Zentrum des Bayer-Konkurrenten Hoechst Marion Roussel in Bridgewater die Verbindung zwischen Beta Amyloid 4 und Makroglobulin erforschte und wissen wollte, was eine solche Beziehung über die genetischen Ursachen der Alzheimer-Krankheit aussagen könnte, gebrauchte er für seine Tests Zellen von Henrietta Lacks.

Ich bin übrigens dankbar, daß er mir schon beim ersten Kontakt erlaubt, ihn Sudhir zu nennen, als ich ihn per E-Mail bitte, seine Experimente zu erläutern. Sahasrabudhe ist, sorry Sudhir, doch ein arger Zungenbrecher. Und das, was er erforscht, ist sicher wichtig, aber ebenso schwer zu verstehen.

Doch der Reihe nach. So machen es Forscher wie Sudhir schließlich auch, wenn sie Antworten auf ihre Fragen suchen. Also: Globulin ist die korrekte Bezeichnung für eine Gruppe kugelförmiger Eiweißprodukte und Makroglobulin nichts weiter als eine Beschreibung ihrer Größe. Man unterscheidet bei Globulin alpha eins und alpha zwei usw., was wie eine Actiontruppe im Vorabendprogramm eines privaten TV-Senders klingt. Normalerweise sorgt dieses Team dafür – und damit sind wir wieder im Gehirn –, daß gewisse Proteine, die vergiftend auf Nervenzellen wirken können, eingefangen und in die Zelle transportiert und dort abgebaut werden. Das gilt auch für jene Beta-Amyloide, Bestandteile in den Plaques, die man nach wie vor erst nach dem Tod in der befallenen Hirnrinde mit absoluter Sicherheit diagnostizieren kann.

Wenn die Reinigungskolonne Alpha Zwei Makroglobulin nicht mehr richtig funktioniert, einen genetischen Defekt hat, mutiert ist, wird es allerdings gefährlich. Dann macht das Reinigungsprotein nämlich das Gegenteil dessen, wofür es von wem auch immer – Evolution? Urknall? Schöpfung? Gott? – programmiert worden ist. Es schafft nicht etwa die gefährlichen Eiweißsubstanzen rechtzeitig weg, bevor die unauflöslich sind, oder bindet die zu kurzen Ketten verknüpften Aminosäuren – Fachbegriff: Peptide – an sich, bevor die verklumpen, sondern hilft bei der Entwicklung neuer und für die Nervenzellen tödlicher Proteine.

Sudhirs Kollege Sam Sisodia, Alzheimerforscher in Chicago, glaubt sogar, daß die Mutation bei Alpha Zwei Makroglobulin der größte Risikofaktor für die Erkrankung ist, größer zum Beispiel als das durch ApoE4 verursachte Risiko. Es gibt keine Beweise für seine Meinung, nur Hinweise. Könnte sein, daß ApoE4, wenn es produzierend durchdreht, sogar die Guten vom Makro-Team daran hindert, nützliche Arbeit zu tun, ihnen den Zugang in die Nervenzelle verwehrt, den Eingang verstopft. Eine Arbeit, die auch darin bestehen kann, wie Sudhir wiederum herausfand, mögliche Entzündungen im Gehirn zu bekämpfen, die zu Demenzerkrankungen führen. Sudhir Sahasrabudhe und seine Kollegen im amerikanischen Bridgewater stellten ein wenig resignierend fest, daß die mögliche Palette aller biologischen Aktivitäten des Alpha-Zwei-Makroglobulins, das unter anderem die Cholesterinproduktion von Nervenzellen kontrolliert, noch lange nicht bekannt ist, *remains to be defined*, um in ihrer Sprache zu bleiben.

Eine Gruppe von Wissenschaftlern unter der Leitung von Steven Paul, in den Lilly Research Laboratories des Pharmakonzerns in Indianapolis, der das Geburtshaus von Alzheimer in Marktbreit besitzt, hat bei Versuchen mit Nervenzellen von embryonalen Ratten festgestellt, daß Makroglobulin helfen kann, die Protein-Aggregration zu verlangsamen, die zu anderen Grabsteinen im Gehirn führt, den Neurofibrillenbündeln. Bei Tests mit Mäusen ging es ihm um die Plaques. Solche Untersuchungen sind nichts Besonderes, das machen alle Demenzforscher. Nicht von ungefähr gibt es den Begriff Alzheimer-Mäuse. Mäuse und Fadenwürmer und Fruchtfliegen sind genetisch gesehen so gut wie durchsichtig, am besten entschlüsselt. Paul aber hat entdeckt, daß jene Nager, die nicht das Risikogen $ApoE^4$ trugen, vor unauflöslichen Eiweißbrocken geschützt waren. Theoretisch also nie an Alzheimer erkranken konnten.

Selbst ich weiß allerdings, daß angesichts der verschiedenen Verweildauer von Mäusen und Menschen im Diesseits die Aussagekraft einer solchen Erkenntnis für den Zeitpunkt, wann das Jenseits erreicht werden wird, begrenzt ist. Überhaupt: Was sie nicht schon alles erfahren haben, die Demenzforscher. Von den Experten des kanadischen Pharmakonzerns Nymox, die im März 1998 mit der Entdeckung an die Öffentlichkeit gingen, im Gehirn bisher unbekannte Strukturen gefunden zu haben, sie nannten sie *Spherone*, aus denen die Beta-Amyloid-Ablagerungen hervorgehen, habe ich nie wieder etwas gelesen. Sind sie schon mit dem Test von Medikamenten beschäftigt, die den Ausbruch von Plaques aus Spheronen verhindern sollen? Oder haben sie bereits still und leise alle Hoffnung wieder begraben? Oder einfach nur mal kurz laut getönt?

Anderes klingt seriös und interessant, aber auch so, daß ich nicht so recht begreife, warum es wichtig sein kann eines Tages. 28 der 42 Aminosäuren, aus denen die unauflöslichen Eiweißbruchstücke namens βA4 bestehen, liegen außerhalb der Zelle, vierzehn innerhalb der Membran. Was bedeutet diese Erkenntnis für eine mögliche Therapie? Das synaptische Gedächtnis einer Nervenzelle haben sie definiert und daraus geschlossen, daß bestimmte Gedächtnisleistungen unseres Gehirns von der Fähigkeit dieser Synapsen abhängig sind, möglichst viele Informationen zu speichern. Mutiert sie, egal wodurch ausgelöst, läßt das Gedächtnis nach. Beispielsweise bei Alzheimer. Die berüchtigte Frage, ob die Henne zuerst da war oder das Ei, ist damit allerdings nicht beantwortet. Läßt Alzheimer die Synapsen verkümmern, oder entsteht Alzheimer, weil die, wodurch auch immer, langsam absterben?

Lösliche Aβ-Eiweißstoffe sind bei Biopsien der Rückenmarksflüssigkeit von Gesunden gefunden worden, was den Wissenschaftlern die Vermutung nahelegte, daß auch unauflösliche feststellbar sein werden. Gedacht, getan. Wie es dann der Düsseldorfer Professor Riesner bei seinen Prionentests in Sachen Creutzfeldt-Jakob-Krankheit bewiesen hat, als er tatsächlich Ablagerungen fand, die aus bereits untergegangenen Neuronen stammen mußten. Auf einer frühen Station meiner Spurensuche im Niemandsland Alzheimer habe ich den Biophysiker verlassen, weil ich noch nicht genügend verstand von dem, was er eigentlich gemacht hat. Inzwischen könnte es mir gelingen, seine Versuche in einfachen Sätzen nachzuvollziehen. Also versuche ich es noch mal.

Getestet haben Riesner und Co. in Sachen Alzheimer nach ihrer BSE-Blitz-Entdeckung insgesamt 34 Patienten. Siebzehn davon waren unter klinischen Gesichtspunkten, der vor Ort im Krankenhaus am lebenden Fall erstellten Diagnose, als mittelschwere Demenzkranke im Sinne Alzheimers eingestuft worden. Eine Vermutung, die sich bestätigte, denn in Proben aus deren Rückenmarkflüssigkeit fanden sich abnorme Proteine, die krankheitstypisch unauflöslichen BetaA4-Amyloide. Die Düsseldorfer Wissenschaftler nahmen lösliche Amyloide, markierten die mit einer fluoreszierenden Substanz und benutzten die als optischen Angelhaken für die Aggregate, die sie eigentlich suchten. Sie fischten nach Beweisen für die Krankheit. Von Laserstrahlen beleuchtet, reflektierten die fluoreszierenden Eiweißmoleküle eine Art von Blitzen. Das dauerte nur Tausendstel von Sekunden, genausolange wie das Eiweißmolekül braucht, den Laserstrahl zu durchqueren. Bei Alzheimer-Patienten aber meßbar länger als bei Gesunden, weil die Amyloid-Plaques sich viel langsamer bewegen und entsprechend länger auf den Laserstrahl reagierten.

Die Methode heißt Fluoreszenz-Korrelations-Spektroskopie, was sich kein normaler Mensch merken muß, und die konnte erst eingesetzt werden, weil eines der kleinen U-Boote, eine Biotech-Firma, das entsprechende Gerät für die Laser-Diagnose entwickelt hat. Riesner und sein Kollege Reinhard Prior erhoffen von dem zweiten laufenden Feldversuch mit einigen hundert Patienten, und ich weiß jetzt ja, wie lange so etwas dauern kann, die Antwort auf die ihn eigentlich bewegende Frage: Können wir diese Blitze vielleicht auch sehen, bevor Alzheimer ausgebrochen ist? Hätten wir damit eine mögliche Metode der Früherkennung? Für Creutzfeld-Jakob-Erkrankungen sind die Erkenntnisse wissenschaftlich bedeutend, für eine mögliche Therapie angesichts weniger Fälle eher nicht. Die Alzheimer-Krankheit aber kann sich vom Ausbruch bis zum Ende über ein Jahrzehnt hinziehen, und da ist jeder Zeitgewinn ein Stück Lebensqualität. Sechs Monate nach Riesner und Prior haben Kollegen von der Universität Edinburgh in Gewebeproben von Rachenmandeln auf verhältnismäßig einfache Art das meist nach fünf Monaten bereits zum Tod führende demenztypisch resistente Prionen-Eiweiß diagnostiziert. Sie fanden es ausschließlich bei Verstorbenen, die an der Creutzfeldt-Jakob-Krankheit gelitten hatten. Mandeln gehören zum Lymphsystem, und von da ausgehend verbreitet sich die Infektion in die Nervenzellen.

Eine solche Biopsie könnte dann für eine frühe Definition von Alzheimer relevant sein, wenn man die Flüssigkeit aus dem Gehirn direkt nehmen würde. Das ist nicht nur eine unerträgliche Qual, weil dafür Löcher ins Gehirn gebohrt werden müßten, sondern aus ethischen Gründen unvorstellbar. Zu den Folgen gehören, meinen König und de Jongh übereinstimmend, nicht nur Schmerzen. Was bitte sollte denn der Arzt antworten, wenn er bei einem Patienten durch einen solchen Test eine Alzheimersche Demenz feststellt und der dann fragt, was jetzt, Herr Doktor? Das hat mir auch Riesner schon so erklärt. Soll sich denn im Falle des Falles anschließend der Patient umbringen, um der vorstellbaren Hölle zu entfliehen, die ihm jetzt unabwendbar droht? Bevor er selbst nicht mehr genügend Bewußtsein haben wird, sich diese letzte Freiheit zu nehmen?

Ich möchte wissen, was in einem Menschen vorgeht, der sich dennoch unter den bekannten Voraussetzungen, familiär bedingte Risiken möglicherweise zu entdecken, testen läßt. Der Datenschutz verhindert eine direkte Suche. Wieder mal, wie so oft auf meiner Reise, muß ich eine ganz andere Fahrkarte lösen, wieder mal hilft mir das Internet. Dort stoße ich auf den Bericht einer Frau, die beschreibt, wie es ihr erging, als sie sich im Aging and Dementia Research Laboratory untersuchen ließ. Daß Marion Roach überhaupt auf die Idee kam, lag an den Erfahrungen mit ihrer inzwischen verstorbenen Mutter, die 1978 die ersten Anzeichen der Alzheimerschen Krankheit zeigte, wie man erst viel später im Rückblick definieren konnte. Darüber hat sie 1985 in ihrem Buch *Another Name for Madness* berichtet. Die Tochter wollte jetzt wissen, ob sie durch vererbte Risikogene grundsätzlich gefährdet ist und gar schon Anzeichen für die Erkrankung vorhanden sind. Sie weiß, eine Früherkennung im klassischen Sinne gibt es nicht, nur eventuell deutbare Zeichen an der Wand. Man kreist Alzheimer mit einem Lasso ein wie Cowboys wilde Pferde. Zur Einkesselung der Krankheit, für ihre klinische Diagnose, brauchen die Spezialisten die persönliche Krankengeschichte, die Ergebnisse der körperlichen Untersuchung und der kognitiven Tests, die Laboruntersuchungen – Blut, Rückenmarkflüssigkeit – und die Bilder von der virtuellen Öffnung des Gehirns mit Hilfe einer der vier Screening-Methoden.

Zum vorbereitenden Gespräch, schreibt sie, lief sie durch einen langen Flur mit Kühlschränken und ertappte sich bei dem Gedanken, in welchem von denen wohl das Hirn ihrer Mutter liegen würde. Es war nach deren Tod untersucht worden. Das Ergebnis der Post-mortem-Analyse der Hirnrinde ist immer noch die einzige sichere Bestätigung für die Alzheimersche Krankheit. Obwohl inzwischen klinische Diagnose am lebenden Leichnam und pathologische Bestätigung am tatsächlichen kaum mehr differieren. Sagen erfahrene Mediziner wie Kurz und Hippius und Maurer.

Die Rahmenbedingungen, mit denen sich Marion Roach

einverstanden erklärt, gleichen denen normaler Untersuchungen bei Krebsvorsorge. Alle zwei Jahre soll sie von nun an wiederkommen, damit die Entwicklung in ihrem Kopf und in ihrem Verhalten verfolgt werden kann. Einziger Unterschied zur klinischen Routine: nicht nur ihr physischer Zustand – zum Beispiel durch Mammographie –, sondern vor allem ihre geistigen Fähigkeiten und Fertigkeiten werden überprüft. Alle vier Jahre gibt es dann, so wie jetzt zum Beginn, einen umfassenden dreitägigen Check-up.

Die Basismethode für kognitive Untersuchungen hat vor zwanzig Jahren Barry Reisberg entwickelt, Direktor dieser New Yorker Klinik, bei dem auch Alexander Kurz eine Art von Praktikum gemacht hat, und etwa in diesem Rahmen wird weltweit bei einem Verdacht in Richtung Alzheimer getestet. Die von ihm beschriebenen Phasen sind also übertragbar. So ähnlich laufen sie auch in Deutschland im Mini Mental Status Test (MMST) ab, der eine erste grobe Einschätzung des Leistungsvermögens liefert. Ein komplizierterer Test ist die bereits erwähnte Alzheimer Disease Assessment Scale (ADAS), die genauere Erkenntnisse ermöglicht. Einen von beiden im Anhang des Buches abzudrucken, schien mir zu Beginn meiner Reise eine nützliche Idee. Bis ich mehr wußte. Sie ist todernst, die Alzheimer-Krankheit, und sich ihr ohne schützende Begleitung eines Arztes zu nähern, in spielerisch anmutender Selbstdiagnose, der reine Wahnsinn.

Marion Roach wird gebeten, sich drei Begriffe zu merken, in ihrem Fall Apfel, Buch, Stuhl, dann folgen Fragen nach Kindheitserinnerungen von zu Hause und aus der Schule. Am Ende dieses Teils: Wie hießen die drei Anfangsbegriffe? Sie weiß noch alle. Dauer des Durchlaufs: dreißig Minuten. Demenzgestörte benötigen erfahrungsgemäß für eine solche Übung zwei Stunden. Die Testperson hat auch keine Probleme, die Bedeutung von vierzig vorgelegten Wörtern zu definieren. Fingerübungen als Reaktion auf ein bestimmtes Signal in Geschwindigkeit und in Genauigkeit klappen ebenfalls. Wichtig sind die, weil bei kognitiven Störungen die Übertragung vom Gehirn zur Hand nicht mehr richtig funktioniert. Am zweiten Tag ein umfangreicher Bluttest. Auf der Suche nach dem Anteil der Aminosäure Glutamat im Blut, denn die könnte zu einer Vergiftung von Nervenzellen beitragen. Auf der Suche nach einem vererbten Risikogen – hat Marion Roach ApoE4 oder 3 oder 2 oder was? ApoE hat drei verschiedene Allele, die mit den Nummern 2 und 3 und 4. Nur eines ist gefährlich. Möglicherweise gefährlich.

Neurologen überprüfen ihr Sprachvermögen, ihre Reflexe, ihre Links-rechts-Orientierung etc. und haken insgesamt 200 verschiedene Punkte auf ihrer vorgegebenen Liste ab. Einer hält ihr dabei wie zufällig ein Plastikmesser an die Lippen, das normalerweise beim Picknick benutzt wird. Sie fragt verblüfft, was denn dieser Quatsch bedeute? Nun ja, lautet die Antwort, hätte sein können, Sie saugen automatisch daran. Und wie Sie wissen, ist der Absturz in die Kindheit samt Saugverhalten eines der äußerlichen Symptome bei Alzheimer. Da erinnert sie sich, daß ihre Mutter schon zu Beginn ihrer Krankheit immer wieder Sauggeräusche machte und die Lippen spitzte, wenn man ihr Gesicht berührte.

Am Schluß Magnetresonanztomographie (MRT), dreidimensional und in Farbe. Alle Strukturen des Gehirns werden jetzt deutlich, sogar die Konzentration von chemischen Verbindungen wie Aminosäuren kann gemessen werden. »Zusammen mit meinen Testergebnissen«, schreibt Marion Roach, »ergibt das nun ein Bild von dem, wer ich bin.« Eine Woche später hält sie es nicht mehr aus, sie hat Angst, sie kann nicht mehr richtig schlafen, sie möchte lieber die möglicherweise furchtbare Wahrheit als diese verdammte Unsicherheit. Sie ruft im Laboratorium an und fragt, ob dieses Bild denn auch einen Befund ergeben hat. Wir sitzen gerade hier, lautet die Antwort, und schauen uns Ihr Gehirn an. Keine Probleme. *Looks great*, großartig. *See you in two years.*

Im Zentrum für molekulare Neurobiologie an der Universitätsklinik in Hamburg-Eppendorf machen sie keine der üblichen medizinischen Fingerübungen, sondern ausschließlich Gentests in Sachen vererbliche Risikofaktoren für die Alzheimersche Demenz. Natürlich nur auf Basis der ihnen bekannten fünf apokalyptischen Reiter. Alle Probanden müssen vor dem Test unterschreiben, damit einverstanden zu sein, daß ihnen ein mögliches negatives Ergebnis nicht mitgeteilt werden muß. Ein solches Ergebnis hätte keine Konsequenzen, eben weil es keine Therapie gibt. Die Ärzte gehen sogar noch weiter. Sie testen sich selbst nicht. Falls es, was ja menschlich wäre, ein Proband doch wissen möchte? Falls er nicht auf den Tag X warten, sondern sich im Gegenteil auf den ab sofort vorbereiten möchte? Die Molekularbiologen haben eine Beratungsstelle eingerichtet. Die klärt auf, welche Risikogene es überhaupt gibt und was es für den einzelnen bedeuten könnte, dieses oder gar jenes zu tragen.

Aus dem Gentyp ist das Risiko an sich ablesbar, aber das muß keine Konsequenzen haben. Es gibt Hundertjährige, die ApoE4 positiv getestet sind und dennoch völlig normal und geistig gesund leben. Genauso wie es viel Jüngere gibt, die den ungefährlicheren Faktor ApoE3 aufweisen und dennoch erkranken. Von solchen Beispielen erzählen die Berater ihren Patienten. Wenn sie es trotzdem immer noch wissen wollen, dann in Gottes Namen können sie es erfahren.

Wir haben andere ethische Probleme, erzählt mir Roger Nitsch, der in dieser Hamburger Alzheimer-Forscher-Gruppe mitgewirkt hat, bis er nach Zürich berufen wurde. Es gibt bei dieser Krankheit Patienten, die gar nicht mehr in der Lage sind, zu entscheiden, ob sie an einer Studie teilnehmen wollen oder nicht. Wir mußten von Fall zu Fall entscheiden, hat es noch Sinn oder schon nicht mehr? Sind sie noch in einem Stadium der Krankheit, das denkbare kleine Hilfen wie Gedächtnissprechstunden erlaubt? Es sollten immer Familienmitglieder dabeisein, wenn wir Probanden auswählen und eine mögliche Behandlung besprechen. Der Alzheimer-Kranke allein würde ja alles vergessen, was wir vorschlagen.

Das klingt brutal, aber entspricht der irren Realität namens Alzheimer. Deshalb nehmen sie in Hamburg Patienten in einem noch sehr frühen Stadium der Krankheit. Menschen, die zum Beispiel noch alleine Auto fahren und die noch arbeiten können. Sie haben die Erfahrung gemacht, daß inzwischen die Familien von Alzheimer-Patienten gut informiert sind und sich nicht mehr irgendwas von einem Halbgott in Weiß erzählen lassen. Im Gegenteil, auf bestimmten Behandlungen bestehen, von denen sie im Netzwerk der Betroffenen erfahren haben. Das gibt es auch, und nicht nur das der Ärzte und Forscher. Tatsächlich nehmen die Neurologen vor allem Ehefrau oder Ehemann oder Kinder ihrer Patienten ernst, denn die wissen aus alltäglichem Erleben alle Veränderungen besser zu beschreiben, als das ein Arzt kann.

Ob die neuritischen Amyloid-Plaques in den Zellen und die aus Tau-Protein bestehenden Neurofibrillenbündel innerhalb der Zellen nun eine Ursache der Krankheit sind oder bereits das Ergebnis einer krankhaften Entwicklung, ist nach wie vor unbekannt. Im Alter wächst ja insgesamt, auch bei Gesunden, die Zahl der eiweißhaltigen Plaques, was erneut Christian Behls Aussagen bestätigt: Einziger sicherer Risikofaktor für die Alzheimer-Krankheit ist das Alter. Wer ein ApoE4-Gen mit zwei Allelen besitzt, so heißen die durch Mutationen abweichenden Zustandsformen eines bestimmten Gens, hat zwischen dem 60. und 75. Lebensjahr ein ca. achtfach höheres Risiko, an Alzheimer zu erkranken. Defizite bei der Produktion von Botenstoffen lassen nicht nur die kognitiven Fähigkeiten verkümmern, sondern ändern auch das Verhalten der Kranken insgesamt. Also müßte man etwas finden, was diese Botenstoffe wieder anregt.

Daran arbeiten wir, erklären König und de Jongh. Aber nicht nur sie. Sondern auch ihre Kollegen bei Hoechst Marion Roussel und die bei Novartis und die bei Lilly und die bei Merck und die bei Pfizer und und und. In allen bisher bekannten Mitteln, die gegen Alzheimer eingesetzt werden, egal nun wie sie heißen, sind Wirkstoffe wie Tacrin, Donepezil, Metrifonat enthalten. Die sollen das Enzym Acetylcholinesterase daran hindern, den für die Übertragung von Signalen zwischen den Nervenzellen nötigen Botenstoff namens Acetylcholin zu stoppen. Je konzentrierter dieser Botenstoff auftritt, desto höher die Frequenz von Signalen. Acetylcholin ist eine chemische Substanz, die von Nervenzellen abgegeben wird. Folgerichtig nennt man solche Arzneimittel Acetylcholinesterasehemmer. Tacrine zum Beispiel sind 1977 entdeckt worden, das entsprechende Mittel Cognex ist seit 1993 im Handel, ein weiterer Beleg für die ganz normale Zeitrechnung in der Arzneimittelforschung.

Wenn nicht mehr genügend Botenstoff Acetylcholin hergestellt wird im Körper, wenn die nötigen Impulse nicht mehr an die richtige Stelle, an die Nervenzellen, weitergegeben werden können, beginnt das Gehirn zu sterben. Ausfallserscheinungen. Verstörungen. Alzheimer. Mit allen bekannten Folgen. Also leuchtet mir die Theorie ein, daß eine Therapie da ansetzen muß. Abbau bremsen. Botenstoff aktivieren. Ganz andere Grundlagenforscher haben im Zusammenhang mit Acetylcholin etwas Überraschendes entdeckt. Naturwissenschaftlern aus Göttingen und Cambridge gelang ein denkwürdiger Versuch mit männlichen Feldgrillen. Unter dem Elektronenmikroskop haben sie denen mit Mikropipetten, Durchmesser ein Hundertstel Millimeter, in eine umgrenzte Hirnregion den Botenstoff Acetylcholin zugeführt. Sofort begannen die Grillen zu zirpen.

Die Alzheimer-Krankheit ließe sich so gesehen reduzieren auf eine Transportproblematik. Da die Botenstoffe nicht mehr durchkommen oder da es sie irgendwann gar nicht mehr gibt, fangen die Zellen im Gehirn zu schrumpfen an. Haben nichts mehr zu tun und verkümmern. Wer im Alter nicht mehr gebraucht wird, der stirbt. Ein Mittel, das die Botenstoffe anregt, schafft ja nicht nur neue Kanäle, durch die sozusagen ein Schiff wieder fahren kann mit einer Ladung von Informationen. Falls ein solches Schiff durchkommt, fließt eine Menge Wasser mit. Übertragen aufs System im Gehirn könnte das im ersten Drittel der Alzheimer-Krankheit noch helfen. Vielleicht wird mancher später unauflösliche Brocken rechtzeitig weggeschwemmt. Der Heidelberger Molekularbiologe Konrad Beyreuther wirkt nicht resigniert, sondern gelassen, wenn er sagt: Von zehn Experimenten gehen neun schief, so ist das nun mal. Die neuen Acetylcholin-Substanzen haben leider nicht den erhofften Durchbruch gebracht, fügt Roger Nitsch hinzu, einen Stillstand für ein paar Monate zu erreichen. Aber er tröstet sich: immerhin besser als Placebo.

Sie können für eine Zeitlang die Lebensqualität verbessern, erklären mir Wissenschaftler, die in ihrem Alzheimer-Netzwerk verbunden sind, mehr nicht. Wir erreichen für eine befristete Zeit je nach individuellem Fall einen gewissen Stillstand. Der Abbau insgesamt aber ist nicht zu bremsen. Die Plaques wachsen weiter. Die Neurofibrillenbündel verfilzen. Die Synapsen sterben ab. Der Prozeß des Vergessens ist nach wie vor unumkehrbar. Deshalb klingen Signale des Fortschritts auf den Teilgebieten Molekularbiologie und Genetik und Biochemie und Pharmakologie wie Pfeifen im dunklen Walde. Aus den verschiedenen Theorien, den verschiedenen Studien, den verschiedenen Erkenntnissen könnte sogar ein Laie wie ich eine Alzheimer-Therapie zusammenstellen. Man *müßte*, fängt eine solche Verschreibung an, und dieses *müßte* erklärt das Dilemma, denn nur Hoffnung ist das Prinzip: Da es nötig ist, die Nervenzellen vor den toxischen Effekten der Amyloid-Ablagerungen zu schützen, *müßte* in Zukunft etwas gefunden werden, das diesen Prozeß stoppt und vorhandene Ablagerungen auflöst. Dieses ETWAS *müßte* bestehen aus einem Entzündungshemmer, aus einer Diät, die das Cholesterin abbaut, aus einer Östrogensubstanz auch für Männer, aus einem Anti-Amyloid-Mittel.

Wir arbeiten in einem Team, erklärt Nitsch, wie einst Alzheimer. Wir kombinieren eine klinische Ambulanz für Kranke, ein humangenetisches Institut, das die nötigen DNA-Analysen macht und verschiedene grundlagenwissenschaftliche Einrichtungen, die Proteine und Gene in ihrer Funktion analysieren. Wir haben ein System von Klinikern, Biochemikern, Molekularbiologen, Psychologen und Humangenetikern aufgebaut. Damals waren es Emil Kraepelin für die große wissenschaftliche Neuordnung, Franz Nissl für die Möglichkeiten der Labortechnik, Alois Alzheimer für die pathologisch gewonnenen Erkenntnisse und Robert Gaupp, der die nötigen Patienten lieferte, in deren Gehirnen Alzheimer etwas entdecken konnte.

Es muß, merkte der bereits vor knapp hundert Jahren nach eingehender Untersuchung des verkrusteten Gehirns von Johann Feigl an, eine chemische Umwandlung da oben stattgefunden haben. Sonst wäre eine Färbung nicht möglich gewesen. Ob die »nicht genau bekannte schwere Rindenerkrankung« wohl mit den »großen Fettsäcken« zusammenhängt, die er in vielen Gliazellen entdeckt hat, weiß er noch nicht. Gliazellen – abgeleitet von *glia*, dem griechischen Begriff für Leim – haben nicht nur stabilisierende Funktion, schützen den so sensiblen Ballon Gehirn, weil sie wie ein Puffer zwischen Hirn und Rückenmark liegen. Rudolf Virchow verglich sie einst mit Kitt, denn sie lassen andere Körperzellen aus den Blutbahnen nicht nach oben durchdringen. Gliazellen sind eine Art von Immunschutz. Wenn sie selbst geschädigt sind, werden sie gefährlich für die Nervenzellen, denn es gibt viel mehr Gliazellen als Neuronen. Sie haben also eine Übermacht. Sie könnten deren Membrane durchlöchern, bei der Produktion von Beta-Amyloiden helfen und deshalb mitverantwortlich sein für die Plaques. Über die Ergebnisse von Tests an Alzheimer-Kranken, bei denen durch Entzündungshemmer die Gliazellen wieder beruhigt werden sollten, ist nichts bekannt.

Das paßt zur Geschichte der Hirnforschung. »Wir werden noch lange Imbezilität und Idiotie diagnostizieren, weil es für die meisten Zwecke ausreicht und weil wir über den wirklichen, die geistige Schwäche verursachenden Krankheitsprozeß oft erst nach dem Tode und durch das Mikroskop Aufschluß erhalten«, stellte Alois Alzheimer fest, aber Rückschläge haben ihn nicht resignieren lassen. Im Gegenteil motiviert, weiter zu forschen. Früher saßen sie dabei »rauchend im Laboratorium vor dem Mikrotom, den Farbtöpfen und dem Mikroskop«, wie es so plastisch Nissl beschrieben hat. Heute sitzen sie bei Experimenten vor den Computern, wenn sie dem Leben auf der Spur sind. *In silico* heißt diese Laborforschung in Datenbanken, für die man weder lebende noch künstliche Zellkulturen benötigt. Oder die Wissenschaftler versammeln sich vor dem Bildschirm für eine Videokonferenz mit zugeschalteten Kollegen aus Kyoto oder San Diego oder Glasgow. Das ist ein Fortschritt, aber nur ein technischer.

Ich lasse sie zurück mit ihren Problemen und begebe mich in Sachen Alzheimer statt dessen auf einen Kurztrip ins Gehirn. Ins gesunde, denn nur so läßt sich begreifen, was nicht mehr abläuft, wenn es krank wird. Den Vorgang, daß ich darüber grübele, wie ich diesen Ausflug in eine Sprache umsetze, die jeder begreift, könnte man mit einem ganz bestimmten Verfahren in meinem Gehirn verfolgen. Denke ich an den graphischen Querschnitt des Gehirns und ob es gelingt, die fachkorrekten Bezeichnungen für dessen einzelne Teile wie Neokortex (Großhirn) oder Hypothalamus (Schaltzentrum im Zwischenhirn) so zu umschreiben, daß sie verständlich sind – und dennoch Experten bei der Lektüre nicht gequält aufschreien –, werden bestimmte Nervenzellen im Endhirn aktiviert. Durch Synapsenübertragung. Ich kopple, also bin ich, hat der Biologe S. J. Singer das mal in einer Art von Descartscher Verdrehung genannt.

Suche ich dagegen nach Bruchstücken aus meiner Biographie, einer Melodie, einem Geruch, einer Begegnung, einer Berührung, sind es andere Hirnteile, die von der Datenbank des Gedächtnisses ganz spezielle Bilder aus meiner Erinnerung abrufen. Hervorzaubern gefällt mir besser als Begriff, weil dieser Vorgang in der Tat etwas Zauberhaftes hat. Es läuft dabei eine Art von Revue vor meinem geistigen Auge ab, und beim entsprechenden passenden Dia macht es klick und es friert fest, läßt sich wie an eine Wand geworfen für eine Weile betrachten und wie ein echtes Foto beschreiben. So ist meine Erinnerung an den rauchenden Ernst Jünger aus der Vergangenheit aufgetaucht. Die Bilder verschwinden nach Gebrauch wieder über die Datenautobahn namens Gedächtnisspur im Speicher des Hippocampus, wo meine Memoiren gesammelt sind. Der Hippocampus ist eine Art Gehirnmanager, er entscheidet, was sich zu merken lohnt und was nicht. Ruft mich während einer nostalgischen Reise ins Innere jemand an und gibt mir einen ganz realen Termin durch, behält mein Arbeitsgedächtnis den nur so lange, bis ich ihn notiert habe. Dann wird er automatisch vergessen, weil er keine tiefere Bedeutung hat, und ich gehe zurück zu mir.

In Sachen Alzheimer werden diese Speicher zerstört. Die Gedächtnisspur ist blockiert. Der Versuch, sich zu erinnern, findet keine Resonanz. Die Bilder des Lebens, aus denen die unveröffentlichten Memoiren bestehen, sind zwar noch da, aber nicht mehr auffindbar. Aber selbst jetzt, hat der Harvardprofessor Daniel Schacter festgestellt, gibt es noch Unterabteilungen der Erinnerung, die funktionieren, so seltsam sich das anhört. Er nennt das *what-memory* und *how-memory*. Einer seiner Patienten, er heißt bei ihm Frederic, weiß zwar nicht mehr, *was* um ihn herum passiert, aber er kann sich noch erinnern, *wie* es eigentlich passiert. Frederic spielt Golf und kennt die richtigen Bewegungen. Hat aber keine Ahnung mehr, wieviel Schläge er gebraucht hat oder ob er bereits abgeschlagen hat. Das Gefühl zu siegen ist ihm entglitten, aber auch das Gefühl zu verlieren.

Ich gehe wieder in mich, zurück zu mir. Beinhaltet die Störung durch den Anruf eine für mich ganz wesentliche Mitteilung – mein Sohn hat einen Auftrag für seine gerade gegründete Graphikdesign-Firma gewonnen –, die mit einer Emotion verbunden ist wie Freude, wandert die Information in die Tiefe des Neokortex. Ich muß sie nicht auf einen Zettel aufschreiben, weil ich sie jederzeit wieder von dort abrufen kann. Sogar verbunden mit einem Bild, das nicht vergessen wird: Die Situation, in der ich war, als der Anruf kam. Mein Langzeitgedächtnis speichert das. Das Bild, das ich dabei in einem ganz anderen Zusammenhang vor Augen hatte, wird jetzt in einen neuen Ordner gelegt. Ordner Sohn. Das Langzeitgedächtnis geht so weit zurück, wie ich mich erinnern kann, und ist so perfekt geordnet, daß ich eine große Liebe zu sehen glaube, wenn ich ein ganz bestimmtes Parfum rieche. Daß bei einem Rocksong die Situation greifbar wird, in der ich zum erstenmal mit ihr tanzte.

Und Augenblicke tauchen aus der abgespeicherten Vergangenheit auf, die ich nie vergessen habe, weil mit ihnen Furchtbares assoziiert ist. Der Tod von Angehörigen, viel zu früh verstorben. Diese Toten leben in unserer Erinnerung, und deshalb sind sie für uns unsterblich. Solange wir uns noch erinnern können. Christina Alberini von der Brown University berichtet in *Neuroscience*, daß sie und ihre Kollegen den Unterschied zwischen Vergessen und Sich-Erinnern bei Versuchen an Ratten erforscht haben. Für eine Langzeitspeicherung wird ein ganz bestimmtes Protein verändert und erst dann wird aus einer Information, aus einem Erlebnis ein Stück persönlicher Erinnerung.

Ich finde einen Satz des DNA-Entdeckers Crick, der in einem seiner Bücher in lakonischer Sachlichkeit festgestellt hat, zwar sei das Gedächtnis unser wichtigstes Sinnesorgan, weil es unser gesamtes Leben regele, aber im Grunde nichts weiter als ein riesiger Haufen von Nervenzellen. Von wegen Trauer, Freude, Liebe, Schmerz etc. Das hält aus seiner neurologischen Erfahrung Konrad Maurer für fragwürdig. Biologisch gesehen sicher richtig, aber zu kurz gedacht. Wenn Plaques zum Beispiel am stärksten im Stirnlappen verbreitet sind, wirkt der Patient geradezu enthemmt, auch sexuell. Das Frontalhirn aber ist nach allem, was sie wissen, sozusagen zuständig für ethische Normen und Sozialisationsfähigkeiten des Menschen. Wenn das bei der Alzheimer-Krankheit zerstört ist, können Kliniker die Folgen erkennen.

Das Gedächtnis an sich ist wertfrei. Wie ein Archiv, wie eine Bibliothek, wo man beim Archivar – oder über den Bildschirm – seinen Wunsch angeben muß, um das Gewünschte zu erhalten. Wissenschaftlich korrekt ausgedrückt: Moleküle sind unterwegs in den Nervenfasern meines Gehirns, suchen unter vielen Milliarden die zu einer bestimmten gewünschten Erinnerung passende Synapse und docken an der Zelle an, wo sie fündig geworden sind. Dies alles in Bruchteilen von Sekunden.

Genau dies wird durch die *Positronen-Emissions-Tomographie*, unter uns Experten PET genannt, sichtbar gemacht. Mit diesem Apparat kann man sozusagen den Molekülen beim Denkvorgang folgen, bis sie an der richtigen Stelle angedockt haben. Das eine ist Biologie, die für alle gilt. Wenn sie dagegen angekommen sind, beginnt die Erinnerung, die nur mir gehört. PET hält Bewegungen im Gehirn fest, die im Minutentakt ablaufen. Schon diese Form der auch als Kernspintomographie bekannten Technik ist eine Höchstleistung menschlicher Erfindungskunst. Die funktionell noch verbesserte Ausgabe des Geräts, in englisch treffend *event-related* genannt, schafft es sogar, in Millisekunden-Abständen die Ereignisse im Gehirn durchsichtig, falsch: sichtbar zu machen. Fachausdruck dafür SPECT, abgekürzt von Single Photon Emmissions Tomography.

Dafür werden zunächst in die Blutbahn des Patienten leicht radioaktive Substanzen gespritzt. Während ich das hinschreibe, entsteht in meinem Kopf das Abbild eines radioaktiv verseuchten Organismus. Ich lösche sofort den Eindruck und präzisiere, denn genommen wird für die Methode nicht Plutonium, sondern Glukose, weil Nervenzellen die Zuckerlösung durch ihre Membran schnell aufnehmen. Schon stellt sich statt dessen der friedliche Anblick eines Menschen ein, der entspannt daliegt und, in Farbe, von diesem Wunderwerk der Röntgentechnik untersuchen läßt, in welchen Bereichen seines Gehirns wann was passiert.

Was denn?

Geht es um eine für die Gedächtnisspur wesentliche Information – in meinem Beispiel der Anruf meines Sohnes –, werden ganz andere Hirnregionen aktiviert als bei der Durchgabe eines Zahnarzttermins. Das wird auf dem Monitor des Geräts durch eine starke oder weniger starke Durchblutung bestimmter Abschnitte sichtbar. Aktive Zellen nehmen mehr Glukose auf als passive Zellen, und entsprechend ist die Farbe rot, rosa, grün, gelb. Wie ich aus *Science* erfahren habe, ist Neurobiologen der Harvard University und der Stanford University der entscheidende Nachweis gelungen. Sie testeten, ob Unterschiede zwischen Wesentlichem und Unwesentlichem nicht nur registriert werden, sondern verschieden gespeichert bzw. gleich wieder vergessen werden. So war es. In Sekundenbruchteilen wurden vom zuständigen Hippocampus die Entscheidungen getroffen, der Datenmüll von dem getrennt, was erinnerungswürdig war. Das Unwichtige schien nicht das richtige Paßwort zu kennen, um auf die Festplatte Langzeitgedächtnis zu gelangen.

Erinnerungen werden, was einfach irre anmutet, durch diese Methode vorhersehbar. Dunkle rote Farben zeigen an: Das wird sich der Mensch wahrscheinlich merken. Blasse Farben: Das wird er wahrscheinlich vergessen. Als Testpersonen nach dem Experiment befragt wurden, woran sie sich erinnern und woran nicht, war die Übereinstimmung zwischen dem, was die Hirnforscher auf Grund ihrer »Aktivitätskarten« des Gehirns vorhersagten, und dem, was die Getesteten tatsächlich noch wußten, fast neunzig Prozent. Wahnsinn? Nein. Ganz normal.

Denn das Gehirn, immerhin anderthalb Kilo schwer im Normalzustand, ist ein erklärbares Wunder der Natur. Zwei Hemisphären, das habe ich gelernt – und da ich nun versuche, bloß keinen Fehler in der möglichst einfachen Beschreibung zu machen, könnte das Gerät mich langsamer denken sehen –, bilden das Großhirn. Vernetzt durch Nervenzellenbahnen und miteinander verbunden durch Balkenkörper, durch Brücken. Die rechte Hälfte kontrolliert die linke Körperseite und soll angeblich zuständig sein für Kreativität. Die linke Hälfte kontrolliert die rechte Körperseite und sorgt sich um das rationale Denken. Die Wissenschaftler Sally Springer und Georg Deutsch bestreiten das allerdings in ihrem Standardwerk *Linkes/Rechtes Gehirn,* denn nach ihrer Ansicht sind bei gesunden Menschen immer beide Hälften aktiv. Frauen wiederum, aber das führt zu einem ganz anderen Thema, haben zwar ein geringeres Gesamtgewicht, aber zehn Prozent mehr Nervenzellen im Gehirn als Männer. Ich denke, dies könnte bedeuten, daß Frauen vor einer Entscheidung länger nachdenken, zum Beispiel lieber miteinander reden als Kriege zu erklären. *Evidence of absence*: Es gibt historische Belege, aber keine grundsätzlich gültigen Beweise.

Um das Gehirn zu verstehen, muß ich es gleichzeitig benutzen. Ich erkläre es notgedrungen aus mir selbst. Das ist absurd. Jedoch beweisbar. Der deutsche Hirnforscher Gerhard Roth hat das logisch begründet: wir würden mit Hilfe von Gehirnzuständen etwas über Gehirnzustände herausbekommen wollen und letztlich wissen wollen, wie wir selbst zustande kommen. Dies hält er für einen nicht zu durchbrechenden Teufelskreis, und mit dieser Ansicht kann er sich sogar auf Max Planck berufen. Das Rätsel des Universums, so der Wissenschaftler, werden wir niemals lösen können, weil wir selbst das Rätsel sind. Man muß die Reise ins dunkle Innere des Gehirns, schreibt dagegen Edward O. Wilson, ohne jede Voreingenommenheit antreten, und »die Schiffe, die uns bis zu diesem Punkt gebracht haben, müssen an der Küste zurückgelassen und versenkt werden«.

Aufgrund der PET-Experimente haben Demenzforscher die Hoffnung geäußert, aber mehr wiederum nicht, daß sie besser verstehen könnten, was im Gehirn von Alzheimer-Kranken passiert ist. Daß die Schiffe versenkt sind, aber keine Weiterreise mehr möglich ist. Nicht mal in Gedanken. Klar ist ihnen, daß die sichtbar werdenden Abläufe, die Übertragungen zwischen den Synapsen, gestört sind und nicht mehr funktionieren. Das aber wissen sie schon lange. Deshalb gehört eine Untersuchung durch die Positronen-Emissions-Tomographie nicht zur Therapie, sondern zur Diagnose. Mit den gleichen ungelösten Fragen: Was fange ich mit der sogar in Farbe druckbaren Erkenntnis an, daß im Hirn die Erinnerung verlischt oder verloschen ist, weil nichts mehr auf dem Bildschirm zu erkennen war?

Blutbahnen im Gehirn sind extrem gut durchblutet, und in diesen Blutgefäßen entstehen zum Beispiel die Ablagerungen von vaskulärer Demenz, die unter dem Mikroskop so aussehen wie Plaques. Lösliche Eiweißsubstanzen, erzeugt vom Gehirn, versuchen aus den Blutgefäßen rauszukommen, die anderen schaffen es nicht und fangen an zu verklumpen. Eiweiß in den Blutgefäßen ist biochemisch betrachtet kürzer als das Eiweiß in den Plaques. Das lange Protein, das wir entdeckt haben, erklärt mir der Molekualbiologe Konrad Beyreuther, löst sich nicht mehr, bleibt im Hirngewebe hängen, kristallisiert.

Endstation Alzheimer.

Ich speichere das dieser Tatsache entsprechende Bild gar nicht erst ab, weil ich schon viele Fälle von Kranken in ihrer verlorenen Vergangenheit erlebt habe. Sondern schwenke mit der imaginären Kamera kurz zurück in die andere Vergangenheit. München, Labor, Psychiatrische Klinik, Nußbaumstraße. Lange Tische mit Mikroskopen, verstellbare Hocker davor, Reagenzgläser. Alzheimers Möglichkeiten waren verglichen mit den heutigen eher lächerlich. Aber gibt es denn mit Hilfe der modernen Methoden, die mir so fremd erschienen waren, vielleicht ganz andere Hypothesen für die Auslöser als die bekannten? Um das zu erfahren, muß ich zunächst wieder mal *ENTER* drücken, die Fahrkarte lösen für eine virtuelle Reise.

Gut, daß ich schon gelernt habe, was Gliazellen sind. Denn in denen haben Hirnforscher bei Untersuchungen Verstorbener etwas gefunden, was sie bislang nur als Auslöser mancher Asthmaerkrankungen oder Entzündungen des Herzmuskels kannten: Chlamydien. Wäre noch nicht weiter aufregend, denn die Bakterien als Auslöser von Entzündungen sind bekannt, warum nicht auch in bestimmten Bereichen des Gehirns alter Menschen? Daß die Bakterien die Schranke vom Körper zum Hirn überwunden hatten, schien möglich, denn im Alter sind die ehemals so dichten Grenzen durchlässig geworden. Die Pathologen fanden allerdings nur bei einem einzigen »gesunden« Toten die Erreger, dagegen in siebzehn von neunzehn Alzheimer-Gehirnen. Eine Schlagzeile mit der Tendenz: Keime im Gehirn sind schuld an der Volkskrankheit Alzheimer bot sich an und deshalb wurde sie gemacht, aber auf einer geringen Basis von siebzehn Fällen würde kein seriöser Wissenschaftler eine solche Aussage wagen. Kann alles immer noch Zufall sein.

Daß so etwas heute aus den Labors über die Website sofort ins Internet und damit auch zu mir dringt, hat einen ganz banalen Grund: Geld für Forschungen bekommt nur einer, der eine vielversprechende Theorie für altbekannte Wirkungen anbieten kann. Und dies vor allem bei Krebs, bei

Gefäßverkalkungen, bei Aids und bei Alzheimer. Jeder Wissenschaftler weiß allerdings, daß nach einer solchen Meldung sofort weltweit von seinen Kollegen die Tiefkühltruhen in ihren Labors geöffnet werden. Hatten wir, verdammt noch mal, nicht auch noch ein paar Kulturen mit Gliazellen hier?

Ein Richter würde bei Prüfung bisher bekannter Indizien die Bakterien vom Verdacht, am Morbus Alzheimer schuld zu sein, freisprechen. Aber vielleicht gibt es eine Wiederaufnahme, wenn die angelegten Zellkulturen der gefundenen Hirnbakterien so gescreent sind, daß man wirklich etwas Handfestes vorweisen kann? Wiederaufnahme eines Verfahrens heißt in der pharmakologischen Zeitrechnung: in vielen Jahren. Gerhard König aber spinnt sein Bild vom Unrat beharrlich fort. Wenn es in Müllhaufen Ratten gibt, muß es Exkremente der Tiere geben und in diesen Exkrementen auch Bakterien. Also könnten in den Eiweißklumpen durchaus Chlamydien auftauchen. Nur weiß wieder mal niemand, ob die ursächlich etwas mit Alzheimer zu tun haben. Oder ob die gar die Krankheit auslösen, ergänzt Christian Behl. Es ist viel zu früh, etwas dazu zu sagen. Das kann lange dauern, bis es wirklich etwas Wesentliches gibt.

Fast dreißig Jahre hat es zum Beispiel von einer ersten Hoffnung, vielleicht könnte es Nervenzellen geben, die sich teilen und vermehren und erneuern, bis zu einem Beweis gedauert. Bei erwachsenen Ratten war in den Sechzigern schon festgestellt worden, daß die laufend neue Nervenzellen produzieren. Nichts weiter als eine Feststellung, denn die herrschende Lehrmeinung besagte, daß im Menschen bereits vor der Geburt die Zellstruktur im Gehirn fertig angelegt ist. Nervenzellen galten als die einzigen Zellen, die sich nicht regenerieren. Die stetig abnehmen bis zum Ende und die für immer verlöschen, wenn sie tot sind. Und damit die Information, die in den Kernen verankert war. Bei Ratten und Mäusen ließ sich durch einen Marker, der in Neuronen injiziert wurde, im Gehirn durch Feinschnitte feststellen, ob diese Farbe wieder auftauchte. Sogar der Teil im Hippocampus der Tiere, wo die Neuen aufwuchsen, war bekannt. Nach den Ratten folgten

Versuche mit Affen, und auch da fanden sich drei Wochen später im offenen Hirn bereits die ersten Beweise.

Aber so etwas am lebenden Menschen zu testen, ist unmöglich. Das haben zuletzt die deutschen Naziärzte gemacht und deren japanische Monsterkollegen in ihren Konzentrationslagern.

Fred Gage vom Salk Institute, den ich im Internet schon einmal besucht habe, kommentierte im März 1998 die Veröffentlichung seiner Kollegin Elisabeth Gould über die Ergebnisse der Experimente mit Anerkennung, verkniff sich aber nicht die skeptische Bemerkung, daß die Fähigkeiten von Affen und Menschen zu unterschiedlich seien. Das war die offizielle Aussage, aber gemeinsam mit dem schwedischen Arzt Peter Eriksson von der Sahlgrenska Universitätsklinik machte er sich insgeheim an die Arbeit. Im November desselben Jahres gab es die Meldung, eine Art »Jungbrunnen im Gehirn des Menschen« (FAZ) sei gefunden worden. Gage und Eriksson hatten Patienten, die unheilbar an Krebs erkrankt waren, mit deren Erlaubnis eine Substanz injiziert, die sich teilende Zellen markiert und in alten Nervenzellen nichts bewirken kann. Ein übliches Verfahren in der Krebstherapie, weil sich mit genetischen Markierungen diagnostizieren läßt, wohin Tumorzellen wandern.

Gage machte es so ähnlich wie Alzheimer, der bei Sioli in Frankfurt gebeten hatte, ihm sofort nach dem Tod von Auguste Deter deren Gehirn nach München für seine Untersuchungen zu schicken. Er bat Eriksson um die entsprechende Anfrage bei dessen schwedischen Kollegen. Sie erhielten fünf Gehirnteile, Bereiche des Hippocampus, von den verstorbenen Schweden und behandelten die Schnitte unter dem Rasterelektronenmikroskop in La Jolla. Das Ergebnis nannte *Newsweek* ein Weihnachtsfest unter der Lupe, was ein wenig flapsig klingt angesichts der Vorgeschichte. Aber die Tatsachen trifft. Alte Nervenzellen erglühten rot, die neuen, die mit dem Markerstoff gezeichnet waren, leuchteten grün. Der Beweis war erbracht, daß menschliche Nervenzellen regenerierbar sind. Die ausbrechende Euphorie allerdings dämpfte Gage gleich wieder. Sicher sei das eine kleine Hoffnung für die Hirnkrankheiten Parkinson oder Alzheimer, bei denen die Nervenzellen abgestorben sind, was zu den fürchterlichen bekannten Auswirkungen führe. Aber sie wüßten jetzt nur, daß sich Hirnzellen teilen können. Ob sie danach richtig funktionieren und wo und wie, muß in vielen Versuchen noch herausgefunden werden. Was Jahrzehnte dauern kann.

Weil keiner unbedingt Mäuse von der Alzheimerschen Krankheit heilen möchte, sind bisherige Fortschritte mit künstlichen Nervenzellen in deren Gehirnen zwar wissenschaftlich interessant, aber von geringer Bedeutung gewesen. Daß sich etwas entscheidend Neues tat, konnte man im Herbst 1998 nicht nur aus *Science* erfahren, sondern an den Börsenkursen ablesen. Die Aktien des Gen-Labors Geron Corporation stiegen über Nacht um fast fünfzig Prozent. Geron hatte Versuchsreihen von zwei Wissenschaftlern finanziert, und die hatten eine Goldmine entdeckt. Goldmine in diesen Kreisen bedeutet medizinischer Fortschritt auf dem Weg zu den Geheimnissen des Lebens. Die menschlichen Stammzellen, die Embryo-Stammzellen (ES), sind ein solches Geheimnis gewesen.

Im Gegensatz zu fertigen Zellen ist menschlichen ES-Zellen egal, wo im Körper sie eingesetzt werden. Sie sind Alleskönner, erfüllen überall alle Funktionen, je nach Befehl – fürs Gewebe, für die Knochen, fürs Blut, für die Muskeln, fürs Gehirn. Aus diesen Stammzellen lassen sich alle 210 verschiedenen Zelltypen des Menschen entwickeln, sie folgen den genetischen Befehlen nach dem Motto, du geh dahin, ich bleibe hier, und im übrigen tauschen wir als Zelle unser Wissen untereinander aus. Sie wachsen nicht nur mit, sondern in ihren Aufgaben. Dr. James Thomson, Biologe an der Universität Wisconsin, hatte sie aus Reagenzgläsern gewonnen, in denen Eizellen aus künstlicher Befruchtung tiefgekühlt gelagert waren. Bis er soweit war, vergingen zehn Jahre. Nicht nur, weil er so lange brauchte, die notwendige Technik zu beherrschen. Er mußte um die Zustimmung jeder einzelnen Mutter ringen, die darauf verzichtet hatte, sich eine befruchtete Eizelle einpflanzen zu lassen. Dr. John Gearhart dagegen benutzte abgetriebene Föten für seine Kulturen embryonaler Stammzellen.

Die Firma, die über viele Jahre lang diese Forschungen finanzierte, ist eine jener kleinen Neugründungen mit einer großen Vision. Geron sucht nach Mitteln gegen das Altern und kommt aus dem jugendwahnsinnigen Kalifornien, wo schon immer, in jeder Vergangenheit, die Zukunft eine Gegenwart hatte. In den Vereinigten Staaten dürfen, nach Protesten von Kirchen und Abtreibungsgegnern, aus ethischen Gründen Experimente mit embryonalen Stammzellen nicht vom Staat finanziert werden. Gegen private Geldgeber gibt es keine Einwände. In Deutschland ist durch das Embryonenschutzgesetz die Forschung mit menschlichem Rohstoff überhaupt verboten.

Biochemiker, Gentechniker und Molekularbiologen sehen aber unendliche Möglichkeiten für ihre Fachgebiete. Herzzellen dieser Art einzupflanzen in schwache Herzen. Lebertransplantate zu züchten in der Petrischale. In Sachen Alzheimer aus Stammzellen die nötigen Ersatzteile für abgestorbene Nervenzellen direkt zu kultivieren ohne die bisher notwendigen Umwege. Statt Hefe, Bakterien und Mäuse nun das teure Gut Mensch. Das spart Zeit, und Zeit ist ja genau das, was sie nicht haben, die Wissenschaftler nicht und die Kranken erst recht nicht. Neue Apparate brauchen sie dafür nicht, die Hardware ist vorhanden. Sie müssen eigentlich nur die neue Software ins System eingeben. Die Hirnchirurgen warten.

Sie werden noch lange warten müssen. Noch weiß keiner, ob das Immunsystem des Körpers die menschlichen Helfer akzeptiert. *It remains to be defined*, das muß alles noch getestet werden. In der Theorie ist der Weg klar, denn da Stammzellen wie alle Zellen gebaut sind, kennt die Wissenschaft die Betriebsanleitungen. Durch Hormonspritzen zum Beispiel den Schalter in den Erbanlagen anwerfen zu können, der die gewünschte Kaskade auslöst. Bei Mäusen schon mit Erfolg ausprobiert. Bevor ethische Diskussionen beginnen – stoßen wir an Grenzen des Menschen, weil embryonale Stammzellen von abgetriebenen Föten oder künstlicher Befruchtung im gegebenen Fall das Verhalten ändern könnten, das Denken, das Bewußtsein? –, muß erst einmal das technische Knowhow gelernt werden. Was geschieht, wenn in den betroffenen Teilen des limbischen Systems auf der Gedächtnisbank Hippocampus neue Konten eröffnet werden? Um im Bild zu bleiben: Wird aus dem Zweigstellenleiter dadurch ein Bankräuber?

Erfahrungen aus dem umgekehrten Fall sind belegbar. In allen Büchern über das Gehirn wird die Geschichte des Mannes erzählt, dem durch einen Unfall Teile des Hippocampus zerstört worden sind. Er überlebte zwar, war körperlich wieder intakt, aber aus dem sozialverträglichen Mitbürger war ein rechter Stinkstiefel geworden.

Viele Mediziner hätten keine Bedenken, mit ES-Zellen zu arbeiten, weil sie an die Grenzen ihrer bisherigen Möglichkeiten gestoßen sind. Eben in Sachen Alzheimer. Aber genau bei dieser Krankheit, sagt Roger Nitsch, sollte man keine falschen Hoffnungen wecken. Bei Parkinson ist der Einsatz von embryonalen Stammzellen erprobt, allerdings auf Dauer ohne Erfolg. Immerhin überzeugt die Methode in der Theorie, weil bei dieser Krankheit genau lokalisiert werden kann, wo die Behandlung einzusetzen hat. Und bei Alzheimer? Sollen wir einfach – *Serendipity!* – in den gesamten Hippocampus die neuen Zellen einpflanzen und hoffen, daß sie schon wissen werden, was sie tun müssen? In den Schläfenbereich, der aber so groß ist wie eine aufgeschnittene Birne?

Für Gesunde eine Horrorvision: Tausende von Homunculi, von Biotechnologen geklonte Embryonen, als Ersatzteillager für alle Organe. In den Kellern der Biotechfirmen die Tiefkühltruhen mit menschlichen Stammzellen, aus denen die neuen Zellen geholt werden, wenn die alten ausgebrannt sind. Wird es Krankheiten geben, an denen die Armen weiterhin sterben müssen, während die Reichen sich in den Delikatessenläden des Lebens bedienen ? Ja, lautet die kühle Antwort. So schrecklich wird es wohl sein.

Für Kranke gar nicht so schrecklich. Was soll verwerflich daran sein, die ES-Zellen von Föten zu benutzen, die nach Abtreibungen eh vernichtet werden? Was soll schlimm daran sein, nicht nur Organspenden zu erlauben, sondern die Entnahme von Eierstöcken zu legalisieren, weil aus denen Tausende von fruchtbaren Zellen gewonnen werden können? Von wegen die Würde des Menschen verletzen. Hier geht es um die Bürde des Menschen, und die hoffnungslos Erkrankten sind es, die sie zu tragen haben.

Ich fahre zu ihnen, zur Endstation meiner Spurensuche. Ausfahrt Niemandsland.

8. Kapitel

Von wegen Endstation. An einem regnerischen Tag betrete ich das Pflegeheim De Bleerinck im holländischen Emmen und stehe statt in der Eingangshalle auf einem Dorfplatz. Es riecht nach Leben und nicht nach Vergänglichkeit, nach Kakao und nach Haarspray und nach feuchter Erde. Rechts von mir die Auslage eines Friseursalons, daneben ein Restaurant. Auf der kleinen Terrasse eines Cafés schlürfen Gäste aus großen Tassen. Ein paar Meter hinter mir ein Supermarkt, Magazine und Tageszeitungen in einem Holzständer an der Tür, vor mir eine Parkbank, ein Baum und ein Blumengeschäft, links eine Fußgängerzone mit Passanten. Verwirrend. Ich bin soeben durch das gläserne Portal von draußen gekommen und bin schon wieder draußen.

Wo bin ich? Diesseits der Wirklichkeit?

»Wir spielen hier täglich ein Stück«, bestätigt Piet Schievink, »wie im Theater. Dies alles gehört dazu«, und er bezieht mich in seine weit ausholende Handbewegung ein. De Bleerinck ist zwar ein Dorf, aber keins, das unter freiem Himmel liegt. Ein Dorf unter einem einzigen großen Dach, mit festen Außenwänden und mit riesigen Fenstern. Die ganze Welt ist eine Bühne, steigt aus der Tiefe meines Hippocampus ein Gedanke auf, der bei allen Lebenslügen gut ist für eine passende Bemerkung. Der Gedanke aber würde jedem kommen, weil diese Erkenntnis längst von ihrem Schöpfer getrennt und Allgemeingut geworden ist. Degeneriert von der Weisheit zur Binse. Später schlage ich deshalb das ursprüngliche Zitat nach, und aus dem Klischee wird wieder Wahrheit. »Die ganze Welt ist Bühne« läßt William Shakespeare in »*Wie es euch gefällt*« den Edelmann Jacques über die verschiedenen Stationen des Lebens sagen, und der deklamiert weiter im Text: »Der letzte Akt, mit dem die seltsam wechselnde Geschichte schließt, ist zweite Kindheit, gänzliches Vergessen, ohn' Augen, ohne Zahn, Geschmack und alles.« Da bietet sich in Sachen Alzheimer die literarische Fortsetzung – der Rest ist Schweigen – für die irre Realität des gänzlichen Vergessens in zweiter Kindheit geradezu an. Auch das wäre von Shakespeare geklaut.

Piet Schievink, Lockenkopf und randlose Brille über müden Augen, ist in der Leitung des Heims für die Abteilung Pflege verantwortlich. Er wundert sich überhaupt nicht, daß ich verwirrt bin. Das geht allen Besuchern so, die zum erstenmal De Bleerinck betreten, sagt er, alle überfällt dieses merkwürdige Gefühl, daß Drinnen wie Draußen und Draußen wie Drinnen ist. Für Momente sind dann die von draußen so verwirrt wie die drinnen. Allerdings nur für Momente. Die anderen für immer. Wie es denen in ihrem Inneren ergeht, weiß keiner. Noch nie ist ein Patient aus dem Zwischenreich der verloschenen Erinnerungen wieder entlassen worden und hat von den verschiedenen Stationen seiner Reise erzählen können. Nicht zu wissen, woher sie kommt, wann sie uns überfällt und wohin sie uns verschleppt, macht die Alzheimersche Krankheit so unberechenbar und unheimlich.

Die Betreiber der Anlage, eine holländische Versicherung, hatten nicht nur bessere Ideen als andere, was angesichts des allgemeinen Zustandes von Pflegeheimen nicht schwer ist. Sie hatten ein konkretes Ziel, und deshalb dachten sie über den besten Weg dorthin nach, bevor die Umbauarbeiten begannen. Die treibende Kraft, *the mastermind behind this*, wie das Schievink nennt, war Jan Huisman, ärztlicher Direktor eines

Altenheims, der bereits vor zwanzig Jahren die Versicherung überzeugte, es könne nicht so weitergehen mit den üblichen Methoden in den Anstalten für Demenzkranke. Einpferchen, wegsperren, verdämmern lassen. Man müsse umdenken und zwar rechtzeitig, denn was auf die Gesellschaft zukomme bei steigender Lebenserwartung, könne man ausrechnen. Wer das beste Modell entwickle, um mit der Geißel Demenz umzugehen, verhalte sich menschlich gegenüber den Alten und außerdem noch vernünftig. Bei Gott zwar schlechte Aussichten. Aber ausrechnen und vernünftig waren die entscheidenden Schlüsselbegriffe. Vernunft spart Geld. Das weiß der Holländer. Die Verantwortlichen stimmten zu.

Sie ließen sich rechtzeitig etwas einfallen, um in Ruhe agieren zu können und nicht hektisch reagieren zu müssen. In den Niederlanden ist, wie vorhergesagt, die Zahl der Alzheimer-Kranken zum Ende dieses Jahrhunderts auf rund 120 000 angestiegen, aber die Pragmatiker Europas haben die Dimension der Demenz vor allen ihren Nachbarn begriffen und sich darauf eingestellt. Emmen ist nicht einmalig, selbst wenn es einmalig wirkt. Anfangs galten die Macher als Verrückte, als Klabautermänner. Die haben Tradition in Holland. Inzwischen studieren Delegationen aus der ganzen Welt ihr Modell, das den gesunden Menschenverstand als Strategie gegen den sich steigernden Wahnsinn setzt. Prognosen für das Jahr 2020, plötzlich so nah und nicht fern, lassen aber keine andere Wahl. Voraussagen über den Einsatz möglicher Medikamente sind erstens vage und zweitens noch lange keine Garantie. Also muß sich jeder Staat diesseits vom Jenseits alternativ vorbereiten auf die gesellschaftspolitische Herausforderung, sonst brechen die fragilen Gesundheitssysteme auf Grund der anfallenden wahnsinnigen Kosten zusammen.

Weil Alter, Folge des real existierenden Jugendwahns, nicht mehr als normal gebrechlicher Zustand, sondern als zu bekämpfende Krankheit betrachtet wird. Weil zwei Drittel der Ausgaben jetzt bereits auf das letzte Lebensjahr, und davon zwanzig Prozent auf Krankheiten des Gehirns wie Alzheimer, Parkinson, Schlaganfälle entfallen. Weil in zwei Jahrzehnten mindestens ein Viertel der über Achtzigjährigen an Alzheimer erkrankt sein werden.

Die Dachorganisation Alzheimer's Disease International hat nationale Alzheimer-Gesellschaften um Hochrechnungen über den zu erwartenden Krankenstand gebeten, und nach denen sieht es im Jahr 2020 ungefähr so aus: 2,5 Millionen Erkrankte in Südamerika. 2,3 Millionen Hirnkranke im Nahen Osten. 8 Millionen Patienten in den USA und in Westeuropa. 3,6 Millionen Kranke in Südostasien. 6,4 Millionen lebende Leichen in China. 3,7 Millionen Demente in Indien. Nur 1,8 Millionen in Afrika wegen der auf diesem Kontinent geringeren Lebenserwartung. Ähnliches gilt für die meisten Länder in der ehemaligen Sowjetunion mit etwa 2,4 Millionen. Falls sie nicht vorher gestorben sind, werden sie am Schluß, und der Übergang in die andere Welt kann teuflisch lange dauern, bis zum Tode gepflegt werden müssen. Im Sommer 1999 sind die jährlichen Aufwendungen für einen dementen Pflegefall in deutschen Heimen mit rund 60 000 D-Mark in den Büchern verzeichnet.

Bei einem Jahresetat von 22 Millionen Gulden, einem Pflegesatz von umgerechnet 230 D-Mark pro Tag und Fall, stehen die Pragmatiker in der holländischen Provinz sogar kaufmännisch besser da als vergleichbare Einrichtungen, denn hier stimmt das Preis-Leistungs-Verhältnis. Pflege ist teuer, und wenn sie gut sein soll, sehr teuer. In Emmen ist sie sehr gut und nicht so teuer. Anderswo sehr teuer und nicht so gut. Das hat sich im ganzen Land herumgesprochen, wie die Warteliste für die Endstation Emmen beweist. Die Finanzierung des Modells basiert auf einer Art Mischkalkulation. Eventuell vorhandene Ersparnisse. Ein Großteil der Rente. Leistungen der Pflegeversicherung. Dennoch bleiben den Heimbewohnern, solange sie noch wissen, was sie wollen, mindestens 400 Gulden Taschengeld für private Bedürfnisse. Zum Friseur gehen. Blumen kaufen. Kakao schlabbern. Zeitung lesen. Einen kleinen Genever. Sonntags ins Konzert. Ein neues Hemd. Ein neues Kleid.

Neben dem echten Startkapital benutzten Psychiater, praktische Ärzte, Pfleger, Architekten, Beamte im Team das, was ihre zukünftigen Patienten nicht mehr haben würden, *common sense*, und studierten in Emmen ein revolutionäres Stück ein. Sie geben es seit zwanzig Jahren mit wachsendem Zuspruch vor stets ausverkauftem Haus. Das ganze Heim ist ihre Bühne. Auf ihr stehen täglich zwischen 180 und 190 Alzheimer-Kranke in verschiedenen Stadien ihrer Krankheit, und sie werden in ihrer Rolle als Mensch besetzt, nicht als verblödete Alte vorgeführt. Manche von ihnen, die aus dem ersten Stadium der Krankheit, können sich noch große Teile ihrer Texte merken, aber so unverstört sind die wenigsten Patienten hier. Wer kaum verändert ist, erspart sich eine Veränderung nach De Bleerinck und versteckt seine Depressionen noch zu Hause. Andere wissen vielleicht nicht mehr, wann ihr Einsatz beginnt oder ob sie gar schon dran waren, aber sie verstehen noch vieles von dem, was der Regisseur eigentlich meint. Eine derartige Verstörung ist typisch für Stadium zwei. Denen im dritten Stadium hilft auch kein Stichwort aus dem Souffleurkasten, in deren Welt dringt nichts mehr vor und aus deren Welt nichts mehr heraus. Aber auch sie dürfen selbst im letzten Akt mitspielen in stummen Rollen.

Ist es dann überhaupt noch sinnvoll mit ihnen zu kommunizieren, da die Antworten doch unverständlich bleiben? Wenn der Arzt fragt: Sind Sie krank? Und zu hören bekommt, wie ich erfahren habe: Ja, ich habe Schrank. Piet Schievinck kontert meine nur angelesene Vernunft mit der hier üblichen Gelassenheit. Keiner wisse, wieviel die Alzheimer-Kranken noch verstehen. Keiner ahne, was sie noch mitbekommen.

Die Begegnung mit Dementen läßt normalerweise Gesunde hilflos verstummen. Mir ging es so. Kalte Furcht raubte mir auf meiner Reise immer wieder die Stimme. Ich war sprachlos wie die anderen, denen die Sprache für immer abhanden gekommen war. Ich hatte Angst vor dem Unbegreifbaren, konnte damit einfach nicht umgehen. Bis ich lernte, daß sie nachlachten, wenn ich vorlachte, daß sie sich freuten, wenn ich mich freute. Daß ihr Plappern nicht unmöglich war, sondern die ihnen noch mögliche Art des Ausdrucks. Wie bei kleinen Kindern.

Das kommt mir nicht nur so vor. Dafür gibt es Belege: Der englische Literat John Bayley beschreibt in *Elegy for Iris* den Zustand seiner an Alzheimer erkrankten Frau als den einer »sehr netten Dreijährigen«, die von ihm gefüttert und gebadet und gewindelt werden muß, deren Lieblingssendung im Fernsehen die TV-Show *Teletubbies* für Kleinkinder ist. Einer der letzten klaren Sätze, die von ihr überliefert sind, weil sie drei Jahre vor ihrem Tod am Beginn ihres dann endgültigen Abgleitens gedruckt wurden: »Ich bin an einem schlechten Platz, einem sehr ruhigen Platz.« Iris Murdoch, die im Februar 1999 sterben durfte, ein paar Monate vor ihrem achtzigsten Geburtstag, war mit insgesamt siebenundzwanzig Büchern, veröffentlicht in fünfzig Jahren, nicht nur eine der erfolgreichsten Schriftstellerinnen Großbritanniens. Sondern eine der klügsten, berühmt durch Romane – *Der Schwarze Prinz*, *Unter dem Netz*, *Die Wasser der Sünde* – mit moralischem Anspruch, spannender Dramaturgie und sprachgewaltigem Erzählton, anerkannt als Dozentin, bewundert als Autorin verschiedener philosophischer Werke. Eine oft ausgezeichnete Intellektuelle, am Ende gezeichnet von der Zerstörung ihres Verstandes, dem Verlust ihres Bewußtseins. Da hatte sie längst vergessen, was sie einst geschrieben hatte, mehr noch: daß sie überhaupt je geschrieben hatte. Manchmal, erzählt Bayley, habe er das Gefühl gehabt, selbst vor Erschöpfung halb eingeschlafen neben seiner vor sich hindämmernden Frau, daß sie gemeinsam einen der englischen Flüsse hinuntertreiben, in denen sie früher so gern geschwommen sind: »Und der Abfall unserer beider Leben, Gutes und Schlechtes, sinkt langsam an uns vorbei in dunkles Wasser, bis es in der Tiefe verschwunden ist.«

Alzheimer macht sie alle gleich, Kluge und Dumme, Mächtige und Ohnmächtige, Reiche und Arme. Alzheimer kennt keine Rassen und keine Religionen und kein Geschlecht. Das hat die Krankheit mit ihren schrecklichen Genossen Krebs und Herzinfarkt und Aids gemein. Körpersprache kann die einzige Sprache sein, die den Dementen bleibt. Die ist leicht zu begreifen, denn eine Umarmung, eine Berührung, ein Handauflegen, drücken Zuneigung aus, und das spüren die Kranken. Je schwächer die erlernten verbalen und kognitiven Eigenschaften werden, desto wichtiger die angeborenen Gesten. Intuition statt Intellekt. Gefühle statt Gedanken. Zugegeben, so weit ging meine Offenheit nicht. Ich habe die Fremdheit, der ich begegnet bin, letztlich lieber mit dem Kopf begriffen.

Die üblichen Dauerläufer und das übliche Wimmern und die üblichen Laute von Schrecken und Unruhe, typisch für die Heime mit Alzheimer-Kranken, die herzerweichenden Versuche von alten Menschen, der sich ausbreitenden Totenstille in ihrem Innern zu entkommen, unvermittelte Schreie voller Verzweiflung, die von der Ohnmacht ahnen lassen, habe ich in Emmen nicht erlebt. Ich mache mir nichts vor, es wird sie geben wie auf anderen Endstationen auch, denn das vergebliche unentwegte Suchen nach Dingen, die man nicht mehr benennen kann oder deren Bedeutung man nicht mehr weiß, gehört nun mal zu den Symptomen der Krankheit. Greta Wehner erwähnte, daß Herbert Wehner, der ohne seine Pfeife kaum vorstellbar war, irgendwann begonnen hatte, den Tabak in den Mund zu stecken oder in ein Glas Wein zu schütten. Er war nicht mehr fähig, sich eine Pfeife zu stopfen und anzuzünden. Eine erlernte Tätigkeit, die sein Leben automatisch über Jahrzehnte begleitet hatte, war ausgelöscht. Einfach weg.

Das bewußte Leben geht mit dem Verlust des Ichs zwar zu Ende. Das Leben, in dem die alten Menschen sich ihres Seins bewußt waren, in dem sie begründen konnten, was sie tun und warum sie etwas tun und warum besser nicht. Die einzig verbliebene Intimität ihres Noch-Daseins, die des verlöschenden Bewußtseins, ist unantastbar in Emmen. Am Schluß, wenn alles erfahrene Wissen erloschen ist und Routinehandlungen im Unterbewußten nicht mehr steuerbar, wenn sie stumm geworden sind, bewahren gegen Inkontinenz zwar auch hier nur Windeln die allerletzte Würde. Doch die werden wenigstens hinter verschlossenen Türen und nicht öffentlich gewickelt.

Ihr merkwürdiges Stück hat keinen Titel und keine Aussage und keine allgemein gültige Botschaft. De Bleerinck ist keine moralische Anstalt, sondern eine für geistig Verwirrte. Bequeme Logenplätze werden nicht angeboten. Wer in dieses Theater will, muß Eintritt bezahlen, bereit sein für einen Auftritt und außerdem am Skript mitarbeiten. Die verschiedenen Oberspielleiter geben Alltag *en suite* unter besonderer Berücksichtigung der Wünsche des Publikums, möglichst viel vom ganz normalen Leben für die wahnsinnigen Szenen der täglichen Inszenierung zu benutzen. In Regieanweisungen für den Umgang mit gestörten Akteuren steht: Fruchtlose Diskussionen vermeiden. Keine Fragen stellen. Ablenken statt konfrontieren. Loben selbst kleinster Fortschritte. Kurze Sätze. Mit Gesten und Mienenspiel kommunizieren. Langsam und laut jede Änderung ankündigen. Immer für eine gut beleuchtete Bühne sorgen. Rutschsicheren Boden verlegen, ohne farbige Muster, ohne Stolperschwellen. Kleidung in der Garderobe einzeln und in der fürs Anziehen richtigen Reihenfolge ausbreiten.

Wenn der Patient sich nicht mehr der Umwelt anpassen kann, dann bleibt nur eine Lösung. Daß sich die Umwelt dem Patienten anpassen muß. Ist doch logisch, sagt Piet Schievink, und mir wird klar, warum es in vielen »normalen« Pflegeheimen nicht funktionieren kann, selbst wenn sich alle bemühen. Die meisten dieser Häuser sind gebaut für Alte mit körperlichen Gebrechen, nicht für die Schwachen im Geiste. In Emmen haben sie für eine oder auch zwei, höchstens drei Spielzeiten nur dieses eine verwirrte Ensemble. Deshalb wird für jede Aufführung improvisiert, *learning by doing*. Täglich müssen Texte umgeschrieben oder ersatzlos gestrichen werden, denn oft ist nachmittags weg, was morgens im Nebel der Erinnerungen Konturen zu bekommen schien. Manchmal reicht es, nach einem mißglückten Auftritt einfach in eine andere Kulisse zu wechseln, um zu erproben, *doing by learning*, ob es in diesem neuen Bühnenbild klappt. Umweltbewußtsein heißt hier Bewußtsein in einer anderen Umwelt: Aufzustehen aus dem Café, um die Ecke zu gehen ins Gewächshaus. Zu erleben, daß der Anblick genau dieses Szenenbildes bei den zuvor nicht ansprechbaren Alzheimer-Kranken etwas auslöst, ein Bruchstück ihrer Identität auftauchen läßt aus dem Meer des Vergessens, etwas Positives, etwas Schönes. Eine Insel der Erinnerung. Die nicht lange bleiben wird, die wieder versinkt.

Solche Inseln sind normal. Wehners Insel war einmal ein spontaner Satz, den er ohne erkennbaren Bezug zum Vorhergehenden äußerte, als ihm Mitte der achtziger Jahre während einer Feier in Bonn die Ehrendoktorwürde der Hebräischen Universität Jerusalem verliehen wurde. Er sagte unvermittelt: »Ich werde immer helfen.« Eine Aussage, die typisch war für seine Einstellung, während die Reste seiner Ansprache aus dem Zusammenhang gerissene Fragmente blieben. Bei einem Besuch seiner alten Heimat Dresden fielen ihm plötzlich in der Straße, in der er als Junge Fußball gespielt hatte, wieder frühe Erinnerungen daran ein, der Anblick eines Teiches, in dem er als Fünfjähriger schwimmen lernte, was damals über siebzig Jahre her war, ließ jenseits der Stille für immer verschwundener Worte sein ganzes Gesicht erstrahlen. Iris Murdoch wiederum horchte inmitten ihres sinnlosen Murmelns auf, wenn ihr Mann etwas von Byron vorlas, und nickte ihm anschließend verständnisinnig zu. Dann habe sich die starre Maske für ein Lächeln verändert, bevor ihr Gesicht wieder in die übliche Teilnahmslosigkeit verfiel. Alzheimer läßt die Miene erstarren, und britische Mediziner fanden dafür den Begriff des *lion face*, weil der König der Tiere ebenso teilnahmslos alles betrachtet, was um ihn herum passiert. Seit der *Alzheimer's Trust* in England zu einer nationalen Anstrengung in Sachen Alzheimer aufgerufen hat, seit bekannt ist, daß pro Tag rund fünfhundert neue Krankheitsfälle zu verzeichnen sind, ist jede Erkenntnis über AD – *Alzheimer's Disease* – , und sei es das Löwenantlitz, eine Meldung wert. AD könnte, fällt mir ein, aber das ist sicher Zufall, auch die Abkürzung sein für Anno Domini, im Jahre des

Herrn, oder für Auguste Deter. Ich lösche den absurden Gedanken aus meinem Gedächtnis.

Mit den Spenden, die der Trust aufbringen will, sollen für mindestens fünf Jahre die Gehälter von Wissenschaftlern bezahlt werden, um mit den Stiftungsgeldern jenseits kommerziell orientierter Pharmakonzerne forschen zu können. In Deutschland, sagt der Hamburger Alzheimer-Experte Dr. Jens Bruder, gehe es darum, das öffentliche Bewußtsein zu schärfen für die, denen es wegbricht. Klarzumachen, daß es nicht irgendwelche Alten sind, die nicht mehr klar sind im Kopf. Sondern unsere Eltern, unsere Großeltern, und morgen vielleicht wir selbst. Geld wird benötigt für sogenannte Memorykliniken, gerontopsychiatrische Zentren, vor allem jenseits der Großstädte auf dem flachen Land, Gedächtnissprechstunden, betreute Wohngemeinschaften, Beratung von Angehörigen und medizinischen Diensten der Kassen, Fortbildung der Hausärzte. Natürlich wissen die meisten praktischen Ärzte inzwischen, was Alzheimer bedeuten kann. Aber sie haben außer eigener Intuition kaum eine Ahnung, geschweige denn Ausbildung, wie sie mit den Betroffenen und deren Angehörigen umgehen sollen, sie haben kaum eine Vorstellung davon, was diese von anderen Demenzkrankheiten unterscheidet. Die Pflegeversicherung, schön und gut, und ohne die wären wir arm dran, aber die deckt zum Beispiel nicht den therapeutischen Mehraufwand bei Verhaltensgestörten. Grob geschätzt bedeutet das, im Vergleich zu 30 Milliarden D-Mark Gesamtausgaben für Altenpflege in Deutschland eher lächerlich, aber eben verdammt viel für leere Köpfe in Zeiten leerer Kassen: rund 500 Millionen D-Mark.

Der Deutsche an sich überläßt außer Steuern gern alles dem Staat. Meine Vision, daß jene, die mehr als alles haben – man gönnt sich ja sonst alles –, zum Beispiel für ein, zwei, drei Jahre die Finanzierung einer Pflegestation oder das Jahresgehalt einer Krankenschwester übernehmen könnten, mag irre sein. Aber es geht um Irre. Ist nicht die Vorstellung, sie bis zum späten Tod einfach vor sich hindämmern zu lassen, geplagt von einer immer höheren Lebenserwartung, mißgünstig betrachtet von der nächsten Generation, viel irrer?

In Emmen wird jede Gabe für den Theaterfundus selbstverständlich akzeptiert. Denn mit allen denkbaren Requisiten und Versatzstücken muß geprobt werden, um Alzheimer-Kranke aus ihrer Starre zu reißen, um noch eine Reaktion in ihnen zu wecken. Die Technik haben sie in De Bleerinck einstudiert. Bei manchen Kranken reicht ein altes Foto, auf dem ein Augenblick der Freude festgehalten ist. Dann lachen sie, als könnten sie sich erinnern, nur nicht mehr darüber reden, erkennen sogar manchmal sich selbst, obwohl ihnen der eigene Anblick im Spiegel längst unheimlich geworden ist. Weil sie in ihrer Welt noch so frisch sind wie auf dem Foto, ist ihr Spiegelbild das eines ihnen nicht vertrauten unbekannten Menschen. Wer soll das sein? Manche reagieren sogar aggressiv auf ihr fremdes Ebenbild, in vielen Demenz-Stationen sind deshalb alle Spiegel verhängt.

Bei manchen machen es ein paar Töne, die auf dem Klavier angeschlagen werden und die Melodie ihrer Kindheit wachrufen. Dann singen sie mit der rührenden Verlorenheit des Alters das Lied von der Jugend, die nie wiederkehrt. Bei manchen ist es zufällig ein Wort, das sie auf einmal verstehen, an dem sie sich festhalten, das sie in sich aufnehmen. Dann beginnen sie mit diesem ergriffenen Wort ihre Antwort, und für Außenstehende klingt es plötzlich nicht mehr zufällig, sondern nach einem ergreifenden Dialog aus dem Textbuch. Ein solches Wunder ist medizinisch einfach erklärbar. Das Arbeitsgedächtnis ist gestört, der Kranke merkt sich gerade noch den Rest eines soeben gehörten Satzes und ergreift diesen Schluß für den eigenen Anfang.

Natürlich sind das alles Endspiele jenseits von Gut und Böse, und wer sie verliert, scheidet aus für immer. Tägliche Proben parallel zu gleichzeitig laufenden Aufführungen erfordern mehr Aufwand und mehr Engagement als das für den Umgang mit Alten geltende Prinzip zu vieler Heime, das sich zusammenfassen läßt in: *SATT* sollen die Alten sein und *SAUBER* müssen sie sein und *WARM* dürfen sie es haben. Selbst diese drei letzten Menschenrechte des Alters werden oft nicht erfüllt. Eine Untersuchung der Münchner Alzheimer-Gesellschaft, aber München ist überall und in jedem Land, hat ergeben, daß wegen Personalknappheit viele Heimbewohner nur einmal in der Woche gewaschen werden, nicht genügend zu essen und vor allem genügend zu trinken bekommen, manche einfach im Bett festgebunden werden, weil niemand Zeit hat, ihnen beim Aufstehen behilflich zu sein.

Weil aber ungefähr neunzig Prozent aller Demenzkranken zu Hause versorgt und gehütet werden, hat selbst diese erschreckende Fallstudie nur begrenzte Aussagekraft über die wahren Horrorzustände. Familien von Alzheimer-Kranken sind ebenfalls Opfer der Krankheit. Auch ihr Leben verschwindet. Und zwar real, weil ihre Realität nur noch bestimmt wird von der irren Aufgabe, der sie sich glauben stellen zu müssen. Es ist wie Angebundensein an einen anderen Körper, zwar an einen geliebten, aber einen, der immer etwas will, sich dauernd beschwert, selten schläft und vor allem nicht mehr sich selbst pflegen kann. Angehörige haben, so der Titel eines berühmten Buches mit praktischen Überlebenstips aus den USA, einen *36-Stunden-Tag*. Es sind in fast allen Fällen die Töchter, die ihr eigenes Leben aufgeben für die Betreuung ihrer Eltern. Es sind selbst nicht mehr gesunde Partner in alten Ehen, die sich sträuben, die Frau, den Mann, in ein Heim zu geben und oft auf Grund ihrer körperlichen Anstrengungen erschöpft früher sterben als die eigentlichen Kranken. Die können es ja trotz Alzheimer noch auf viele Jahre bringen, es wird von Fällen berichtet, in denen erst nach zwanzig Jahren endlich das Herz stehenblieb.

Wenn es eines Tages im letzten Stadium der Krankheit nicht mehr anders geht und sie ihre Mutter oder ihren Vater oder ihre Frau oder ihren Mann in fremde Hände geben müssen, brauchen Angehörige psychologische Betreuung. Weil Schuldgefühle sie plagen. Sie haben sich diese Lösung zwar oft gewünscht, haben irgendwann ihren Vater angeschrien, aber das war doch nur der hilflose Versuch einer Befreiung vom täglichen Frust. Sie haben zwar irgendwann ihre Mutter verzweifelt geschüttelt, aber doch nur in dem Wunsch, diese grauenvolle Starre zu zerbrechen. Sie haben zwar irgendwann den Eltern gedroht, sie ins Heim zu geben, aber diese Drohung war in den Wind gesprochen, weil sie eh nicht verstanden wurde. Jetzt haben sie endlich aufgegeben. Ihre körperliche Belastung, nicht mehr für jeden Schritt verantwortlich zu sein, ist aber nur ersetzt durch die seelische Bedrückung. Das Gewicht blieb gleich. Hätte ich länger durchhalten sollen? Ist es das falsche Heim? Logik hilft nicht gegen Selbstvorwürfe. Logik sagt, daß im letzten Stadium der Krankheit nichts mehr verstanden wird. Der Mann nicht mehr erkannt wird. Die Frau nicht mehr. Die Tochter nicht mehr. Daß es im fremden Heim besser geht als im eigenen. Selbst John Bayley, der die Elegie auf die verlöschende Iris Murdoch wie eine letzte Liebeserklärung an seine Frau schrieb – eine, von der sie nie mehr erfahren würde –, hat sie am Ende, weil er am Ende war, in ein Heim geben müssen.

Sie haben in Emmen eine humane Lösung dafür gefunden: Verwandte von Patienten, die sich einer häuslichen Pflege rund um die Uhr unter stetiger Angst, etwas falsch zu machen, nicht mehr gewachsen fühlten und ihre Nächsten in De Bleerinck eingeliefert haben, dürfen sie dort tagsüber in extra eingerichteten Wohnzimmern besuchen. Bei ihnen sein, auch wenn die nicht bei sich sind und sie für Fremde halten. Absurdes Theater, Zwei-Personen-Stücke im Werkraum des großen Schauspielhauses. Sogenannte Tageskliniken für Alzheimer-Kranke gibt es inzwischen in vielen Ländern, auch in Deutschland. Sie machen dort mit den Kranken nur das, was die gerade noch begreifen können: Sie tanzen und sie singen und sie essen mit ihnen in angenehmer Umgebung, in großen hellen Räumen. Ich habe einen Videofilm aus einem Heim in Wetzlar angeschaut und weiß jetzt eine Antwort auf die in Fragebögen oft gestellte Frage nach Helden des Alltags. Morgens werden da die Alten, die noch zu Hause wohnen, abgeholt und in ihren Kindergarten gefahren, abends wieder in die häusliche Vertrautheit gebracht. Eine Tagesklinik hilft vor allem den Verwandten, ist nicht nur eine Abwechslung für die Patienten. Die Trennung für einen Tag läßt Angehörige aufatmen, weil sie kurzfristig mit sich allein sein können. Da geht es um so simple Freuden wie endlich einmal ausschlafen zu können nach den vielen Nächten, in denen sie im Unterbewußtsein auf jedes Geräusch horchten. Dieses verdammte Geräusch tapsender Schritte.

Aggressionen werden abgebaut. Die von der einen Seite, weil sie nicht mehr durchdringen können bis zum Verstand. Die von der anderen Seite, weil ihr Verstand nichts mehr aufnehmen kann und diese Ohnmacht oft in Wut umschlägt. Solche Aggressionen sind nicht persönlich gemeint, aber das können sie ja nicht mehr sagen. Sie wissen einfach nicht mehr wohin. Greta Wehner berichtete im *Spiegel* von einem konkret erlebten Fall: »Nach dem problemlosen Ausziehen, Waschen und Sauber-wieder-Anziehen stand Herbert mit drohend erhobener Faust vor mir. In der zuschlagenden Bewegung öffnete sich die Hand, ein zärtliches Streicheln erreichte mein Gesicht und nicht ein heftiger Schlag.« Ein Erlebnis, das für sie zu »den erschütterndsten« der langen Krankheitszeit gehörte. Wehnersche Wahnvorstellungen, die ebenfalls zu den normalen Symptomen im fortgeschrittenen Stadium der Demenz zählen: Einmal wollte er während seines letzten Urlaubs 1987 in seinem schwedischen Sommerhaus unbedingt nachts eine Ansprache halten, weil draußen in der Dunkelheit so viele Menschen auf ihn warteten. Es dauerte Stunden, bis ihn seine Frau wieder beruhigen konnte.

Wichtigstes Medikament gegen Alzheimer ist deshalb nach wie vor menschliche Nähe. Bei der kranken Frau der Mann. Beim kranken Mann die Frau. Bei den Eltern manchmal der Sohn, aber meist die Tochter. Eine beteuert, es mache ihr nichts aus, ihre Mutter abzuwaschen, die habe schließlich ihr genauso den Hintern geputzt, als sie ein Kind war. Oder ihr das Essen in kleine Stücke geschnitten und den Tee mit einem Strohhalm eingeflößt, um nichts zu verschütten. Nun ist halt die Mutter ein Kind. Ein Sohn, der seine kranke Mutter im Heim besuchte, schreibt in der *Süddeutschen Zeitung* darüber: »Diese alte gebückte Frau hat alles vergessen, sie weiß nicht, wer ich bin. Sie hat keinen Sohn mehr. Zwischen uns gibt es keine Geschichte. Es gibt überhaupt keine Geschichte. Was empfindet sie? In welcher Zeit lebt sie? Es gibt für sie keine Zeit. Es gibt nur diese Stunde, in der ich sie sehe. Sie ist nicht meine Mutter. Sie ist eine demente, zerstörte Frau, die bald sterben wird. Eine Frau, die ich liebgewinne.«

Wie gehen Sie mit solchen Konflikten um? frage ich Piet Schievink, denn bei aller Liebe, bei aller Bewunderung des Modells, die Symptome der Krankheit an sich werden hier in Emmen nicht anders sein als im übrigen Niemandsland. Er gibt keine schnelle Antwort und umschreibt statt dessen die Philosophie im Theater De Bleerinck: Wie lange können wir das Ensemble sozusagen alleine auf der Bühne und die Inszenierung einfach laufen lassen, wann müssen wir uns unauffällig unter den Chor mischen, wann zum sofortigen Eingreifen bereit im dunklen Parkett oder im Souffleurkasten sitzen, und wann müssen wir die Hauptrolle übernehmen? Das Ende aber steht doch immer fest, wende ich ein. Der Tod. Schon richtig, sagt Mijnheer Schievink, das Ende steht fest. Aber es sterben ja immer wieder andere. Jeder Tod ist einmalig. Und wir ändern das Stück laufend, je nach Tagesform der Mitspieler. Die werden als »unsere Alten« bezeichnet und respektvoll behandelt, statt kaltlächelnd als Senioren ausgenommen. Sie ernst zu nehmen bedeutet auch, sie nicht auszulachen, obwohl sie im gemeinen Jargon nicht mehr alle Tassen im Schrank haben, sondern mit ihnen Scherze zu treiben, solange das noch geht. Wie auf der richtigen Bühne. *Du spinnst wohl, hast wohl 'ne Meise, dir fehlt es da oben* sind alles gute Anfänge, um Frohsinn statt Schwachsinn zu erzeugen.

In De Bleerinck ist nichts wie auf anderen Bühnen des Alters. In den normalen Endlagern sitzen, gegebenenfalls festgezurrt in Rollstühlen, Demenzkranke wie auf einer Schnur aufgereiht und warten. Worauf sie warten, wissen wir nicht und wissen sie selbst nicht. Vielleicht hoffen sie auf Besuch, aber ihnen zu erklären, daß keiner mehr kommen wird, ist sinnlos. Das können sie nicht mehr begreifen. Neunzigjährige freuen sich kindisch auf ihre Eltern, und es ist nicht hilfreich, ihnen mit der normativen Kraft des Faktischen zu widersprechen. Vernünftige Argumentation verwirrt sie und macht sie aggressiv. Herablassende Sätze wie: Erinnern Sie sich denn nicht? sind deshalb blödsinnig. Regisseure in solchen Verwahranstalten tragen weiße Kittel und ihre Autorität wie eine Monstranz vor sich her. Kritik an ihren Auftritten ist nicht erwünscht. Was soll gesunder Menschenverstand bei geistig Kranken noch bewirken?

Ach, grinst Piet Schievink, zählen wir doch einfach mal auf.

Feste Tagesabläufe, feste Wochenabläufe, feste Abläufe im gesamten Rhythmus eines Jahres. Pflöcke einschlagen in wegbrechendes Gelände. Orientierungen für alle, die keine mehr haben. Natürlich gibt es in Emmen Mediziner und Krankenpfleger und Windeln und Krücken und Nachtwachen und was sonst für das Funktionieren einer Anstalt nötig ist. Natürlich finden Pfleger hier morgens kotverschmierte Wände, vollgepinkelte Ecken, weil die für Toiletten gehalten wurden. Ich erinnere mich an die nicht komisch gemeinte Aussage eines Neurologen aus Oakmont, der intensiv darüber nachdachte, wie man die vielen Ecken in Woodside Place abrunden könnte, um den verwirrten Männern kein Ziel mehr zu bieten. Natürlich spielt sich auch hier auf dem Boulevard der Verdämmerung eine Tragödie ab, weil es bei Alzheimer kein Happy-End geben kann, egal wie gut momentan die Inszenierung läuft.

Sie gaukeln in Emmen nicht das Bild einer Glückseligkeit vor, sondern behandeln nur die Realität anders. Die Ärzte tragen keine weißen Kittel, die Schwestern keine uniformierten Trachten. Es fällt mir überhaupt schwer, etwas zu entdecken in diesem unter einem Dach gebauten Dorf, das den Eindruck von Heim und Klinik vermittelt. Was zur Idee gehört, soviel wie nur irgend möglich aus dem normalen Leben in den beginnenden Wahnsinn zu retten. Der gesunde Menschenverstand ist wesentlicher als irgendeine Theorie. Am einfachen Beispiel erklärt mir Piet Schievink das Prinzip und die daraus folgenden Konsequenzen: Wer im fünften Stock wohnt und schwer zu Fuß ist, also im Alter nur selten nach draußen und nach unten kommt, kann zwar immer den Himmel sehen, aber keine Jahreszeiten mehr erkennen. Verstanden? Verstanden.

De Bleerinck findet deshalb nur im Erdgeschoß statt, es gibt kein anderes Stockwerk im langgestreckten Flachbau, denn die Jahreszeiten gehören zur Therapie. Man soll sie sehen und nicht nur ahnen. Hier betrachten sie durch riesige, bis zum Boden reichende Glasfenster ein paar Schafe mit ihren Lämmern auf der Wiese: Frühling. Wenn deren Fell geschoren ist, dämmert vielleicht eine Erinnerung aus der Vergangenheit: Sommer. Beim Anblick dichter Wolle könnte eine Ahnung wachgerufen werden: Herbst. Die Blumen und Bäume im Garten, in dem es keine immergrünen Sträucher gibt, werden in der kalten Jahreszeit nicht entsorgt, bleiben verdorrt und kahl als mögliche Erinnerungsfetzen stehen: Winter.

Ein Psychiater hat den Gärtnern die therapeutischen Gründe des Nichtstuns erklärt und sie in die Entscheidung eingebunden. Nun wissen die Gartenpfleger, und das macht sie stolz ihrer Verantwortung bewußt, daß ihre Arbeit ein Teil der Pflege für die Kranken sein kann. Sie sehen ihren Job mit anderen Augen. Selbstverständlich sind die Wege draußen breit und lassen denen genügend Platz, die nicht mehr wissen, wohin sie sich wenden sollen. Die in Panik geraten, falls sie sich für eine bestimmte Richtung entscheiden müßten. Bei Alzheimer-Kranken, die unentwegt vorwärts laufen, weil irgendwas Böses sie unaufhaltsam zurückzieht, eine wichtige Alltagshilfe. Auf ihrer Endlosschleife in die Unendlichkeit gibt es keine Hürden, die sie nicht bewältigen könnten. Solche Krücken halten die geistig Kranken möglichst lange körperlich gesund. Weil das überdachte Dorf-Heim geplant ebenerdig angelegt ist, sind Verletzungen und Brüche selten. Wer keine Treppen mehr bewältigen muß, kann nicht über Stufen stürzen. Obwohl sie oft selbst dann keine Schmerzen empfinden würden.

Wahnsinn? Nein, erklärbar. Schmerzen durch frische Wunden oder Entzündungen oder eben Knochenbrüche werden, das weiß ich, vom Botenstoff Prostaglandin an die Rezeptoren der Nervenzellen im Gehirn weitergegeben. Die zuständigen Neuronen lösen dann entsprechende Impulse im Körper aus: Schmerz sowieso, aber auch Befehle zur Attacke durch die Heere im Immunsystem. Bei Alzheimer-Kranken werden diese Impulse nicht empfangen, weil die Rezeptoren da oben im letzten Stadium der Krankheit tot sind. Ein Oberschenkelhalsbruch zum Beispiel ist in einem deutschen Heim erst dann aufgefallen, als eine alte Frau seltsam verrenkt durch die Gänge schlurfte. Eine Tumorerkrankung erst kurz vor dem Tod erkannt worden, weil der alte Mann nie zuvor über Schmerzen geklagt hat. Könnte eine Erklärung dafür sein, daß Demenzkranke lange vor sich hindämmern und dann abrupt innerhalb weniger Tage sterben. Bis dahin waren sie befreit von allen Schmerzen, befreit von Zeit, befreit von Todesangst. Alzheimer-Kranke sind, eben doch Wahnsinn, zufriedener als geistig Gesunde im gleichen Alter.

Deshalb sehen viele Psychiater in dieser letzten Phase der Krankheit eine Art von göttlicher Vorsehung: Wenn alte Menschen hinfällig werden, oft keine Verwandten mehr haben und einsam sind, werden sie von ihrem Schöpfer schmerzfrei zurückversetzt in eine andere Zeit. In die beste Zeit ihres Lebens, als sie noch jung waren. Das muß man glauben, zu beweisen gibt es da nichts. Eine Gegenrede, daß Schicksal nicht in Gottes Hand liegt, schon gar nicht in den Sternen steht, sondern in Genen festgeschrieben ist, hilft da nicht. »Ich glaube,« rettet sich Larry Rose in der Beschreibung seines eigenen Verfalls, »daß mit diesem gegenwärtigen Leben nicht alles aufhört, sondern daß es darüber hinaus ein Leben gibt, ein Leben, in dem es keinen Tod, keinen Krebs und, ich bin sicher, auch keine Alzheimer-Krankheit mehr gibt. Ich bin sicher, daß dann, wenn mein irdisches Leben aufhört, sich auch diese dunkle Wolke über meinem Geist für immer auflösen wird.«

Alltägliche Szenenbilder der Alzheimer-Inszenierung sind für die Patienten in Emmen Kopfstützen gegen die dunklen

Wolken. Die Hühner, die winters im Garten herumpicken dürfen, die den Eindruck von Dorf und harmonisch eingebundener Landschaft verstärken. Das beruhigt. Ein Treibhaus, in dem sich viele Frauen täglich treffen, Blumengedecke binden, sich Geschichten erzählen mit und oft ohne Sinn. Dort stehen in Töpfen altbekannte Pflanzen, die sie erkennen können, weil es die bereits in ihrer Jugend gab, und diese Erinnerung entschwindet erst ganz am Schluß. Wieder und wieder gar nicht zufällig ein Stück Orientierung. Bei den Kirchenliedern, die sie singen, benutzen sie aus der Mode gekommene Texte, nicht die modernen. In der Dorfstraße des Pflegeheims, die einen richtigen Namen hat, so wie Dorfstraßen halt einen Namen haben, gibt es neben dem Gymnastikraum und dem Konzertsaal und der Bibliothek auch eine Arztpraxis mit festen Sprechzeiten. Solange es eben nur machbar ist, wird normales Leben gespielt, und das heißt hier konkret, daß die Kranken zum Arzt gehen und im Vorzimmer warten, und nicht der Arzt zu ihnen kommt wie auf einer der üblichen Pflegestationen. Selbst dort muß er seinen Auftritt anmelden, alles andere ist, außer in einem Notfall, unerwünschtes Eindringen in die Privatsphäre.

Vor dem Eingang zum Kinosaal hängen zwei Plakate, auf denen die nächsten Nachmittagsvorstellungen angekündigt werden. Es sind nicht unbedingt die neuesten Filme. Die Wände des großen überdachten breiten Rundwegs in Form einer Acht – was Unendlichkeit ohne ein verwirrendes Ende bedeutet –, der auch deshalb immer ergangen werden kann, weil keine Kreuzungen auftauchen, sind in erdfarbenem Klinker gehalten, dazwischen Straßenlaternen, Parkbänke, kleine Bäume, eine Telefonzelle. Parkbänke für Spaziergänger und keine einzelnen Stühle, denn auf Parkbänken trifft man Menschen und kann sich mit denen vielleicht unterhalten. Worüber? Das ist doch egal. Neurologen nennen das »Putzgespräche« ohne Informationsgehalt. Zwei Monologe ergeben auch einen Dialog. Vergleichbar dem gegenseitigen freundlichen Lausen bei Affen. An den Wänden sehe ich keine Haltegriffe für Gebrechliche und komme sogar selbst auf die

Lösung: die würden sie draußen im richtigen Draußen auch nicht vorfinden. Dahin fahren sie manchmal, in die Innenstadt von Emmen. Zwei, drei Busstationen, keine lange Tour, denn die Anlage De Bleerinck liegt nicht von ungefähr neben den Reihenhäusern in einem Wohnbezirk statt auf dem flachen Torfland vor der Stadt. Ausflüge in Begleitung, damit sich keiner in der Welt verläuft.

Die haben sie drinnen unter dem großen Dach. Wer es körperlich noch schafft, geht selbst zum täglichen Einkaufen in den Supermarkt und holt sich eine Schachtel mit Keksen oder jeden Freitag frischen Hering und geräucherte Makrele vom Fischmann, dessen Karre auf dem Dorfplatz steht. Schlürft danach einen Espresso im Café und schaut den anderen zu. Vertraute Umgebung im vertrauten Dorf. Nichts Fremdes verstört. Wer rauchen will, der raucht, denn was bringt es, in diesem Zustand der Krankheit etwas ausgerechnet aus gesundheitlichen Gründen verbieten zu wollen. Wer in der hauseigenen Werkstatt zum fünften Mal dasselbe Fahrrad repariert, der repariert es halt und niemand hindert ihn daran. Es fährt ja keiner damit. Wer in der Dorfkneipe einen Schnaps trinken will, der trinkt einen am Tresen, und wer vorher ein Bier braucht, wenn Dart gespielt wird, der bekommt sein Bier. Viele Abdrücke von Pfeilen, Löcher in der Wand, sehe ich links und rechts neben der Zielscheibe. Aber das fällt sicher nur mir auf. Denke ich. Ich weiß, was Sie denken, sagt Piet Schievink da neben mir. Na und?

Wer ein Eis schlecken will, kauft sich eines am Eiswagen, aber im Sinne der Logik von De Bleerinck verschwindet der Eiswagen vor dem Geschäft, wenn er nicht mehr in das Szenenbild der Jahreszeit paßt, weil draußen der Sommer vorbei ist. Im kleinen Restaurant muß ein Tisch reserviert werden, falls man mit Gästen, die zufällig kommen dürfen wie Besucher draußen auch, »auswärts« essen möchte. Umsonst ist auch hier nur der Tod, denn die Rechnung ist sofort fällig. Wer diese täglichen Wege nicht mehr alleine schafft, weil das schwarze Loch im Kopf zu groß geworden ist oder der Körper diese Last nicht mehr alleine tragen will, weil die

Krankheit wieder ein Stück des Ichs weggenommen hat, muß sich führen oder im Rollstuhl schieben lassen. Wie im richtigen Leben.

Allerdings bekommen die Patienten immer Hilfe, denn in De Bleerinck gibt es zwar 190 Demente mit der Diagnose Alzheimer, aber 140 Krankenschwestern und Pfleger. Das schafft ein freundliches Klima. Hier werden Kranke abends nicht festgebunden und unter den dämpfenden Einfluß von Medikamenten gesetzt, weil eine überforderte Krankenschwester, verantwortlich für zu viele Alte, sich nicht mehr anders zu helfen weiß. Falls es in Emmen mal nicht mehr zu umgehen ist, falls einzelne Dörfler aggressiv werden gegen andere und deshalb gebremst werden müssen, beschließt die Heimleitung mit den Betreuern, was zu tun ist. Immer werden als wichtigste Bezugsperson der Kranken ihre Krankenschwestern und Pfleger gehört, die sie täglich betreuen und am besten kennen. Nach zwei, drei Tagen steht die Diagnose, zum Beispiel das Verabreichen bestimmter dämpfender Mittel, erneut zur Disposition, und alle sind froh, wenn man möglichst bald die Dosis an Tabletten wieder reduzieren oder ganz absetzen kann. Wichtigstes Medikament in De Bleerinck bleibt Nächstenliebe. Die ist unbezahlbar, aber viel billiger als Chemie. Außerdem, wie ich in den Labors jenseits dieser Welt erfahren habe, auf lange Zeit wohl doch die einzige Waffe gegen den Feind Alzheimer.

Die Psychiater nennen so etwas Milieutherapie, das alte Kind muß einen Namen haben. Gemeint ist alles, was ohne Medikamente, die es nicht wirklich und auch wirklich nicht gibt, die Lage der Kranken verbessern hilft. Verbessern heißt, ich muß es einfach so oft wiederholen, Stillstand im Rahmen der Verstörungen, der Verwirrungen, der unaufhaltsam sich vergrößernden Gedächtnislücken. In Deutschland sind etwa zwanzig Prozent der in Heimen lebenden Alzheimer-Kranken frei von den üblichen Zwängen, denn in einhundertfünfzig Anstalten wird milieutherapeutischer Umgang dieser Denkrichtung gepflegt. Mir kommt die Non-Restraint-Methode in den Sinn, die Alois Alzheimer vor über hundert Jahren in den

Städtischen Irrenanstalten in Frankfurt erfahren hat. Damals ein Fortschritt verglichen mit herrschenden Zuständen in den Schlangengruben, ein Quantensprung. Heute sieht die moderne Spielform der Non-Restraint-Methode beispielsweise so aus: Jeder noch so geringe Ansatz von Eigeninitiative bei den Kranken soll sofort festgehalten werden. Aktives Handeln inmitten krankheitstypischer Teilnahmslosigkeit ist viel zu selten, als daß man es sich leisten könnte, solche Signale zu übersehen. Schwestern und Zivildienstleistende gehen deshalb nicht wie üblich hin und wieder zu den einzelnen Patienten in deren Zimmer und täuschen Aktivitäten vor, sie verbringen ihren Tag gemeinsam mit denen in großen und vor allem hellen Räumen. Die körperliche Nähe von anderen tröstet die im Niemandsland, von dem sie niemand erzählen können. Die aus dem Jemandsland erkennen sofort eine Änderung im Verhalten und, sei diese Änderung noch so klein, handeln danach. Die Folgen sind in vergleichenden Statistiken meßbar: weniger Wutausbrüche, weniger körperliche Krankheiten und weniger Notwendigkeit für die Verabreichung von Psychopharmaka.

Biochemische Stopper, ich weiß es, nützen allenfalls etwas in den Anfangsphasen von Alzheimer, aber selbst da liegt ihre nachprüfbare Wirkung nur geringfügig über den Placeboeffekten. In anderen Stadien der Altersverblödung gibt es nur Beruhigungsmittel gegen Unruhe, Angst, Depression, Aggression. Mit den bekannten Nebenwirkungen, die meist jede Hauptwirkung ersticken oder gar Symptome wie Verwirrung und Sprachstörungen vortäuschen, die in Wirklichkeit das Ergebnis der Behandlung sind. Was im übrigen nicht nur für Alzheimer-Kranke gilt. Auch bei anderen Formen der Demenz werden diese zweifelhaften Psychopharmaka verabreicht. Doppelter Wahnsinn. Denn nicht jede Verwirrtheit im Alter ist eine Form von Krankheit und muß behandelt werden. Dreiviertel der über Achtzigjährigen sind ihren Verhältnissen entsprechend gesund. Es muß wohl noch gelernt werden, mit der Verlängerung des Lebens durch den medizinischen Fortschritt leben zu lernen.

Den Umgang möglichst ohne Medikamente praktizieren sie in Emmen seit bald zwanzig Jahren, und einen Namen für ihre Methoden haben sie nicht gebraucht. Die Erfahrung lehrte, daß es so besser ist als in anderen Heimen, und diese Erkenntnis beginnt sich durchzusetzen, wie die vielen Besuche von Fachleuten beweisen. In sechs verschiedenen kleinen Häusern innerhalb des riesigen Dorf-Hauses – großes Wohnzimmer, große Küche, Bad, mehrere Schlafzimmer – leben jeweils etwa dreißig Kranke mit ihren Pflegern zusammen. Die gehen abends heim zu ihren eigenen Familien. Der Nachtdienst bleibt. Nicht einer für alle. In jeder Wohneinheit zwei, wenn nötig drei. Die Achtung vor der Bürde des Alters geht so weit, daß nicht wie üblich in einem Gemeinschaftssaal gegessen werden muß, was halt so auf den Tisch kommt, und nicht zu jenen festen Zeiten, die vom Küchenpersonal bestimmt werden.

Falls dort ein armer Herr Meyer vor drei Jahren mal so unvorsichtig war, Schmelzkäse an sich lobend zu erwähnen, muß er davon ausgehen, diesen bis an sein Lebensende zu bekommen. Weil diese Vorliebe in seinem Krankenblatt für immer festgeschrieben ist. Die Gruppe hier beschließt gemeinsam, was sie gerne kochen möchte, jeden Tag neu. Und sie bereiten das Essen gemeinsam zu. Weil mehr alte Frauen als alte Männer um den Tisch sitzen, weil mehr alte Frauen als alte Männer erkranken, weil Frauen einfach länger leben müssen als Männer, prägt sich das Bild ein von der Kartoffeln schälenden Greisin, Topf um Topf, in aller Ruhe, ohne sich je zu schneiden. Keiner stört sie dabei, wenn sie viel zu viel vorbereitet. Das wird keiner aufessen können. Sie findet Sinn in einer sinnlos anmutenden Tätigkeit, und weil sie diesen Sinn für sich gefunden hat, warum auch immer, wirkt sie ruhig und gelassen. Wer weiß schon, wo sie morgen sein wird.

Daß es nach Essen riecht in ihrem kleinen Bereich, ist wiederum Teil dieser bis ins Detail durchdachten Strategie, denn der Geruch von Essen ist jedem Menschen vertraut. Auch dem, der Essen als Wort schon längst vergessen hat und zum Nachtisch Blumen ißt und das Wasser aus der Vase trinkt.

Das hat übrigens weit von Emmen entfernt in Oakmont auch David Hoglund beim Bau von Woodside Place erkannt: Essensgeruch bedeutet ein Gefühl von zu Hause. Die Küche ist deshalb dort wie hier das Herz jeder Wohneinheit. Die Vorteile individuell angerichteter Küchen sind außerdem eine Krücke im Umgang mit dem Alltag. Falls eine Alzheimer-Kranke zum fünftenmal frühstücken will, weil sie die anderen vier Mahlzeiten vergessen hat, bekommt sie halt ihr fünftes kleines Frühstück, und ist zufrieden. Den Trick, daß immer nur winzige Portionen auf dem Teller liegen, durchschaut sie ja nicht mehr. Das Geschirr ist nicht mit zum Beispiel Blümchen verziert, weil die Pfleger die verzweifelten Versuche ihrer Anvertrauten bemerkt haben, diese Blumen zu pfücken.

Beim Einzug in De Bleerinck dürfen alle aus ihrem bisherigen Leben etwas mitbringen, was aus ihrer guten Zeit stammt, der klaren, und diese individuelle Mischung gibt den gemeinsam genutzten Wohnzimmern eine Anmutung von Antiquitätenladen, in denen ich, falls ich sie verstehen könnte, gerne Geschichten von früher lauschen würde. Der Anblick einer vertrauten Uhr, eines alten Sessels, einer liebgewonnenen Zeichnung löst mitunter eine Erinnerung an bessere Tage aus. In den so überraschend geöffneten Hirnkammern kann man wieder eine Weile überleben. Bevor neue Mitspieler ins Ensemble aufgenommen werden, haben Angestellte von De Bleerinck in den Familien der Patienten und bei ihren Ärzten recherchiert, anschließend in einem Dossier Eckpunkte aus deren Leben zusammengestellt. Das gehört überall zur normalen Prozedur. Auf diese Biographie greifen sie zurück, wenn die, denen sie eigentlich gehört, schon kaum mehr von ihr ahnen und diese Identität verloren haben. Sie basteln sie ihnen für ihre Auftritte wieder zusammen. So wissen sie nicht nur, was die Kranken gerne essen und ob sie Briefmarken gesammelt oder lieber Billard gespielt oder im Kirchenchor gesungen haben. Manche Bewohner von De Bleerinck sind aktiv in zehn verschiedenen Vereinen innerhalb ihrer Dorfgemeinschaft. Das hält sie noch eine Weile in Form, weil sie in solchen Gruppen eine gewisse Form vorzeigen müssen, um mitmachen zu dürfen.

Die Betreuer wissen vor allem, welche Musik ihre Patienten lieben. Musik kann Therapie sein, das betonen selbstredend alle Psychiater, auch jenseits von Emmen. Irgendwann die einzige, auf die sie noch ansprechen. Musik löst etwas aus, sagt Schievink, wir können es nicht erklären, aber es ist spürbar. Wir spielen sogar Sterbenden über ein Tonbandgerät neben dem Bett ihre Lieblingsmusik vor, die wir aus den Unterlagen kennen, und das hilft offenbar beim Übergang ins Jenseits.

Wie weit sind wir denn? frage ich ihn spontan. Ich meine, und stottere ein wenig blöde: Gibt es schon Patienten, deren letzte Erinnerung nicht irgendein Marsch oder eine Fuge, sondern *Hound Dog* ist? Stirbt es sich auf Ihrer Bühne schon mit Elvis? Unser jüngster Fall ist 55 Jahre alt, antwortet er, rechnen Sie selbst.

Selbstverständlich sind in De Bleerinck Haustiere nicht nur erlaubt, sondern erwünscht. Keiner käme auf die Idee, den Alten beim Einzug ins Heim, das sie lebend nicht mehr verlassen werden, ihr liebstes Wesen wegzunehmen. Ein Tier, dessen Wärme und Zuneigung sie spüren und an das sie sich sprachlos erinnern können, selbst wenn sie nicht mehr wissen, wie es heißt. Ich sehe viele Näpfe für Hunde und Katzen in den Fluren. Aus meiner Gehirndatenbank wächst das Bild meiner Großmutter, die zufrieden murmelnd den kleinen Dackel in ihrem Schoß streichelte, die mich für ihren längst verstorbenen Sohn hielt und meine Mutter für ihre.

Die Türen der einzelnen Wohnhäuser unter dem großen Dach sind in verschiedenen Pastellfarben gestrichen und mit Symbolen wie Rhomben oder Dreiecken verziert. Alle sollen möglichst lange sehen können, wohin sie gehören. Die Häuser haben, wie es sich in einem Dorf gehört, eine Hausnummer, und es gibt Gardinen vor den Fenstern und Fußabstreifer an der Tür. Wer die Bewohner besuchen will, muß klingeln. Die Illusion, innerhalb des Dorfes noch eine Privatsphäre zu haben und nicht der Röchler von Station drei zu sein oder die wimmernde Alte aus der umgebauten Besenkammer, ist von den Autoren der Aufführung vorgeschrieben. Wohngemeinschaften werden nach früheren Interessen der einzelnen Patienten zusammengestellt, denn nicht nur die jeweiligen Tiere sollten sich vertragen.

Natürlich wünscht sich Piet Schievink sogar in diesem gepflegten Heim andere Zustände – also nicht ein Schlafzimmer für jeweils vier Kranke, sondern eines für jeden. Würden Sie denn gern im Alter mit anderen zusammen in einem Zimmer schlafen? fragt er mich. Erst recht nicht im Alter, schüttele ich mich, um Gottes willen. Einerseits, aber das denke ich nur, ist es dann wohl egal, weil man nichts mehr mitbekommt. Andererseits, aber das will ich mir nicht vorstellen, weiß selbst das niemand so genau.

Alzheimer-Kranke haben zwar immer Angst, aber vor allem, wenn sie im Labyrinth ihres erlöschenden Verstandes auf Fremdes stoßen. Schatten von Baumkronen, die sich im Wind wiegen, halten sie für Todesengel, vor denen sie sich fürchten und von denen sie offensichtlich glauben, daß die sie abholen wollen ins Jenseits. Das ist jetzt meine Interpretation, denn erklären können sie es so nicht mehr. Folge: Verzweifelte Schreie, scheinbar ohne Grund. Angstverzerrte Gesichter. Dunkelheit erzeugt, wie bei Kindern, instinktiv Furcht. Iris Murdoch zum Beispiel, deren Mutter ebenfalls an Alzheimer erkrankt war, wie man inzwischen weiß, konnte keine geschlossenen Türen ertragen, dann wimmerte sie wie ein Baby und suchte ihren Mann. An dessen Namen sie sich nicht mehr hätte erinnern können.

In Oakmont haben Psychiater lange gerätselt, bis sie auf eine mögliche Lösung kamen, und dann haben sie die Bäume gekappt. Seitdem ist auf den Rundwegen und vor den gläsernen Wänden des Foyers ein Stück weniger Angst spür- und hörbar. Im Hamburger Reventlow-Stift, wohin ich von Emmen aus gefahren bin, werden die Räume durch indirektes Licht mit fünfhundert Lux in Augenhöhe ausgeleuchtet, jeder Schatten ist ausgeschlossen. In Emmen ist alles Weiße verpönt, sogar an den Wänden soll es farbig zugehen. Weiß ist die

Farbe der Medizin. Die Farbe der Spritzen. Die Farbe der Schmerzen. Die Farbe, so seltsam sich das anhört, des Todes.

Kleinigkeiten, die beweisen, wie intensiv vorgedacht worden ist: Der Verwaltungstrakt ist zwar unter demselben Dach, aber vom Rest des Dorfes geteilt. Die Türen öffnen sich nur, wenn man auf zwei Knöpfe gleichzeitig drückt. Die sehen aus wie Lichtschalter. Eine solche simple Lösung für ein Problem würde kein Alzheimer-Kranker mehr finden. Also verirrt sich in diese Räume keiner ohne Aufsicht. Die Temperaturen draußen im Dorf, wobei draußen natürlich drinnen bedeutet, also alles, was sich auf den Dorfstraßen abspielt, sind etwa zwei, drei Grad geringer als die in den Wohneinheiten. Wer nach Hause kommt, soll den Unterschied spüren und sich zu Hause fühlen. Geborgen.

Die Pflegerinnen und Pfleger in einer Gruppe leben zwar außerhalb von De Bleerinck, bleiben aber immer die Bezugspersonen ihrer Patienten, auch dann, wenn die wegtreten in ein anderes Stadium der Krankheit, vom Versorgungsfall zum endgültigen Fall werden, der im wahrsten Sinn des Wortes nichts mehr bei sich behalten kann. Das passiert bei den einen schleichend und bei anderen plötzlich über Nacht, als ob sie beim Rausgehen nicht nur das Licht ausgemacht und die Birne rausgeschraubt, sondern auch die Stromleitung durchtrennt hätten. Der Arzt bleibt derselbe, die Therapeutin, der Pastor. Mag unwesentlich scheinen, ist aber wesentlich. Denn sie kennen ihre Schützlinge seit deren Einlieferung ins Heim, und ihnen fällt an denen auf Grund ihrer langen Beobachtung selbst dann noch etwas auf, wenn anderen schon gar nichts mehr seltsam vorkommen würde, weil schlicht alles seltsam ist. Jede unverständliche Äußerung, jede merkwürdige Bewegung versuchen sie einzuordnen, um entsprechend darauf zu reagieren. Sie wissen, wie ihre Patienten sich verhalten, wenn sie traurig sind, und sie kommen nicht auf die abstruse Idee, sie durch gespielte Fröhlichkeit aufzuheitern. Was als menschliche Regung normal wäre. Sie akzeptieren diese Trauer, sie lassen ihnen ihre Traurigkeit, sie teilen die vielleicht sogar. Auch das gehört zum Respekt vor dem unwürdig scheinenden Alter. Blöd zu lachen allein ist keine Therapie. Lachen an den richtigen Stellen allerdings macht aus manchen schweren Tragödien eine heitere Aufführung.

Lachen ist gesund, sagt der Volksmund. Sie lachen noch oft, die Alzheimer-Kranken. Ich konnte mir das am Anfang meiner Reise nicht vorstellen, aber das heißt gar nichts, denn es gab viel, was ich mir nicht vorstellen konnte, bevor die Fahrt durchs Niemandsland begann. Bis ich es auf verschiedenen Stationen selbst erlebt habe: Die Überschneidung der verschiedenen Realitäten ergibt Monty-Python-Situationen. Wenn eine greise Lehrerin die anderen Alten zusammentreibt und auf den nicht vorhandenen Schulhof schickt. Wenn der Ex-Banker mit einem verstörten jungen Pfleger über zwanzig Jahre alte Kurse von der Börse in London plaudert, ihm Anlagetips gibt und dabei wie selbstverständlich einer Tischnachbarin die Suppe in die hingehaltene Perücke gießt. Wenn die alte Frau nackt auf einem Sofa sitzt und sich über den Fleck auf dem Kleid einer vorbeikommenden Krankenschwester mokiert, so dürfe man doch nicht herumlaufen. Wenn die ehemalige Pensionswirtin lauthals den Oberarzt beschuldigt, ihr Gebiß geklaut zu haben. Sie könne ihre Zähne deutlich erkennen, sobald er den Mund öffnet.

In De Bleerinck gibt es keine festen Regeln und keine sakrosankte Hausordnung, hier wird konkret diskutiert und individuell beschlossen. »Wir suchen in unserem Stück immer nach neuen Texten«, erklärt mir Piet Schievink, »immer nach neuem Gesprächsstoff.« Das könnte vielleicht die Patienten länger im Dasein erhalten, ihre Leere im Kopf plötzlich an einer Stelle mit Leben erfüllen. Man muß nur den richtigen Satz finden, so wie der Wissenschaftler das passende Schloß in der Nervenzelle sucht, das sich dem Botenstoff öffnet. Untersuchungen über die Methoden der lebensklugen Klabautermänner gibt es nicht, die würden Geld kosten, und Geld geben sie lieber für die Verbesserung der täglichen Praxis aus. In Oakmont allerdings haben sie den Aufwand betrieben und sich eine Langzeitstudie über drei Jahre finanzieren lassen. Im Vergleich zu Patienten in normalen Pflegeheimen sind die in Woodside länger aktiv, länger ansprechbar, bekommen deshalb öfter Besuch von ihren Angehörigen. Die Pflege ist sogar noch billiger als in anderen Anstalten, weil sie hier seltener krank werden außerhalb ihrer eigentlichen Krankheit und erst später die intensive Betreuung rund um die Uhr brauchen.

Was sie machen und warum sie es machen, erklären sie in Emmen mit verständlichen Begriffen den festangestellten und freiwilligen Betreuern. Vielen Helfern ist De Bleerinck in der Zeit persönlicher Leiden zur zweiten Heimat geworden, es sind Angehörige ehemaliger Patienten, die längst verstorben sind. Erklärt wird in einfachen Worten und nicht mit schwierigen Theorien, denn die wenigsten haben ihren Freud gelesen. Die bestechende Logik des abgewandelten Kantschen Imperativs, was du nicht willst, daß man dir tu', das füg' auch keinem andern zu, begreift sogar ein Kind. Jeder kann verstehen, daß man sich für das übliche Konzert am Sonntag besser anziehen sollte als für den täglichen Einkauf. Haltung ist wichtig bei schwindendem Halt. Jeder kann verstehen, daß es gerade für Kranke schön ist, zu feiern, zu singen, fröhliche Menschen zu erleben. Alle holländischen Feste werden deshalb im Dorf begangen wie draußen im richtigen Leben. Am liebsten begießen sie, aber das hat mit dem Durchschnittsalter der Patienten zwischen 78 und 86 zu tun, den fünften Mai, nach dem Krieg 1945 der Tag der Befreiung von den Deutschen. Sogar an Karneval wird geschunkelt, denn der Holländer an sich singt gern und trinkt gern, und das verlernt er nicht so schnell.

Die Sparkasse in der Dorfstraße, dicht neben der Post, hängt für ihre Kunden im Herbst zwar Plakate mit Urlaubsangeboten für den kommenden Winter ins Schaufenster und im Frühjahr Poster mit Reisen in die Sommerfrische. Aber die Gesunden wissen, daß keiner von denen, die in De Bleerinck angekommen sind, noch einmal verreist. Diese bunt gedruckte Illusion gehört zur Inszenierung, zum Stück, wie die kleine Leichenkammer mit dem herbstfarbenen Vorraum, schalldicht getrennt von der Dorfstraße nebenan. Denn hier ist wirklich Endstation, darüber kann nichts hinwegtäuschen. Keiner kämpft den letzten Kampf für sich allein. Die von der Gruppe, in der die Sterbenden lebten, begleiten wie die leise Musik auf der letzten Reise hinüber in die Ewigkeit und ahnen vielleicht, bevor der Vorhang fällt, daß sie bald nachkommen werden. Wer weiß das schon. »Sie segelt nicht ins Dunkel«, beendet John Bayley in gelassener Trauer seinen Text über die kranke Iris Murdoch, »die Reise ist vorbei und unter der düsteren Begleitung der Alzheimer-Krankheit ist sie irgendwo angekommen. Ich auch.«

Was danach passiert, ist Nachlese. Die Untersuchung des Gehirns. Die endlich sichere Diagnose nach dem Tod. Alzheimer. Wichtig nur noch für die Statistik. Inzwischen sind erfahrene Mediziner mit Beobachtungen an Lebenden ihres Urteils schon ziemlich sicher. Bei neunzig Prozent aller Fälle, berichtet der Kliniker Konrad Maurer, entspricht den später tatsächlichen Befunden aus der Pathologie ihre frühe Diagnose am lebenden Fall: Mit der Magnetresonanztomographie werden Strukturen, mit Positronenemissionstomographie die einzelnen Funktionen des Gehirns deutlich. Die Feststellung eventueller langsamer, im Ausdruck diffus abgebildeter Wellen beim Elektroenzephalogramm (EEG) und bei der *Brainmapping* genannten topographischen Darstellung der Hirnregionen läßt die Mediziner andere mögliche Demenzen und Hirnkrankheiten aussortieren. Eines der wenigen frühen Zeichen für die bald anbrechende Funkstille sind die geschrumpften Schläfenlappen im Hippocampus, die Veränderungen im Scheitel- und Stirnlappen. Es folgen verschiedene kognitive Tests, so wie sie Marion Roach am eigenen Leib beschrieben hat, und Labortests. Diese Verfahren der Neurologen bedeuten eine Art negative Auslese, positiv kann man ja eine Erkenntnis kaum nennen, daß es sich *nicht* um die Parkinsonsche Krankheit, *nicht* um Creutzfeldt-Jakob, *nicht* um vaskuläre Demenz, *nicht* um eine HIV-Infektion handelt, die alle eines gemeinsam haben: auffällige Symptome wie Gedächtnisstörungen, Antriebslosigkeit, Depressionen.

Sondern um Alzheimer.

Statt einer Behandlung muß die Wirkung besprochen werden. Eine bittere Medizin. Vor allem für die Angehörigen, denn die werden von nun an mitleiden unter dem Leid eines geliebten Menschen. Werden erleben, wie der zerfällt und weniger und weniger bleibt von der einst vertrauten Persönlichkeit. Für sie wird es immer schlimmer, denn die Patienten bekommen irgendwann nicht mehr mit, wie es um sie steht. Außer in Beratungsgruppen der Betroffenen können sie auch nicht darüber reden, denn wer aus ihrem Freundeskreis will etwas hören über Vorteile und Nachteile von Altersheimen? So wie früher es eigentlich keiner wissen wollte, wie gut oder wie schlecht die eigenen lieben Kleinen in der Schule waren.

Man kann leider ganz einfach begründen, warum es für die Kranken zu Beginn ihrer Störungen am schlimmsten ist: weil sie noch mitbekommen, wie sie zerfallen. »Und sie hätte so gerne Ruhe im Kopf«, lese ich in *Frau Dahls Flucht ins Ungewisse*, dem Roman von Leonore Suhl. »Ruhe da oben, hört ihr? Abstellen! Zudrehen! Dieses ununterbrochene Denken im Kreise, dieses Einstürmen von Gedankenfetzen und zerstückelten Erinnerungen zermürbte einen ja völlig, dieses nie anhaltende Karussell von aufflackernden Bildern. Verrückt konnte man werden.«

Für ihre Ehepartner oder Kinder wird es ausgerechnet dann am furchtbarsten, wenn es den Kranken subjektiv wieder gutgeht, nur objektiv besonders schlecht, weil sie verrückt von allen störenden Gedanken im Nichts verschwunden sind. Dabei aber körperlich als fremde Hülle im Jemandsland umherirren und kaum zu ertragen sind. Ein bedrückender Anblick, wenn ihre normalen Selbstbeschränkungen fallen, weil die soziales Verhalten regelnden Mechanismen im Hirnlappen gestört sind. Wenn plötzlich der würdige Herr von nebenan nackt in seinem Garten steht und an sich herumfummelt. Wenn die achtzigjährige alte Frau bei der Visite vor jedem Pfleger den Rock hebt und in groben Worten zum Beischlaf einlädt.

Darf ich das schreiben? Ist das nicht geschmacklos? Ist das nicht entwürdigend? Ist es.

Aber es ist so.

In jedem der zahlreichen Leitfäden für Pfleger und Betreuer wird das Problem der Frontalen Atrophie angesprochen, der wegfallenden Hemmungen, weil es nicht hilft, schweigend das sogenannte Peinliche zu übergehen. Greta Wehner berichtete kühl sachlich bei ihrem Vortrag beim Kongreß der Deutschen Alzheimer Gesellschaft über diesbezügliche Erlebnisse mit ihrem Mann, der manchmal gegenüber der offenen Toilettentür auf einem Stuhl sitzend seine Notdurft verrichtete oder sich in Papierkörbe und an der Wand erleichterte. Seine Frau ließ ein Urinal einbauen, aber das änderte nichts. Herbert Wehner, der immer peinlich auf Sauberkeit bedacht war, hat Orte und Gegenstände nicht mehr erkannt. Ihre Bedeutung nicht mehr begreifen können. Wenn ich mich an die ruhige Stimme von Greta Wehner erinnere, ihre schnörkellose Rede, ist der fremde Schrecken plötzlich ganz nah. Und die Frage, die ich bis zum Ende meiner Reise vor mir herschieben, von mir wegdrücken werde: Was würdest du eigentlich machen, wenn es dich treffen sollte?

Auch im Hamburger Reventlow-Stift, knapp drei Fahrstunden von Emmen entfernt, gehören anstößige Auftritte zum Alltag. Bei sexuellen Verirrungen, die so normal sein können in diesem losgelösten Zustand wie stille Ergebenheit ins Nichts, werden dämpfende Medikamente eingesetzt. Der für 350 Alzheimer-Kranke in Hamburger Endstationen des Dienstleistungsbetriebs von »pflegen und wohnen« zuständige Psychiater Jan Wojnar fügt aber gleich hinzu: Ich rede von totaler Enthemmung, nicht von sexuellen Wünschen. Die unterdrücken wir nicht mit Pillen. Wenn sich im Wartesaal zur letzten Abfahrt zwei in diesem Zustand der Krankheit noch finden, weil einer die andere vielleicht für die verstorbene Ehefrau hält, weil eine im anderen den Märchenprinzen ihrer Jugend sieht, dann lassen wir sie in einem Zimmer zusammenleben. Solange sie sich erkennen. Gemeint ist unter erkennen auch das, was die Bibel mit diesem Wort diskret umschreibt.

Die hanseatische Station für Demente ist auf ihre Art ein

Modell wie das Heim De Bleerinck, Kosten etwa gleich, pro Fall rund 6000 Mark im Monat. Es gibt aber einen entscheidenden Unterschied zu Holland: Die dort arbeiten in Ruhe, keiner bedroht sie mit irgendwelchen Kürzungen. In Hamburg ist der vom Senat geförderte Versuch immer im Visier der beamteten Prüfer und ihrer Fragen. Dürfen wir es uns leisten, angesichts leerer Kassen solche Leistungen für unheilbare Kranke zu erbringen? Dürfen wir es denen gegenüber verantworten, die noch heilbar sind? Sollten wir nicht die wenigen neuen Planstellen für Pfleger anderswo besetzen? Das hat nichts mit einer versteckten Zwischen-den-Zeilen-Aufforderung zu tun, sie einfach verdämmern zu lassen. Euthanasie als Naturgesetz anzuwenden. Sondern mit angeblichen Zwängen des Haushalts. Greta Wehner setzt ihren kategorischen Imperativ dagegen: »Unsere Gesetzgeber müssen dafür sorgen, daß dies keineswegs so teure Medikament Zuwendung ausreichend gegeben werden kann und nicht durch falsches Einsparen entzogen wird.«

Auf einer Etage des Stifts leben hauptsächlich Alzheimer-Kranke im letzten Stadium. Daß die am besten unter sich bleiben und es gar nicht gut ist, sie in normalen Altenheimen zu integrieren, hat die Auswertung vieler Gespräche mit Pflegepersonal, mit Angehörigen, mit Medizinern ergeben. Ein Ergebnis dieser Befragungen war die Erkenntnis, daß sich Demente in großen Gruppen wohler fühlen als in kleinen. Die Auswahl möglicher Kinder, Väter, Mütter, Freunde, Partner ist da nämlich entsprechend größer. In der Vorstellung der Kranken, also nur in ihrer Wirklichkeit. Sie gehen toleranter miteinander um, weil sie jede denkbare Macke hinnehmen und schnell alles vergessen, auch Beleidigungen. Keiner brüllt sie an und behauptet, sie seien verrückt. Sie sind es alle.

In kleinen Gruppen war es früher ungleich schwieriger, passende Rollen für die Kranken zu finden. Denn auch hier in Hamburg spielen sie ihr Alzheimer-Stück. Jan Wojnar gewinnt dem sogar eine tägliche Vorfreude ab: Wer bin ich heute für wen? Bin ich der Lehrer, der die Schularbeiten nachsehen muß? Bin ich der Kollege vom Arbeitsplatz, den der

Kranke bereits vor zwanzig Jahren verlassen hat? Bin ich der Sohn, der endlich seine Mutter besucht? Er gibt allen alles gern. Vor diesem Großfamilien-Modell war es den Dementen, so weit man das beurteilen kann, ziemlich langweilig, und die Betreuer waren ständig gezwungen, sich etwas auszudenken. Beschäftigungstherapie nennt man das wohl. Eine große Gruppe Kranker therapiert sich selbst. Prinzip Parkbank. Sie sprechen miteinander auch dann, wenn sie aneinander vorbeireden. Daß sie sich nicht klar ausdrücken, fällt nicht auf. Weil die anderen es auch nicht mehr können.

Sie leben in ihrer eigenen Welt, existieren aber in unserer Realität. Also muß beides in Einklang gebracht werden. Dann entsteht eine glückliche Existenz. Viele Frauen entdecken in ihrer Verwirrung verstorbene Verwandte und haben plötzlich wieder ein Familienleben, beginnen sich zu kümmern und zu sorgen und zu putzen und zu kochen. Was macht es schon, wenn sie dabei auf derselben Stelle unentwegt Staub wischen? Sie haben im letzten Stadium ihrer Abschiedstournee sogar vergessen, wie vergeßlich sie sind. Das ist es, was Wojnar gemeint hat, als er von der göttlichen Vorsehung sprach, den Dementen am Schluß nicht nur das normale Leben, sondern die Angst vor dem Tod zu nehmen. Glücklich ist, wer vergißt: sie müssen sich nicht mehr der Außenwelt anpassen. Die muß sich ihrer Innenwelt anpassen, weil es anders nicht mehr geht.

Und die Innenwelt ist manchmal nicht so tot, wie sie erscheint.Von einer Kranken zum Beispiel, die unansprechbar nur noch teilnahmslos im Bett lag, hat ihr Neffe erzählt, daß seine Tante als Frau Irene vor Jahrzehnten in einer längst verblichenen Illustrierten die Anfragen der Leser beantwortet hat, immer mit der Vorgabe, einfache Lösungen anzubieten. Zwei Ärzte gingen ins Zimmer und wagten einen Versuch. Guten Tag, Frau Irene. Sie antwortete fragend: Ja? Schon das war ein Wunder angesichts ihres Zustandes in den letzten Monaten. Ich habe da ein Problem, fuhr einer der beiden fort, ich habe kein Geld mehr, mein neues Auto zu bezahlen. Was soll ich tun? Also, junger Mann, hat sie geantwortet, lassen Sie den Kopf nicht hängen, arbeiten Sie, krempeln Sie Ihre Ärmel hoch, dann kommt Ihre Frau wieder. Bis auf den absurden Schlußsatz war sie schlagartig wach, dann versank sie wieder.

Nur Gesunde sind anfangs enttäuscht, wenn sie sich das Ambiente der Alzheimer-Kranken zeigen lassen, bevor sie Vater oder Mutter dort anmelden. Die erwarten wie im Kindergarten Singgruppen, Malgruppen, Bastelgruppen. Aber hier wird hauptsächlich gelebt, dabei ab und zu gesungen. Hier wird hauptsächlich gewohnt, ab und zu gemalt. Wer bastelt und malt und singt den ganzen Tag über zu Hause? Nicht mal Wahnsinnige. Im wahren Leben sind die im letzten Stadium hier so etwa Mitte achtzig. Im Stadium ihrer Wahrnehmung ist die Jüngste hier zwölf, die meisten anderen sehen sich zwischen zweiundzwanzig und vierzig. Mit entsprechendem Selbstwertgefühl. Sie sind in die wichtigste Phase ihrer Biographie zurückgekehrt und erleben die erneut. In dieser Illusion bleiben sie ungestört, unbehelligt. Da hilft es, daß die ihnen fremden Krankenschwestern geschult und gelassen auf solches Erleben reagieren, ihre so merkwürdige Realität akzeptieren. Nahe Familienangehörige würden immer wieder verzweifelt versuchen, die Wirklichkeit klarzumachen, und letztlich an der Vergeblichkeit ihrer Versuche selbst verzweifeln. Wer hier als Achtzigjähriger seine Eltern anrufen möchte oder die Kinder von der Schule abholen muß, dem wird der Weg gezeigt zum Fahrstuhl oder zum Telefon. Schon auf dem Weg dahin ist oft alles wieder vergessen.

Und falls sich die Alzheimer-Kranken dabei doch weiter trauen, ihre geschlossene Gehirnschranke überwinden, sich draußen verlaufen? Wir überprüfen, ob sie sich auf der Straße nicht selbst gefährden, und lassen ihnen dann die volle Bewegungsfreiheit, antwortet Wojnar, wir überlegen sozusagen, wieviel man einem Schutzengel zumuten darf. Zumindest bei denen, die noch gut zu Fuß sind. Steht nicht geschrieben, selig sind die Armen im Geiste? Oft haben sich in der Vergangenheit die Männer von der nahen Polizeiwache beschwert, wenn sie wieder mal eine verwirrte alte Frau zurückbringen mußten. Sie hätten Besseres zu tun. Oft haben sich die Ladenbesitzer in der Umgebung lautstark aufgeregt, wenn einer der alten Männer ein paar Bananen mitgehen ließ, ohne zu bezahlen. Dagegen hilft Aufklärung. Wojnar und seine Kollegen schilderten in einfachen Worten den Polizisten, was Alzheimer bedeutet und was da abläuft. Seitdem gibt es keine Probleme mehr. Sie haben den Geschäftsleuten die Stationen der Verwirrung aufgemalt und betont, dies könne jedem passieren. Jedem. Irgendwann. Morgen vielleicht. Seitdem gibt es von dieser Seite keine Beschwerden mehr. Was sind schon ein paar Bananen.

Bei den Informationsabenden für Angehörige, für die plötzlich aus dem fernen Schrecken Alzheimer erlebte Nähe geworden ist, sind Wojnar und Kollegen fröhlich undeutsch aus dem Grauen der Endstation aufgestiegen und haben von den vielen heiteren Situationen mit den Kranken erzählt. Irre, komisch. Daß sie es auch heiter gestalten und nicht nur mit getragener Stimme Endzeit beschwören, macht es einer Frau einfacher, ihren Mann abzugeben. Macht es einem Mann einfacher, seine Frau hierzulassen.

Wer seine Angehörigen unter allen Umständen, und dies sollte man wörtlich nehmen, zu Hause behalten will, bekommt so etwas wie zehn Gebote mit auf den Weg durchs Jammertal, genaue Anweisungen und gedruckte Leitfäden in die Hand gedrückt. So simpel wie möglich soll es ab jetzt sein. Große Schilder mit großen Buchstaben in verschiedenen Farben, auf denen zum Beispiel steht: *KLO* und *BAD* und *BETT* und *TELEFON* und *KÜCHE* und *ACHTUNG*, immer wieder *ACHTUNG*. Vor allem am Küchenherd, denn kalt und heiß können viele Kranke nicht mehr unterscheiden, ihre Schmerzrezeptoren sind ja tot. Große Zeiger an der Uhr. Automatisch auf nächtliche Bewegung der Unruhigen reagierende Lichtschranken. Halskette oder Armband mit Adresse und Telefon der nächsten Verwandten und des Arztes, falls die Kranken weglaufen und irgendwo aufgegriffen werden, ohne zu wissen, wer sie sind und wohin sie noch gehören. In den USA, die das Problem früher begriffen haben, gibt es ein rund um die Uhr besetztes gebührenfreies Notrufsystem, in dessen Zentrale sind alle Daten von Alzheimer-Kranken gespeichert. An der Universität Rochester wird an »Memory-Brillen« gearbeitet. Bekannte des Kranken sind in einem Chip gespeichert. Taucht ihr Gesicht im Blickfeld auf, läßt ein Mini-Computer digital den Namen aufleuchten. In einem holländischen Heim, im Meander in Veendam, haben sie den Alzheimer-Kranken einen Sensor in die Schuhe eingebaut. Die können in Zukunft geortet werden, falls sie überraschend für sich einen Ortswechsel beschlossen haben und bei ihrer Reise ins Nirgendwo keinen Bahnsteig mehr finden.

Als sich der ehemalige amerikanische Präsident Ronald Reagan aus der Wirklichkeit verabschiedete, benutzte er ein einprägsames, ins kollektive Herz der Nation treffendes sentimentales Bild für seinen Abschied: »Ich beginne jetzt die Reise in die Abenddämmerung meines Lebens, aber ich weiß, daß es für Amerika immer einen lichten Morgen geben wird«, teilte er in einem handschriftlichen Brief mit. Das war im November 1994 und er war 83 Jahre alt. Wie einst bei Rita Hayworth begannen sofort die Versuche, zurückliegende und bislang unerklärliche Ereignisse unter dem Aspekt Alzheimer zu deuten. Beim Filmstar waren es die vorgeblichen Auftritte im betrunkenen Zustand, die sich später als erste Zeichen der Verwirrung erwiesen. Bei Ronald Reagan erinnerte man sich, daß er bei Kabinettssitzungen immer wieder geistig abwesend und mitunter weggenickt war, was seinem Alter zugeschrieben wurde. Denn er war ja fast siebzig, als er 1981 seine erste Amtszeit begann. Andere nahmen seinen berühmten Satz, gleich werde er die Russen bombardieren lassen, der als scherzhafte Mikrophonprobe entschuldigt worden war, für den Beweis seiner Geistesstörung. War Ronald Reagans Staunen über Waffenlieferungen an die Contras, bekannt als Irangate-Affäre, vielleicht doch nicht gespielt, also gelogen, sondern echt, also wahr, weil er den eigenen Befehl längst vergessen hatte? Ist die Supermacht von einem Alzheimer-Kranken im ersten Stadium regiert worden?

Nachdem sich Reagan öffentlich geoutet und dabei wieder einmal den richtigen Ton getroffen hatte, das richtige Bild gemalt, dementierten seine Ärzte sofort alle diesbezüglichen Spekulationen. Erst im Sommer 1993, vier Jahre nach seinem Auszug aus dem Weißen Haus, waren bei einem Routinetest in der Mayo-Klinik die ersten Anzeichen für die Demenz auffällig geworden. Lawrence Mohr, einer der Ronald Reagan behandelnden Mediziner während dessen achtjähriger Amtszeit: »Es gab gelegentliche Gedächtnislücken, aber die waren selten und nicht etwa regelmäßig.« Das allerdings ist kein überzeugendes Argument gegen die Vermutung Alzheimer, denn wie man weiß, sind solche gelegentlichen Ausfälle sehr wohl die ersten Anzeichen für den beginnenden Absturz.

Zum Beispiel hatte der New Yorker Neurologe Edwin Weinstein schon in den achtziger Jahren den Verdacht, daß der damalige US-Präsident an einer pathologischen Hirnschwäche litt und nicht, wie viele von Reagans Kritikern damals schrieben, ein ideologisches Brett vor dem Kopf hatte. Warum sollte die senile Demenz nur Normalsterbliche treffen? Weinstein war für seine Studien über die verheimlichten Krankheiten von Politikern bekannt, begonnen hatte er seine Forschungen mit einer Abhandlung über das Gehirn von Benito Mussolini, das er sich für zukünftige Untersuchungen aus Italien mitgebracht hatte. Dort tat er während des letzten Kriegsjahres in der US-Army Dienst als Chirurg. Er schrieb später über den durch Gehirnschläge zeitweise arbeitsunfähigen Woodrow Wilson, über den gelähmten Franklin Roosevelt, über die Rückenprobleme John F. Kennedys, über Dwight D. Eisenhowers Herzanfall.

Seit Ronald Reagans öffentlichem Bekenntnis dringen kaum noch veröffentlichte Nachrichten über seinen Gesundheitszustand aus seinem sorgsam abgeschotteten Haus in Bel Air, Kalifornien. Angeblich weiß er noch, daß Nancy Reagan seine Frau ist. Falls sie nicht da ist, wandert er ruhelos im Haus umher und sucht sie. Das paßt zu den Symptomen der Krankheit in seinem Stadium. Er wird rund um die Uhr versorgt von Krankenschwestern und an seinen seltener werdenden guten Tagen zum Golfplatz gebracht, um mit alten Freunden, die er nicht mehr erkennt, eine Runde zu spielen. Es geht ihm nicht anders als anderen Alzheimer-Kranken in diesem Zustand, und daß es ihm bessergeht, weil er sich eine solche Pflege leisten kann, merkt er nicht mehr.

Ich lese in *Vanity Fair* seinen letzten öffentlichen Auftritt bei einem Galadinner in Washington nach, als ihm seine Frau die Namen der Leute zuflüsterte, die ihn begrüßten. Ron, du erinnerst dich doch, ach wie schön, das ist usw. Ein Verhalten von Nancy Reagan wie aus dem Lehrbuch für den Umgang mit Alzheimer-Kranken, weil sie unauffällig Stützen für das lückenhafte Gedächtnis reichte. Sein ehemaliger Verteidigungsminister Caspar Weinberger erzählt, daß er Angst gehabt habe, bei der folgenden Rede würde Ronald Reagan hilflos am Mikrophon stehen und sich nicht mehr erinnern können an das, was er sagen wollte. Zwar zögerte der zu Beginn, doch dann lief der Mann, der als *Great Communicator* in den Geschichtsbüchern stehen wird, noch einmal zur alten Form auf. Wie das berühmte Zirkuspferd beim Klang der Trompeten in der Manege. Er verhaspelte sich nicht, er machte Pausen an den richtigen Stellen, er war noch ganz er selbst. Der Star. Zum letzten Mal. Es scheint, daß Mikrophon und Rednerpult, eine erwartungsvolle Menge und Scheinwerferlicht, bei Alzheimer-Kranken wie Ronald Reagan oder dem britischen Ex-Premier Harold Wilson, deren Leben hauptsächlich aus politischen Auftritten bestand, etwas ganz Bestimmtes im Langzeitgedächtnis wecken. Die Insel, die aus der Vergessenheit auftaucht. Vergleichbar dem plötzlichen Erwachen der Frau Irene auf ihrer Ebene.

Herbert Wehner, der normalerweise frei sprach und sich für seine wortgewaltigen und so kunstvoll gedrechselten Attacken nur einzelne Stichpunkte notierte, sollte im Dezember 1985 eine Dankesrede für den ihm verliehenen Hans-Böckler-Preis halten. Es ist der höchste Preis des Deutschen Gewerkschaftsbundes, benannt nach dem Mann, der nach dem Zweiten Weltkrieg die Mitbestimmung durchgesetzt hat. Nur ein paar Vertraute wissen, daß der von vielen gefürchtete und von wenigen geliebte SPD-Zuchtmeister Wehner seit zwei Jahren krank ist. Alt ist er, Onkel Herbert, das sieht man, aber er ist schließlich fast achtzig. Darum hat er ja den Fraktionsvorsitz abgeben müssen. Alzheimer? Was bitte ist Alzheimer? Ach, richtig, Rita Hayworth. Erst recht zweifelnd: Sicher so eine Modekrankheit aus Hollywood, damit kann Onkel Herbert nun wirklich nicht gemeint sein.

Die politischen Freunde, denen Wehners Frau Greta von den immer häufigeren Ausfällen erzählt hat, haben ihr aufgeschrieben, was der knorrige Alte je zum Thema Mitbestimmung gesagt hat. Ziemlich viel. Den Text, der daraus entstanden ist, liest sie ihm langsam vor, immer darauf achtend, ob er auf seine eigenen Zitate positiv oder negativ reagiert. Am Tag der Verleihung geht er nach der Laudatio des CDU-Politikers Hans Katzer langsam ans Pult, spricht zwar nicht mehr frei wie einst, aber klar und verständlich und mit dem von ihm gewohnten Engagement. Einige Genossen, berichtet Greta Wehner in ihrem Vortrag auf dem ersten Deutschen Alzheimer-Kongreß 1997, seien nach der Rede zu ihr gekommen und hätten gesagt, das ist ja wieder ganz der alte Herbert, der redet ja wie immer. Nur einer habe sich gewundert, ein Journalist, daß er vom Blatt abgelesen und nicht frei gesprochen habe. Es war Wehners letzter öffentlicher Auftritt. Die Begründung stand ausgerechnet in der *BILD*-Zeitung: Alzheimer.

Begonnen hatte es auch bei ihm mit leichter Vergeßlichkeit. Anfang 1983 konnte er sich nicht mehr an die Namen der Abgeordneten erinnern, die er in Fraktionssitzungen aufrief. Ein befreundeter Neurologe, der wie viele Kollegen damals keine rechte Ahnung von Alzheimer hatte, tröstete Greta Wehner und meinte nur, diese Blackouts können im Alter halt passieren. Das sei ganz normal. Also sprach sie mit Parteifreunden und bat die, ihrem Fraktionschef unauffällig zu helfen bis zu seinem lange schon geplanten Rücktritt. Das gelang. Wehner verschwand aus der Öffentlichkeit, bevor es öffentlich werden konnte, daß sein Gedächtnis schwand. Eine anhaltende Verwirrtheit nach einer Prostata-Operation wurde als nebensächlich und vorübergehende Folge der Narkose abgetan. Greta Wehner in ihrem gesunden Menschenverstand war eher verwirrt, daß ein Mensch, der den ganzen Tag im Krankenhaus im Bett gelegen hat, abends sagte, nun laß uns endlich nach Hause gehen, damit ich ins Bett gehen kann. Typisch der weitere Verlauf der Krankheit, denn nach ersten Auffälligkeiten kann es durchaus normal sein, daß in den folgenden Monaten alles scheinbar wieder in den üblichen Bahnen verläuft. Greta Wehner wurde erst wieder mißtrauisch, als es ihrem Mann nicht gelang, einen Beitrag für ein Buch unter dem Titel *Mein Elternhaus* zu verfassen. Der Verleger war sauer und hat wie der TV-Journalist Reinhard Appel, der Wehner interviewen wollte, was nicht klappte, erst später begriffen, daß der Politiker nicht etwa ungnädig und unwillig war, denn so kannte man ihn schließlich, sondern schon ernstlich krank.

Heute würde man anhand der Symptome mit fast tödlicher Sicherheit diagnostizieren können, daß sich Wehner bereits im zweiten Stadium der Alzheimerschen Krankheit befand. Aber heute sind sogar viele Hausärzte aufgeklärt über die Krankheit und nicht mehr so ahnungslos wie vor fünfzehn Jahren. Der SPD-Politiker verfiel in Depressionen. Er war antriebslos. Nichts könne er mehr, einfach nichts, klagte er immer wieder. Greta Wehner gewöhnte sich an, nicht mehr wie früher den Satz zu gebrauchen »Herbert hat gesagt«, sondern der veränderten Wirklichkeit entsprechend »Herbert hat mich wissen lassen«. Sie hatte, unbelastet von falschen ärztlichen Ratschlägen, in dieser Phase die richtige Idee und begann, um ihn nicht ins Leere fallen zu lassen, ihrem Mann vorzulesen. Zwei Jahre lang, täglich fünf bis sechs Stunden, natürlich nur Bücher, die Wehner vom Thema her immer schon interessiert hatten. Das konnten sowohl deutsche als auch schwedische Texte sein. Sie staunte darüber, daß ein Demenzkranker noch verschiedene Sprachen zu sprechen und zu verstehen vermochte. Ein guter Neurologe hätte ihr erklären können, daß dies durchaus im Einklang steht, so irre es sich anhören mag, mit der Krankheit, weil erst spät verschwindet, was früh erlernt wurde. »Unser letztes Vorhaben dieser Art war das Alte Testament, die hebräische Bibel, leider schafften wir sie nicht bis zu Ende.« In den drei Monaten vor seinem Tod half ihr bei der Bewältigung des von ihr alleine nicht mehr steuerbaren Alltags eine ausgebildete Krankenschwester. Wehner starb Anfang 1990 zu Hause.

Die letzten Lebensjahre des Philosophen Immanuel Kant haben verschiedene seiner Schüler wie Borowski, Jachmann, Wasianski in allen Einzelheiten beschrieben. Der Bericht von E. A. Ch. Wasianski, der ihn bis zum Schluß pflegte, ist in vielen Kant-Biographien zitiert worden, aber nie als Protokoll über einen möglicherweise Demenzkranken. Für solche Überlegungen bestand kein Anlaß. Der ehemalige Rektor der Königsberger Universität hatte im Alter von 73 Jahren seine Lehrtätigkeit beendet und sich ins Privatleben zurückgezogen. Er war unter damaligen Lebenserwartungen ein uralter Mann. Kantsche Ausfallerscheinungen, psychisch und physisch, also normal.

Was sie bei heutigem Erkenntnisstand betrachtet vielleicht doch nicht waren. Wasianski berichtet, daß viele Äußerungen des kategorischen Imperators in den Jahren zwischen seinem Abschied von der Universität 1797 und seinem Tod 1804 nur noch für Eingeweihte verständlich gewesen sind. Daß Kant, ausgerechnet Kant, nach und nach seinen Wortschatz, mehr und mehr seinen Verstand verloren hatte. Er nennt als Beispiel für eine Kantsche Sprachstörung: »Viele Posten, beschwerliche Posten, bald wieder viele Güte, bald wieder Dankbarkeit.« Es ging dabei um das Honorar für einen Arzt, der längst darauf verzichtet hatte, für seine Besuche Geld zu nehmen. Das hatte Kant vergessen. Einst nahe Menschen aus seiner Vergangenheit waren ihm fremd geworden, wie ein anderer Schüler, Jachmann, aus eigener schmerzlicher Erfahrung schreibt: »Ich bekannte ihm meine Freude, ihn wiederzusehen, und er – er blickte mich mit matten forschenden Augen an und fragte mich mit einer freundlichen Miene, wer ich wäre. Mein Kant kannte mich nicht mehr.«

Diese Zitate sind noch keine Beweise für eine Alzheimersche Demenz, nur Hinweise, daß es bei Kant vielleicht eine gewesen sein könnte. Hundert Jahre vor der Entdeckung im Gehirn der Auguste D. ein früher und zufällig dokumentierter, aber bestimmt nicht einzigartiger Fall? Ausschließlich in besseren Kreisen wurden sie damals greiser, denn wer arm war, mußte früher sterben, aber die Krankheit des Alters wird nicht ausgerechnet nur Kant erwischt haben. Könige und Kaiser und Herzöge und Grafen sind immer schon, wie nachzulesen, im Verhältnis zur Normalbevölkerung alt geworden, und ob sie dabei verblödeten, fiel nicht weiter auf, weil Schwachsinn beim Adel als normales Verhalten galt. Falls sie doch einmal eine der üblichen Krankheiten erwischte, erging es den Blaublütlern allerdings nicht besser als dem niederen Volk. Ihre Ärzte gaben ihnen den Rest. Also sorgte Gott, an den damals noch alle glauben mußten, falls sie nicht verbannt, verdammt oder verbrannt werden wollten, letztlich doch wieder für Gerechtigkeit.

Alles nur Vermutungen, aber ich wage am Ende meiner Spurensuche im Niemandsland Alzheimer ein paar weitere Schritte in unbefestigtes Gelände. Zwar hat Alois Alzheimer die seltsamen Veränderungen in der Hirnrinde als erster entdeckt, aber es ist wohl doch so, daß die Krankheit an sich immer schon im Kopf vorhanden war. In den Köpfen, genauer gesagt. Es gab technisch keine Möglichkeiten, sie zu lokalisieren, und keine Forscher, die in der – auf Grund normaler früher Tode – seltenen Alters-Verblödung etwas Untypisches, eine bestimmte Ursache vermutet hätten. Ich erinnere mich an einen der kleinen Screener im Labor in Wuppertal: Mit Hilfe einer genetischen Untersuchung wäre es möglich, den Beweis zu erbringen, ob Immanuel Kant vielleicht einen der Risikofaktoren ApoE4 oder Presenilin 1 in sich trug, Alzheimer deshalb vielleicht geerbt hatte. Voraussetzung wäre allerdings eine Exhumierung der Kantschen Reste. Vergessen wir es.

Wie müßte ich aber eine Krankheit nennen, deren Vorhandensein hundert Jahre *vor* ihrer Entdeckung mit Methoden festgestellt würde, die fast hundert Jahre *nach* ihrer Entdeckung erfunden worden sind? Alois Alzheimer war noch nicht einmal geboren, als Kant starb. Die Antwort finde ich im Titel einer Kantschen Vorlesung aus dem Jahre 1793: »Über den Gemeinspruch: Das mag in der Theorie richtig sein, taugt aber nichts für die Praxis.«

Kant hat seine Kopfgeburten hinterlassen, nicht seinen Kopf, deshalb ist er unsterblich. Normalsterbliche dagegen suchen wie in einem Science-fiction-Roman nach der irren Möglichkeit, dem Tod ein paar Jahre abzutrotzen, in einen biochemischen Jungbrunnen zu tauchen, dem Alter Kontra zu geben. Wo Alter als Krankheit gilt und nicht als Teil des Lebens, haben Scharlatane wahnsinnige Chancen. Ihre Jünger und vor allem Jüngerinnen leben zum Beispiel nach einer strengen Diät, meiden alle Freuden des Alltags, um damit ihrem öden Alltag noch ein paar Tage dranhängen zu können, härten ihren Kopf und ihren Körper ab, weil sie gelesen haben, daß ein geringerer Stoffwechsel das Leben aller Zellen verlängert. Bis sie zwischen Reformhaus und Fitneß-Center überfahren werden.

Die Gesundheitsindustrie umsorgt ihre beste Kundschaft, die lieben Alten sind ihr teuer. Ideal wäre dagegen, sagt einer, der nach der Verlängerung der verlorenen Jugend forscht, ideal wäre ein ganz langes Leben und ein ganz schneller Tod. Was aber ist ein ganz langes Leben? Vor hundert Jahren galten dreißig, vierzig Jahre als langes Leben, in dieser Zeit wäre die durchschnittliche heutige Lebenserwartung als fast ewiges Leben betrachtet worden. Selbst die reicht uns heute nicht. Junge Alte lesen neidvoll von legendären Gestalten aus dem Kaukasus, aus pakistanischen Bergtälern und den peruanischen Anden etc., wo es gesunde Hundertjährige zu geben scheint wie anderswo kranke Achtzigjährige, also in Massen. Wo ein Alter von 110 und 120 nichts Besonderes ist. Eine Laune der Natur? Bessere Luft? Geheimnisvolle Pflanzen? Ein unbekanntes Gen? Wer genauer prüft, schreibt der amerikanische Wissenschaftler Steve N. Austad, erfährt sehr schnell, daß diese Legenden eines gemeinsam haben: keine Belege für Geburtsdaten. Die meisten 120jährigen, prozentual gesehen, gibt es ausgerechnet in den Ländern, in denen sämtliche standesamtliche Unterlagen fehlen. Am wenigsten Uralte dort, wo Familienstammbäume mit allen Daten detailliert nachgewiesen werden können. Das wird kein Zufall sein.

Alter ist nicht auf eine einzige Ursache zu reduzieren, der Alterungsprozeß läuft in verschiedenen Organen in unterschiedlicher Geschwindigkeit ab. Wenn Haare grau werden, die Knochen mürbe, die Sicht verschwommen und der Rücken krumm, ist das zwar unerfreulich, aber kein Grund zu sterben. Wenn aber Herzmuskelzellen verwittern, die Gefäße verkalken, der Blutstrom stockt und der Atem kürzer wird, sollte das Testament tunlichst geschrieben sein. Wem die Stunde schlägt, kann nicht auf einer biologischer Uhr abgelesen werden. Korrekt ausgedrückt: Für jedes Organ gibt es eine ganz bestimmte Schwelle der Funktionsfähigkeit. Erst wenn die überschritten ist, dann ist es vorbei. »Und wenn es einst dunkelt / Der Erd bin ich satt / Durchs Abendrot funkelt / Eine prächtige Stadt / Von den goldenen Türmen / Singet der Chor / Wir aber stürmen / Das himmlische Tor.« Klingt doch ganz erfreulich, und wer das glaubt, wird selig. Aber wer glaubt noch an ein Leben nach dem Tod im Sinne von Eichendorffs Gedicht?

Das Unheimliche ist eigentlich, daß viele die Alzheimer-Kranken für tot erklären, lange bevor sie sterben. Das Organ, in dem das Bewußtsein entsteht, scheint im Alter anfälliger zu sein als andere. Ohne lebendes Gehirn, schrieb Alois Alzheimer, gibt es keine Seele, nur eine körperliche Hülle. Ich weiß es besser. Menschen ohne Identität habe ich auf den verschiedenen Stationen meiner Reise ja immer wieder erlebt, aber keine Seele? Dennoch würde ich lieber mein Leben verlieren als meinen Verstand, meine Identität, meine Biographie. Ein Alptraum. Nein, widerspricht Dr. Jan Wojnar, nicht unbedingt ein Alptraum. Ein Traum. Er hat mich schon einmal so verblüfft mit seiner Behauptung, daß es den Alten im letzten Stadium ihrer Krankheit bessergeht als am Anfang.

Demenz ist eigentlich ein gelebter Traum, erklärt er, viele seiner Beobachtungen an Alzheimer-Kranken entsprechen dem Traumerlebnis von Gesunden. Keine Schmerzen, zum Beispiel. Falls wir im Traum Schmerzen hätten, würden wir nicht weiterträumen können, sondern vor Schmerzen aufwachen. Spiegelbilder gibt es im Traum nicht, oder haben Sie sich mal im Traum selbst gesehen? Patienten im fortgeschrittenen Stadium der Verwirrung erkennen sich nicht im Spiegel, denn sie halten sich für jung. Man weiß im Traum nie, wie alt man ist, man ist zeitlos jung. Im Traum sieht man nur die anderen deutlich, sich selbst nie, und vor allem: Zeit spielt keine Rolle mehr. Sie hat sich aufgelöst. Sie ist einfach weg.

Wahnsinn.

Eben.

Träumen ist eine Art von Wahnsinn, ein verrückter Zustand für eine gewisse Zeit. Auch die Gesunden erinnern sich nicht an all die Visionen, an die seltsamen Reisen durch die Nacht, an die Begegnungen und Gespräche mit Verstorbenen und an die irren Situationen, die sie überstehen mußten. Denn fünfundneunzig bis neunundneunzig Prozent der Träume werden vergessen. Man kann sie durch Nachdenken nicht ins Gedächtnis zurückholen, weil sie fern der Realität stattgefunden haben und alles, was passierte in ihnen, nicht nur willkürlich war, sondern keinen Sinn ergab. Aber bei uns übernimmt nach dem Aufwachen ein funktionierendes Gehirn wieder die Kontrolle und sucht vergeblich nach einer Erklärung für die wieder erloschene phantastische Bilderflut.

Neurobiologen erklären das natürlich auf ihre Weise, mit Hilfe der Moleküle. Also so: Wenn der Transport des Botenstoffs Acetylcholin verringert und der eines anderen Neurotransmitters wie Serotonin erhöht wird, versinkt das Hirn in Schlaf. Gute Nacht? Von wegen gute Nacht. Ein seltsamer Vorgang beginnt, denn im Schlaf erhöhen Nervenzellen ihren Ausstoß von Acetylcholin. Geben falsche Impulse an den Körper, denn der befindet sich ja im Ruhezustand und hat die Verbindung nach außen gekappt. Das erzeugt Verwirrung im Gedächtnis. Es hat nichts Neues zu verarbeiten und rettet sich vor der Leere, was vor allem Journalisten nachvollziehen können, durch einen Gang ins Archiv. Aus den in der Hirn-Datenbank Hippocampus gespeicherten alten Erlebnissen werden neue Geschichten gemischt, Trugbilder ohne Sinn und logischerweise ohne Verstand. Oder es werden, was einen ähnlich verwirrenden Effekt hat, in einer Art von Beschäftigungsprogramm vorübergehend andere Ordnungen im Kopf-Archiv geschaffen. Deshalb sind wir im Traum, in Ermangelung konkreter Informationen aus der Außenwelt, total verrückt. »Wir durchqueren«, erklärt Edward O. Wilson, »unsere endlosen Traumlandschaften als Wahnsinnige.«

Den fehlenden Botenstoff Acetycholin künstlich zu erzeugen, die Suche nach dem entsprechenden Mittel, ist ein *target* der Demenz-Forscher, wie ich erfahren habe. Für Alzheimer-Kranke ist der durch diesen Mangel erzwungene Wahnsinn, den wir Gesunden Traum nennen, ein Dauerzustand. Nicht umkehrbar. Nicht steuerbar. Nicht beeinflußbar. Sie wachen sozusagen nicht mehr auf aus ihrem Traum. Sie können ihn nicht mehr verwirklichen. Bei ihnen gibt es irgendwann kein funktionierendes Gehirn mehr, Irrealität ist Realität und umgekehrt. Die Angst vor Unerklärbarem, von der wir schweißgebadet aufschrecken, um dann dankbar festzustellen, es war Gott sei Dank nur ein Traum, bestimmt ihren Alltag. Deshalb die Schreie, deshalb das ruhelose Wandern, deshalb letztlich die resignierten stummen Depressionen? Traum ist für Gesunde ein temporärer Wahnsinn, für Alzheimer-Kranke von einem bestimmten Zeitpunkt an, wenn sich ihre Zeit auflöst, ein wahnsinniger Dauerzustand.

Begreifen Sie jetzt, fragt mich ein Arzt, warum es meinen Patienten wenigstens am Ende ihres Leidens bessergeht? Nach den vielen Jahren, in denen sie gemerkt haben, wie sie sich selbst immer mehr verlassen, bis sie selbst das nicht mehr merken? Er erinnert mich an Aussagen von Auguste Deter, über deren Hirnrinde gebeugt ich meine Spurensuche im Niemandsland Alzheimer begonnen habe. Sie habe sich, blättere ich in der von Maurer und Co. entdeckten Krankenakte nach, sozusagen verloren, sie sei hier und überall und hier und jetzt. Wie in einem Traum. Ist das nicht ein wahnsinniger Trost?

Aber ich kann jederzeit aussteigen. Ich kann aufwachen. Ich kann den Weg zum Ausgang selbst finden. Ich habe meine Endstation noch nicht erreicht. Ich muß mir nicht vorstellen, mir nichts mehr vorstellen zu können. *Cogito, ergo sum*, läßt Descartes von meinem Langzeitgedächtnis grüßen, ich denke, also bin ich. Ich schreibe mir auf, daß dies ein möglicher Schlußsatz für meinen Reisebericht aus dem Niemandsland sein könnte. Obwohl die gern zitierte Erkenntnis des französischen Denkers längst widerlegt ist. Zwischen Verstand und Körper gibt es keine Trennung. Heute müßte man sagen: Ich habe ein Gehirn, deshalb bin ich. Genauer ist die Feststellung, daß wir auch deshalb sind, weil wir uns immer daran erinnern können, was wir waren. Erinnerung hält die Biographie zusammen. Alzheimer-Kranke erinnern sich nicht mehr, also sind sie nicht mehr? Stillschweigende Übereinkunft, sie deshalb schneller sterben zu lassen, weil sie nichts mehr mitbekommen und ihre sinnlose Behandlung nur sinnlos viel Geld kostet? Um Gottes willen nein. Sie können zwar nicht mehr denken, sich an nichts mehr erinnern. Aber sind da, wo sie sind, viel zufriedener als da, wo sie wirklich sind.

Eigentlich kann ich das so stehenlassen.

So unvermittelt willst du mit deiner Spurensuche aufhören? wendet ein alter Freund ein, so einfach abbrechen? Das geht nicht. Du brauchst einen richtigen Schluß. Erinnere dich an das, was du als Journalist gelernt hast. Erinnern? Gelernt?

Einen solchen Schluß gibt es in Sachen Alzheimer nicht. Der Tod ist die einzige Rettung für die Kranken. Das Heilmittel gegen ihr Leben.

Glossar

Acetylcholin: chemische Substanz, Neurotransmitter zwischen Nervenzellen

Allel: Zustandsform eines Gens

Aminosäuren: chemische Bausteine der Eiweißstoffe, aus organischen Säuren bestehend

Amnesie: vorübergehende Gedächtnisstörung

Amyloid: schwer lösliche Eiweißsubstanz im Körper

Amyloid-Plaques: eiweißhaltige, unauflösliche Ablagerungen im Gewebe

Anatomie: die Lehre vom Bau – Organe und Gewebe – des Körpers

Aphasie: Verlust des Sprechvermögens

Apolipoproteine: Cholesterinreiche biochemische Eiweißmoleküle

Apraxie: Unfähigkeit, koordinierte Bewegungen auszuführen

Atherosklerose: Arterienverkalkung durch Cholesterinablagerung

Athropie: Rückbildung eines Organs

Axon: Fortsatz von Neuronen, leitet Impulse von den Zellkörpern zu den Zielzellen

Blut-Hirn-Schranke: Kapillaranordnung im Gehirn, die den Übertritt von bestimmten Substanzen aus dem Körper verhindert

Bulbäre Paralyse: Ausfall motorischer Hirnnervenkerne am Beispiel von Atemstörungen, Schluckbeschwerden, verwaschener Sprache

cDNA: Genbibliothek, aus dem engl. *ccopy desoxyribonucleic acid*

Cerebellum: Kleinhirn, steuert die Bewegungsabläufe

Chlamydien: Bakterien, die Entzündungen an der Herzkammer oder zum Beispiel bei Asthma-Anfällen auslösen können

Chromosomen: fadenartige Strukturen, bestehend aus DNA, gebunden an Proteine, tragen die Erbanlagen des Organismus, sind paarweise im Kern aller Körperzellen angeordnet, der Mensch hat 46, davon je die Hälfte von Vater und Mutter

Cortex: Hirnrinde

Demenz: Altersschwachsinn, fortschreitender Verfall der geistigen Fähigkeiten, vom lat. *dementia*, Blödsinn

Dendriten: verzweigte, kurze Fortsätze der Nervenzellen

DNA: engl. Abkürzung für *desoxyribonucleic acid*, Stammbaum des Lebens, Erbsubstanz (deutsch: Desoxyribonucleinsäuren, DNS)

Down-Syndrom: Gehirnschwäche, verursacht durch dreifaches Vorkommen des Chromosom 21 statt des üblichen zweifachen, früher auch Mongolismus genannt. Fachausdruck: Trisomie 21

Drusen: alter Begriff für Plaques

Endocarditis lenta: durch Bakterien ausgelöste chronische Entzündung der Herzinnenhaut

Enzym: Eiweißsubstanz, zuständig für viele chemische Reaktionen des Körpers, steuert Stoffwechsel im gesamten Organismus

Escherichia coli: natürliche Bakterienstämme aus dem Darm, verwendet für Zellkulturen bei gentechnischen Forschungen

Freie Radikale: Atome oder Moleküle mit ungepaarten Elektronen und daher mit hoher Reaktivität, die bei vielen chemischen Umsetzungen unverändert (frei) bleiben

Frontal-Lappen: Stirnlappen des Gehirns
Ganglienzellen: Nervenzellen in tieferen Gehirnteilen
Gen: Abschnitt auf einem Chromosom, besteht aus Nucleinsäuren, Einheit der Erbinformation
Genom: Gesamtheit der Gene eines Lebewesens
Gliazellen: Stützzellen, Nährzellen im System zwischen Nervenzellen und Blutgefäßen im Gehirn, die keine Impulse leiten können
Gyrus: Hirnwindung, bei Alzheimer-Kranken verkrustet und vergrößert
Hippocampus: Sitz des Gedächtnisses im Vorderhirn
Hirnrinde: Oberfläche des Großhirns
Histologie: Lehre vom Gewebeaufbau der Organe
Histopathologie: Hirngewebeuntersuchung
Ionenkanäle: auf den Transport von Ionen (Atome, Moleküle) spezialisierte Membranproteine
Kapillaren: mikroskopisch kleine Blutgefäße im Gewebe
Limbisches System: Ansammlung von Nervenzellkörpern, abgeleitet von limbus = Saum, untereinander durch Fasern verbundene Teile zwischen Hirnstamm und Hirnrinde, umfaßt Hippocampus und Amygdala, in denen vegetative und hormonelle Vorgänge gesteuert werden
Lipoproteine: aus Eiweiß und Fettsäuren (Lipide, z. B. Cholesterin) bestehende Moleküle, Mitverursacher für Verdickung von Gefäßwänden, siehe auch = Apolipoproteine, die eine Aufnahme dieser Moleküle in die Zellmembran möglich machen
Liquor: Nervenwasser-Flüssigkeit in Hohlräumen des Gehirns und im Rückenmark
Mitochondrien: kugelförmige Zellorgane, Kraftwerk in der Zelle, zur Gewinnung von Energie bei der Zellatmung
Molekül: durch chemische Verbindungen zusammengehaltene Atome
Molekularbiologie: Lehre vom Aufbau und der Funktion zellulärer Moleküle
Neuritis: Entzündung von Nervenzellen
Neurodegeneration: Nervenzelltod

Neurofibrillen: starre, verklumpte Bündel von Nervenfasern innerhalb der Zellen, bestehen aus Tau-Protein

Neurologie: Nervenheilkunde

Neuronen: Nervenzellen

Neuropathologie: Lehre von den Gewebeveränderungen bei Krankheiten des Nervensystems

Neuropeptid: eiweißhaltiger Botenstoff

Neurotransmitter: chemischer Botenstoff zwischen den Nervenzellen

Nosologie: systematische Beschreibung der Lehre von Krankheiten

Östrogene: weibliches Sexualhormon, auch gegen Beschwerden in Wechseljahren eingesetzt, möglicherweise stützend wirkend auf Nervenzellen im Gehirn

Oxidation: Aufnahme von Sauerstoff oder Entzug von Wasserstoff bei biologischen Vorgängen, zum Beispiel durch Freie Radikale in den Zellmembranen

Paralyse: infektiöser (Syphilis) Schwachsinn

Paraphasie: Gebrauch falscher und sinnloser Wortkombinationen

Paraphrasie: Umschreiben von entfallenen Begriffen und Wörtern

Parkinsonsche Krankheit: nach dem englischen Arzt James Parkinson benannte Schüttellähmung, unheilbare Alterskrankheit

Pathogenese: Entwicklungsgeschichte krankhafter Veränderungen

Pathologie: Lehre von der krankhaften Veränderung des Körpers

Perservation: krankhaftes Beharren auf immer derselben Sache

Placebo: Scheinmedikament

Plaque: Ablagerung, aus Eiweiß bestehend

Präsenile Demenz: vor dem 65. Lebensjahr beginnende Geistesschwäche

Protein: eiweißhaltiger Stoff, der aus einer Kette von Aminosäuren besteht

Proteinasen: Enzyme, die Eiweiße (Proteine) spalten
Proteinasenhemmer: Enzyme, die solche Spaltungen verhindern (engl. Proteininhibitors)
Senile Demenz: Altersschwachsinn
Serologie: Untersuchung krankhafter Veränderungen des Blutes mit Hilfe der Reaktion von Antikörpern
Synapsen: Leitungssystem zwischen den Nervenzellen, schmaler Spalt zwischen dem Ende eines Axons und dem Beginn eines Dendriten
Tau-Protein: Nervenbahnen stützendes Eiweiß, bei Degeneration ursächlich für Neurofibrillenbündel
Vaskuläre Demenz: Verkalkung von Gefäßen im Gehirn, führt zu Altersschwachsinn
Zelle: kleinste selbständige lebensfähige Einheit des Organismus
Zellkern: enthält Erbmaterial (DNA) der Zelle

Bibliographie

Allard, Signoret, Stalleicken: *Alzheimer Demenz*, Springer Verlag 1988

Alzheimer, Alois: »Über die Ohrenschmalzdrüsen«, Inaugural-Dissertation 1888, Archiv der Universität Würzburg

Alzheimer, Alois: *Histologische Studien zur Differentialdiagnose der progressiven Paralyse*, Habilitationsschrift 1904, Archiv der Universität München

Alzheimer, Alois: »Über die Indikationen für eine künstliche Schwangerschaftsunterbrechung bei Geisteskranken«, in: *Münchner Medizinische Wochenschrift* 1907

Alzheimer, Alois: »Über eine eigenartige Erkrankung der Hirnrinde«, in: *Allgemeine Zeitschrift der psychiatrischen und psychischgerichtlichen Medizin* 1907

Alzheimer, Alois: »Die diagnostischen Schwierigkeiten in der Psychiatrie«, in: *Deutsche Zeitschrift für die gesamte Neurologie und Psychiatrie*, Springer Verlag 1910

Alzheimer, Alois: »Über eigenartige Krankheitsfälle des späteren Alters«, in: *Zeitschrift für die gesamte Neurologie und Psychiatrie*, Springer Verlag 1911

Alzheimer, Alois: *25 Jahre Psychiatrie. Ein Rückblick anläßlich des 25jährigen Jubiläums von Professor Dr. Emil Sioli als Direktor der Frankfurter Irrenanstalt*, 1913, Archiv des Instituts für Stadtgeschichte, Frankfurt

Alzheimer, Alois: *Der Krieg und die Nerven*, 1915, Archiv der Universität Breslau

Apropos Rita Hayworth, Verlag Neue Kritik 1996
Austad, Steven N.: *Why We Age*, Wiley & Sons, 1997
Bauer, Joachim: *Die Alzheimer-Krankheit*, Schattauer Verlag 1994
Bayley, John: *Elegy for Iris*, St. Martin's 1998
Benecke, Mark: *Der Traum vom ewigen Leben*, Kindler-Verlag 1998
Berrios, German, and Porter, Roy: *A History Of Clinical Psychiatry*, The Athlone Press 1995
Bertra, Busch, Spiegl, Lautenschlager, Müller, Kurz: »Paternal age is a risk factor for Alzheimer disease in the absence of a major gene«, in: *Neurogenetics*, Springer Verlag 1998
Birmingham, Stephen: *Our Crowd – The Great Jewish Families of New York*, Harper & Row 1967
Burgmaier, Wolfgang / Engstrom, Eric J. / Weber, Matthias M. (Hrsg.): *Emil Kraepelin: Persönliches. Selbstzeugnisse*, Belleville 2000
Burgmair/Wachsmann/Weber: »Die soziale Prognose wird damit sehr trübe«, Theodor Viernstein und die kriminalbiologische Sammelstelle in Bayern, aus *Polizeireport München*, Belleville 1999
Campbell, Neil A.: *Biologie*, Herausgeber der deutschen Ausgabe: Jürgen Markl, Spektrum Akademischer Verlag 1997
Deutsch, Georg und Springer, Sally P.: *LinkesRechtes Gehirn*, Spektrum Verlag 1998
Dudnik, Ad, und van der Meer, Ron: Das IQ-Paket, ars edition 1997
Friel McGowin, Diana: *Leben mit der Alzheimer Krankheit*, Knaur Verlag 1994
Gaupp, Robert: »Alois Alzheimer«, in: *Münchner Medizinische Wochenschrift*, 1916
Goes, Martin: »Alois Alzheimer und die nach ihm benannte Krankheit«, in: *Mitteilungen aus dem Stadt- und Stiftsarchiv Aschaffenburg*, 1990
Graeber, Kösel, Egensperger, Banati, Müller, Bise, Hoff, Möller, Fujisawa, Mehraein: »Rediscovery of the case described by Alois Alzheimer in 1911: historical, histological and molecular genetic analysis«, in: *Neurogenetics*, Oxford University Press 1997
Graeber, Kösel, Grasbon-Frodl, Möller, Mehraein: »Histopathology and APOE genotype of the first Alzheimer disease patient, Auguste D.«, in: *Neurogenetics*, Springer Verlag
Härtlein, Walter (Hrsg.): *Gruß aus Marktbreit*, Verlag Siegfried Greß 1989
Hamer, Dean, und Copeland, Peter: *Das unausweichliche Erbe*, Scherz 1998

Hoff, Paul: *Emil Kraepelin und die Psychiatrie als klinische Wissenschaft*, Springer Verlag 1994
Hoff, Paul, und Hippius, Hanns (Hrsg.): »Alois Alzheimer 1864–1915. Ein Überblick über Leben und Werk anläßlich seines 125. Geburtstages«, in: *Der Nervenarzt*, 1989
Holler, Michael, und Keil, Gundolf (Hrsg.): *Würzburger medizinhistorische Mitteilungen*, Verlag Königshausen & Neumann, Band 16, 1997
Horgan, John: *An den Grenzen des Wissens*, Luchterhand 1997
Kircher, Theo, und Wormstall, Henning: »Alois Alzheimer (1864–1915) – Student Days and First Scientific Activities«, in: *The American Journal of Psychiatry*, 1996
Köhler, Peter: *Die Heilkraft des Ginkgo*, Heyne Verlag 1998
Kraepelin, Emil: *Psychiatrie: ein Lehrbuch für Studierende und Ärzte*, 8. Auflage, Verlag Barth, Leipzig 1910
Kraepelin, Emil: »Lebensschicksale deutscher Forscher: Alzheimer, Brodmann, Nissl«, in: *Münchner Medizinische Wochenschrift*, 1920
Kraepelin, Emil: »Alois Alzheimer«, in: *Deutsche Irrenärzte – Einzelbilder ihres Lebens und Wirkens*, hg. von Theodor Kirchhoff, Springer Verlag 1924
Kraepelin, Emil: *Lebenserinnerungen*, Springer Verlag 1983
Krämer, Günter: *Alzheimer Krankheit*, Verlag Thieme Hippokrates Enke 1993
Kurz, Alexander: »Alzheimer-Patienten erkennen und behandeln«, in: *Aktuelles Wissen*, Hoechst 1995
Kurz, Alexander: »Die Alzheimersche Krankheit«, in: *Deutsche Medizinische Wochenschrift*, 1987
Kurz, A. und Lauter, H.: »Die Alzheimersche Krankheit« in: *Deutsche Medizinische Wochenschrift*, 1987
Lewandowsky, Max: »Alois Alzheimer«, in: *Zeitschrift für die gesamte Neurologie und Psychiatrie*, 1916
Mace, Nancy L., und Rabin, Peter V.: *Der 36 Stunden Tag*, Verlag Hans Huber 1990
Maddox, John: *What Remains To Be Discovered*, Martin Kessler Books 1998
Maurer, Ihl, Fröhlich: *Alzheimer – Grundlagen, Diagnostik, Therapie*, Springer Verlag 1993
Maurer, Ulrike, und Maurer, Konrad: *Alzheimer – das Leben eines Arztes und die Karriere einer Krankheit*, Piper Verlag 1998
Maurer, Volk, Gerbaldo: »Auguste D and Alzheimer's disease«, in: *Lancet*, vol. 349, 1997

Medina, John J.: *Die Uhr des Lebens*, Birkhäuser Verlag 1998
Meyer, Joachim-Ernst: »Alois Alzheimer«, in: *Große Nervenärzte*, hg. von Kurt Kolle,Thieme Verlag 1959
Nissl, Franz: »Alois Alzheimer«, in: *Deutsche Medizinische Wochenschrift*, 1916
Nissl, Franz: »Kleinere Mitteilungen. Zum Andenken Alzheimers«, in: *Allgemeine Zeitschrift für Psychiatrie und psychisch-gerichtliche Medizin*, 1917
Noakes, Jeremy: »The Development of Nazi Policy Towards The German-Jewish ›Mischlinge‹ 1933–1945« in: *Year Book XXXIV des Leo Baeck Institute*, Verlag Secker & Warburg 1989. S. 291
Rogers, Joseph: *Candle and Darkness – Current Research in Alzheimer's Disease*, Bonus Books 1998
Rose, Larry: *Ich habe Alzheimer*, Herder Verlag 1997
Roth, Gerhard: *Das Gehirn*, Suhrkamp 1996
Schröder, Paul: »Alois Alzheimer«, in: *Monatsschrift für Psychiatrie und Neurologie*, 1916
Spielmeyer, Walther: »Alzheimers Lebenswerk«, in: *Zeitschrift für die Gesamte Neurologie und Psychiatrie*, Band 33, 1916
Squire, Larry R., und Kandel, Eric R.: *Memory – From Mind to Molecules*, Scientific American Library 1999
Stertz, Georg: »Das wissenschaftliche Wirken Alzheimers«, in: *Berliner Klinische Wochenschrift*, 1916
Stimpert, Thomas: *Alois Alzheimer (1864–1915). Leben und Werk*, Inaugural-Dissertation, Universität Marburg, 1994
Suhl, Leonore: *Frau Dahls Flucht ins Ungewisse*, Marion von Schröder Verlag 1991
Thalmann, Thorsten: *Alois Alzheimer und die nach ihm benannte Krankheit*, Inaugural-Dissertation, Universität Frankfurt 1997
Vasold, Manfred: »Alois Alzheimer«, in: *Fränkische Lebensbilder*, hg. von A. Wendehorst, Kommissionsverlag Degener & Co. 1993
Walter, Dirk: *Antisemitische Kriminalität und Gewalt. Judenfeindschaft in der Weimarer Republik*, Verlag J. H. Dietz 1999
Weber, Matthias M.: »Ein Forschungsinstitut für Psychiatrie«, in: *Sudhoffs Archiv*, Band 75, Heft 1, Steiner Verlag 1991
Weber, Matthias M.: »Ernst Rüdin, 1874–1952: A German Psychiatrist und Geneticist«, in: *Neuropsychiatric Genetics*, vol. 67, 1996, S. 323–331
Weber, Matthias M., und Burgmair, Wolfgang: »Anders als die Andern – Kraepelins Gutachten über Hirschfelds Aufklärungsfilm«, in: *Sudhoffs Archiv*, Band 81, Steiner Verlag 1997
Weber, Matthias M.: »Ernst Rüdin. Ein deutsch-schweizerischer

Psychiater und Humangenetiker zwischen Wissenschaft und Ideologie«, in: *Intellektuelle von Rechts*, Orell Füssli Verlag 1995
Werth, Reinhard: *Hirnwelten*, Beck Verlag 1998
Wiesel, Elie: Der *Vergessene*, Herder Spektrum Verlag 1990
Wilson, Edward O.: *Die Einheit des Wissens*, Siedler Verlag 1998

Sonderheft Psyche, Klett-Cotta, 1998
Spektrum der Wissenschaft Spezial 6: »Pharmaforschung«
Spektrum der Wissenschaft Digest: »Altern, Krebs und Gene«
Spektrum der Wissenschaft Spezial: »Das Immunsystem«

Material aus *New York Review of Books*, *New Yorker*, *Vanity Fair*, *TIME*, *Newsweek*, *SPIEGEL*, *New York Times*, *Times*, dem Diözesan Archiv Würzburg, dem Institut für Stadtgeschichte Frankfurt, dem Archiv der Industrie- und Handelskammer Frankfurt, dem Archiv des Jüdischen Friedhofs in Frankfurt, dem Archiv des Leo Baeck Institute in New York, dem Archiv der New York Historical Society, dem Archiv der Universität Wroclaw, dem Archiv der Universität Berlin, dem Archiv der Universität München, dem Archiv der Universität Tübingen, dem Archiv der Universität Würzburg, dem Archiv der Universität Heidelberg, dem Stadtarchiv Aschaffenburg, dem Geheimen Staatsarchiv Berlin-Dahlem, dem Archiv des Corps Franconia Würzburg

Via Internet:
Material aus *Nature*, *Science*, *Neurogenetics*, *Lancet* und Material aus Forschungsabteilungen der Universitäten Stanford, Cambridge, Harvard, California State, South Florida, Yale, Oxford, Stockholm

Memory-Kliniken in Deutschland, Österreich und der Schweiz

Ort	Memory Klinik	Ansprechpartner	Straße Nr	PLZ	Land	Telefon/Telefax
Berlin	Deutsche Alzheimer Gesellschaft	Freter Hans-Jürgen	Kantstraße 152	10623	D	030-31505733 030-31505735
Berlin	Gerontopsychiatrie FU Berlin	Brehm Dr. Michelle	Eschenallee 3	14050	D	030-8445-8302 030-8445-8350
Berlin	Gerontopsychiatrie FU Berlin	Ferszt Prof. Dr. Ron	Eschenallee 3	14050	D	030-8445-8302 030-8445-8350
Berlin	Gerontopsychiatrie FU Berlin	Golz Gisela	Eschenallee 3	14050	D	030-8445-8302 030-8445-8350
Berlin	Gerontopsychiatrie FU Berlin	Kühl Klaus Peter	Eschenallee 3	14050	D	030-8445-8302 030-8445-8350
Berlin	Neurologische Klinik Charité	Schulz Dr. Joachim	Schumann straße 20–21	10098	D	030-2802-3837 030-2802-5047
Bochum	Ruhr-Universität Bochum	Calabrese Dr. Pasquale	In der Schornau 23/25	44892	D	0234-299-3609 0234-299-3709
Bochum	Westf. Zentrum f. Psychiatrie	Schröder Dr. S.	Alexandrinen-straße 1	44791	D	0234-5077-222 0243-5077-235
Bonn	Rheinische Kliniken Bonn	Kranzhoff E. U.	Kaiser-Karl-Ring	53111	D	0228-551-2855 0228-551-2924
Düsseldorf	Psychiatrische Uniklinik Düsseldorf	Haupt Dr. Martin	Bergische Land-straße 2	40629	D	0211-922-4204/4267 0211-922-4213
Erlangen	Klinikum am Europa-kanal Erlangen	Haller Frau Dr. (Tagklinik)	Am Europa-kanal 71	91056	D	09131-753-2380 09131-2376

Erlangen	Klinikum am Europakanal Erlangen	Herr Mück	Am Europakanal 71	91056	D	09131-753-2380 09131-2376
Erlangen	Klinikum am Europakanal Erlangen	Schunk Mia (Ambulanz)	Am Europakanal 71	91056	D	09131-753-2380 09131-2376
Erlangen	Klinikum am Europakanal Erlangen	Steinwachs Dr. Christian	Am Europakanal 71	91056	D	09131-753-2380 09131-2376
Erlangen	Uni für Psychogerontologie Erlangen	Rupprecht Dr. R.	Nägelsbachstr. 25	91052	D	09131-850
Essen	Memory Klinik Essen	Fahnenstich Herr	Germaniastraße 1–3	45356	D	0201-6311-133 0201-6311-109
Frankfurt	Klinik für Psychiatrie I	Müller Dipl.-Psych. Ruth	Heinrich-Hoffmann-Str. 10	60528	D	069-63014861 069-63017096
Frankfurt	Klinik für Psychiatrie I	Schramm Uta	Heinrich-Hoffmann-Str. 10	60528	D	069-63014861 069-63017096
Freiburg	Uniklinik Freiburg	Dykierek Dr. Petra	Hauptstraße 5	79104	D	0761-270-6501 0761-270-6619
Freiburg	Uniklinik Freiburg	Hüll Dr. Michael	Hauptstraße 5	79104	D	0761-270-6501 0761-270-6619
Freiburg	Uniklinik Freiburg	Meyer Meike	Hauptstraße 5	79104	D	0761-270-6501 0761-270-6619
Gießen	Psychiatrische Klinik der Universität	Dech Dr. Heike	Am Steg 22	35385	D	0641-9945771 0641-9945709
Gießen	Institut für Humangenetik	Müller Prof. Dr. Ulrich	Schlangenzahl 14	35392	D	0641-9941601 0641-9941609

Ort	Memory Klinik	Ansprechpartner	Straße Nr	PLZ	Land	Telefon/Telefax
Göttingen	Psychiatrische Uniklinik Göttingen	Brandt Dr. Claudia	von-Siebold-Straße 5	37075	D	0551-39-9563 0551-39-6692
Göttingen	Psychiatrische Uniklinik Göttingen	Gundacker Iris	von-Siebold-Straße 5	37075	D	0551-39-9563 0551-39-6692
Hamburg	Albertinen-Haus Hamburg	Kirchner Günther	Sellhopsweg 18–22	22459	D	040-5581-1852 040-5581-1000
Hamburg	Albertinen-Haus Hamburg	Meins PD. Dr. W.	Sellhopsweg 18–22	22459	D	040-5581-1852 040-5581-1000
Hamburg	Klinikum Nord/ Ochsenzoll, Hamburg	Stieglitz Britta Dipl.-Psych.	Langenhorner Chaussee 560	22419	D	040-5271-2384 040-5271-2755
Hamburg	Universitätskrhs. Eppendorf	Mann Ulrike	Martinistraße 52	20246	D	040-4717-2228 040-4717-3218
Hamburg	Universitätskrhs. Eppendorf	Müller-Thomsen Dr. Thomas	Martinistraße 52	20246	D	040-4717-2228 040-4717-3218
Hamburg	Universitätskrhs. Eppendorf	Zuchowski Kathrin	Martinistraße 52	20246	D	040-4717-2228 040-4717-3218
Heidelberg	Psychiatrische Uniklinik Heidelberg	Kratz Benita	Voßstraße 4	69120	D	06221-564471/89/49 06221-564435
Heidelberg	Psychiatrische Uniklinik Heidelberg	Niethammer Dr. Rainer	Voßstraße 4	69120	D	06221-564471/89/49 06221-564435
Heidelberg	Psychiatrische Uniklinik Heidelberg	Schmitt Dr. Regina	Voßstraße 4	69120	D	06221-564471/89/49 06221-564435
Köln	Rheinische Landesklinik Köln	Stuhlmann Dr. Wilhelm	W.-Griesinger-Str. 23	51109	D	0221-899-3201 0221-899-3590

Leipzig	Psychiatrische Uniklinik Leipzig	Gertz Prof. Dr.	Liebigstraße 22	4103	D	0341-9724420 0341-9604662
Leipzig	Psychiatrische Uniklinik Leipzig	Strauch Jane	Liebigstraße 22	4103	D	0341-9724420 0341-9604662
Leipzig	Psychiatrische Uniklinik Leipzig	Wolf H.	Liebigstraße 22	4103	D	0341-9724420 0341-9604662
Mannheim	Zentralinstitut f. seel. Gesundheit	Ivemeyer Dipl.-Psych. Dorothee	J 5	68159	D	0621-1703-794 / 255 0621-23429
Mannheim	Zentralinstitut f. seel. Gesundheit	Syren Dr. Magda	J 5	68159	D	0621-1703-794 / 255 0621-23429
München	Krankenhaus München-Neuperlach	Heinrich Prof. Dr. R.	Oskar-Maria-Graf-Ring 51	81737	D	089-6794-2568 089-6794-2455
München	Krankenhaus München-Neuperlach	Poulaki Sophia	Oskar-Maria-Graf-Ring 51	81737	D	089-6794-2568 089-6794-2455
München	Krankenhaus München-Neuperlach	Wiegele Dr. Britta	Oskar-Maria-Graf-Ring 51	81737	D	089-6794-2568 089-6794-2455
München	Max-Planck-Institut f. Psychiatrie	Hering Dr. Ulrich	Kraepelinstraße 10	80804	D	089-30622-377 089-30622-446
München	Max-Planck-Institut f. Psychiatrie	Nibal Ackl Dr.	Kraepelinstraße 10	80804	D	089-30622-377 089-30622-446
München	Max-Planck-Institut f. Psychiatrie	Nickel Dr. Thomas	Kraepelinstraße 10	80804	D	089-30622-377 089-30622-446
München	Max-Planck-Institut f. Psychiatrie	Sonntag Dr. Annette	Kraepelinstraße 10	80804	D	089-30622-377 089-30622-446

Ort	Memory Klinik	Ansprechpartner	Straße Nr	PLZ	Land	Telefon/Telefax
München	Psychiatrische Klinik Innenstadt	Buch Dr. Katharina	Nußbaumstraße 7	80336	D	089-5160-5824 089-5160-5808
München	Psychiatrische Klinik Innenstadt	Wenz Hr.	Nußbaumstraße 7	80336	D	089-5160-5824 089-5160-5808
München	Psychiatrische Klinik Innenstadt	Satzger Dr.	Nußbaumstraße 7	80336	D	089-5160-5824 089-5160-5808
München	Psychiatrische Klinik TU München	Förstl Prof. Dr. Hans	Ismaninger Straße 22	81675	D	089-4140-4275 089-4140-4293
München	Psychiatrische Klinik TU München	Kurz Prof. Dr. Alexander	Ismaninger Straße 22	81675	D	089-4140-4275 089-4140-4293
München	Psychiatrische Klinik TU München	Lautenschlager Dr. Nicola	Ismaninger Straße 22	81675	D	089-4140-4275 089-4140-4293
Nordrach	Reha-Klinik Klausenbach	Fischer Prof. Dr. Bernd	Kolonie 5	77787	D	07838-82240 7838-707
Regensburg	Bezirksklinikum Regensburg	Gürtler Klaus	Universitätsstraße 84	93042	D	0941-941-2830 0941-941-1205
Regensburg	Bezirksklinikum Regensburg	Ibach Bernd	Universitätsstraße 84	93042	D	0941-941-2830 0941-941-1205
Regensburg	Bezirksklinikum Regensburg	Szeczey Alexander	Universitätsstraße 84	93042	D	0941-941-2830 0941-941-1205
Saarbrücken	Geriatrische Klinik Sonnenberg	Hübschen Sylvia Dipl. Psych.	Sonnenbergstr.	66119	D	0681-889-2201 0681-8892630

Saarbrücken	Geriatrische Klinik Sonnenberg	Scheel Dr. Rainer	Sonnenbergstr.	66119	D	0681-889-2201 0681-8892630
Schaufling	Klinikum Bavaria	Frommelt Dr.		94571	D	09904-77-5571 09904-77-5572
Schaufling	Klinikum Bavaria	Grundl W. Hr.		94571	D	09904-77-5571 09904-77-5572
Ulm	Neurologische Uniklinik Ulm	Riepe PD Dr. Matthias	Steinhövelstraße 1	89075	D	0731-502-1430 0731-502-6745
Wasserburg	BKH Gabersee	Enhuber Elvira von	Gabersee 7	83512	D	08071-71295 08071-5633
Wasserburg	BKH Gabersee	Frei Karl	Gabersee 7	83512	D	08071-71295 08071-5633
Wasserburg	BKH Gabersee	Hinkelmann Andrea	Gabersee 7	83512	D	08071-71295 08071-5633
Wasserburg	BKH Gabersee	Hochstadt Michaela	Gabersee 7	83512	D	08071-71295 08071-5633
Würzburg	Universitätsnervenklinik Würzburg	Fauth Dr. Ingrid	Füchsleinstraße 15	97080	D	0931-203-209 0931-203-283
Innsbruck	Uniklinik Neurologie Innsbruck	Benke Prof. Dr. Th.	Anichstraße 35	A-6020	A	0043-512-504-3850 0043-512-504-3852

Ort	Memory Klinik	Ansprechpartner	Straße Nr	PLZ	Land	Telefon/Telefax
Innsbruck	Uniklinik Neurologie Innsbruck	Berger Wolfgang	Anichstraße 35	A-6020	A	0043-512-504-3850 0043-512-504-3852
Innsbruck	Uniklinik Neurologie Innsbruck	Bodner Mag. Thomas	Anichstraße 35	A-6020	A	0043-512-504-3870
Innsbruck	Uniklinik Neurologie Innsbruck	Ransmayr Prof. Dr.	Anichstraße 35	A-6020	A	0043-512-504-3850 0043-512-504-3852
Innsbruck	Uniklinik Neurologie Innsbruck	Spiegel Dr. Michael	Anichstraße 35	A-6020	A	0043-512-504-3850 0043-512-504-3852
Salzburg	Geriatrie Salzburg	Erhart Dr. Christa	Ignaz-Harrer-Straße 79	A-5020	A	0043-662-4483-4100 0043-662-4483-4204
Salzburg	Geriatrie Salzburg	Kain Mag. Dr. Nikolaus	Ignaz-Harrer-Straße 79	A-5020	A	0043-662-4483-4100 0043-662-4483-4204
Wien	Donauspital SMZ-Ost	Croy Antonia	Langobardenstraße 122	A-1220	A	0043-1-28802-3038 0043-1-28802-3080
Wien	Donauspital SMZ-Ost	Lambert Dr.	Langobardenstraße 122	A-1220	A	0043-1-28802-3038 0043-1-28802-3080
Wien	Donauspital SMZ-Ost	Masching Dr. Andreas	Langobardenstraße 122	A-1220	A	0043-1-28802-3038 0043-1-28802-3080
Wien	Donauspital SMZ-Ost	Rainer Dr. Michael	Langobardenstraße 122	A-1220	A	0043-1-28802-3038 0043-1-28802-3080
Wien	Geriatriezentrum am Wienerwald	Dittrich Mag. Bernhard	Jagdschloßgasse 59	A-1130	A	0043-1-80110-3571 0043-1-80110-3763
Wien	Geriatriezentrum am Wienerwald	Gatterer Dr. Gerald	Jagdschloßgasse 59	A-1130	A	0043-1-80110-3571 0043-1-80110-3763

Basel	Geriatrische Universitätsklinik Basel	Ermini-Fünfschilling Doris	Kantonsspital	CH-4031 CH	0041-61-265-3881 0041-61-265-3788
Basel	Geriatrische Universitätsklinik Basel	Leu Irene	Kantonsspital	CH-4031 CH	0041-61-265-3881 0041-61-265-3788
Basel	Geriatrische Universitätsklinik Basel	Monsch Dr. Andreas	Kantonsspital	CH-4031 CH	0041-61-265-3881 0041-61-265-3788
Basel	Geriatrische Universitätsklinik Basel	Stähelin Prof. Dr. H. B.	Kantonsspital	CH-4031 CH	0041-61-265-3881 0041-61-265-3788
Basel	Psychiatrische Universitätsklinik Basel	Krebs-Roubicek Dr. Eva	Wilhelm-Klein-Straße 27	CH-4027 CH	0041-61-325-5351 0041-61-325-5585
Lausanne	Consultation de la Mémoire	Küng Dr. Adrian	Avenue de Morges 10	CH-1004 CH	0041-21-625-0491 0041-21-625-2597
Münsterlingen	Psychiatrische Klinik Münsterlingen	Brüllhardt Claudia	PMK Station U2/3	CH-8596 CH	0041-71-686-4280 0041-71-686-4621
Münsterlingen	Psychiatrische Klinik Münsterlingen	Schänzle Heidi	PMK Station U2/3	CH-8596 CH	0041-71-686-4280 0041-71-686-4621
Münsterlingen	Psychiatrische Klinik Münsterlingen	Späti Ivana	PMK Station U2/3	CH-8596 CH	0041-71-686-4280 0041-71-686-4621
Münsterlingen	Psychiatrische Klinik Münsterlingen	Speck Binja	PMK Station U2/3	CH-8596 CH	0041-71-686-4280 0041-71-686-4621
Rheinau	Psychiatrische Klinik Rheinau	Reichard Marcus	Postfach	CH-8462 CH	0041-5230492366 0041-523049395
St. Gallen	Memory Klinik St. Gallen	Inglin Dr. Daniel	Rorschacherstraße 94	CH-9000 CH	0041-71-2438880 0041-71-2438113

Ort	Memory Klinik	Ansprechpartner	Straße Nr	PLZ	Land	Telefon/Telefax
St. Gallen	Memory Klinik St. Gallen	Keiser Marion	Rorschacherstraße 94	CH-9000	CH	0041-71-2438880 0041-71-2438113
St. Gallen	Memory Klinik St. Gallen	Ruegg Barbara	Rorschacherstraße 94	CH-9000	CH	0041-71-2438880 0041-71-2438113
St. Gallen	Memory Klinik St. Gallen	Siegmann Lea	Rorschacherstraße 94	CH-9000	CH	0041-71-2438880 0041-71-2438113
Zürich	Gerontopsychiatr. Zentrum Hägibach	Schreiter-Gasser Dr. Ursula	Minervastr. 145	CH-8032	CH	0041-1-3891411 0041-1-3891468
Zürich	Memory Klinik Entlisberg	Pachmann Angelika	Walchestraße 33	CH-8035	CH	0041-1-216-4355 0041-1-362-1213
Zürich	Memory Klinik Entlisberg	Schmid Regula	Walchestraße 33	CH-8035	CH	0041-1-216-4355 0041-1-362-1213
Zürich	Memory Klini k Entlisberg	Wettstein Albert	Walchestraße 33	CH-8035	CH	0041-1-216-4355 0041-1-362-1213
Zürich	Memory Klinik Waid Klinik f. Geriatrie	Kamprad D. Frau Dr.	Tiechestraße 99	CH-8037	CH	0041-1-366-2211 0041-1-366-2181
Zürich	Memory Klinik Waid Klinik f. Geriatrie	Rüegger-Frey Brigitte	Tiechestraße 99	CH-8037	CH	0041-1-366-2211 0041-1-366-2181

Adressen von Einrichtungen der deutschen Alzheimer Gesellschaft

Um Alzheimerkranke, Angehörige, fachliche Betreuer und Ärzte zu unterstützen, sind in der Bundesrepublik Deutschland Selbsthilfegruppen sowie örtliche und regionale Alzheimer Gesellschaften entstanden. Hier die Adressen:

Deutsche Alzheimer Gesellschaft e.V.
Kantstrasse 152, D-10623 Berlin
Tel.: 030-31505733, Fax: 030-31505735
eMail: deutsche.alzheimer.ges@t-online.de
Internet: www.deutsche-alzheimer.de

Mitgliedsgesellschaften der Deutschen Alzheimer Gesellschaft e.V.

Alzheimer Gesellschaft Dresden e.V.
Herr Dr. Friedemann Ficker, c/o St.-Marien-Krankenhaus, 01109 Dresden, Selliner Str. 29, Tel. 0351-8832221, Fax 0351-8832212
Alzheimer-Angehörigen-Initiative e.V.
Frau Rosemarie Drenhaus-Wagner, Brunnenstr. 5, 10119 Berlin, Tel.: 030-44338741
Alzheimer Gesellschaft Berlin e.V.
Frau Christa Matter, Albrecht-Achilles-Str. 65, 10709 Berlin, Tel.: 030-89094357

Alzheimer Gesellschaft Brandenburg e. V.
Frau Angelika Winkler, Tornowstr. 48, 14473 Potsdam, Tel.: 0331-2849724, Fax: 0331-2849730
Alzheimer Gesellschaft Hamburg e.V.
Frau Marte Speetzen, Martinistraße 29, 20251 Hamburg, Tel.: 040-472538, Fax: 040-46090585
Alzheimer Gesellschaft Lüneburg e.V.
Frau Kerstin Löding, Am Wienebüttelerweg 1, 21339 Lüneburg, Tel.: 04131-601450,
Fax 04131-601409
Alzheimer Gesellschaft Norderstedt-Segeberg e.V.
Herr Ulrich Mildenberger, c/o Beratungsstelle für ältere Bürger, Ochsenzoller Str. 85, 22851 Norderstedt, Tel. 040-52883830,
Fax 040-52883832
Alzheimer Gesellschaft Kreis Pinneberg e.V.
Frau Rita Rohwedder, Rudolf-Breitscheid-Str. 40b, 22880 Wedel, Tel.: 04103-15355,
Fax: 04103-919664
Alzheimer Gesellschaft Stormarn e.V.
Herr Bernd Freier, Woldenhorn 3, 22926 Ahrensburg, Tel.: 04102-822222, Fax: 04102-822223
Alzheimer Gesellschaft Lübeck e.V.
Frau Beate Schwarz, Engelsgrube 70, 23552 Lübeck, Tel./Fax: 0451-7071852
Alzheimer Gesellschaft Schleswig-Holstein e.V
Herr Heinz Jansen, Starnbergerstr. 67, 24146 Kiel, Tel.: 0431-789367
Alzheimer Gesellschaft Oldenburg-Ammerland e.V.
Frau Elke Ullrich-Gierveld, Grüne Str. 28, 26655 Westerstede, Tel.: 04488-859185, Fax: 04488-71123
Alzheimer Gesellschaft Hannover e.V.
Frau Christel Zerezke, Försterstieg 1 A, 30916 Isernhagen, Tel.: 0511-7261505
Alzheimer-Angehörigen-Selbsthilfegruppe e.V.
Frau Karin Alex, Feldstr. 69, 32120 Hiddenhausen, Tel.: 05221-66779, Fax: 05221-67584
Alzheimer Gesellschaft Bielefeld e.V.
Herr Prof. Dr. Clarenbach, Schildescher Str. 99, 33611 Bielefeld, Tel.: 0521-84347
Alzheimer Gesellschaft Mittelhessen e.V.
Frau Bettina Rath, Geiersberg 15, 35578 Wetzlar, Tel.: 06441-43742, Fax: 06441-43813

Alzheimer Gesellschaft Dill e.V.
Herr Hans-Joachim Wagner, Obertor 20, 35708 Haiger, Tel. 02777-6660, Fax 02777-6949

Alzheimer Gesellschaft Braunschweig e.V.
Frau Gertrud Terhürne, Triftweg 73, 38118 Braunschweig, Tel.: 0531-2565740, Fax: 0531-2565799

Alzheimer Gesellschaft Sachsen-Anhalt e.V.
Herr Harald Jaap, Sudenburger Wuhne 4, 39112 Magdeburg, Tel.: 0391-6097597, Fax: 0391-6097203

Alzheimer Gesellschaft Düsseldorf-Mettmann e.V.
Herr Dr. Martin Haupt, Bergische-Landstr.2, 40629 Düsseldorf, Tel.: 0211-9224201,
Fax: 0211-9224266

Alzheimer Gesellschaft Kreis Neuss e.V.
Herr Paul Hermkes, Einsteinstr. 108, 41464 Neuss, Tel.: 02131-84541, Fax: 02131-899656

Alzheimer Gesellschaft Dortmund e.V.
Frau Heide Römer, Kattenkuhle 49, 44269 Dortmund, Tel.: 0231-724 6611

Alzheimer Gesellschaft Bochum e.V.
Frau Christel Schulz, Universitätsstr. 77, 44789 Bochum, Tel.: 0234-337772, Fax: 0234-332443

Alzheimer Gesellschaft Münster e.V.
Herr Jörg Springmann, PF 4008, 48022 Münster, Tel.: 0251-780397, Fax: 0251-7640376

Alzheimer Gesellschaft Köln e.V.
Frau Susanne Edelmann, Bartholomäus-Schink-Str. 6, 50825 Köln, Tel.: 0221-95570274

Alzheimer Gesellschaft Region Trier e.V.
Frau Johanna Reusche, Konstantinstr. 54, 54329 Konz, Tel.: 06501-5476

Alzheimer Gesellschaft Siegen e.V.
Frau Liselotte Zabel, Birkenweg 18, 57234 Wilnsdorf, Tel.: 0271-390521, Fax: 0271-399878

Alzheimer Gesellschaft Westerwald e.V.
Frau Doris Weide, Heuweg 12, 57610 Altenkirchen, Tel. 02681-5945

Alzheimer Gesellschaft Frankfurt/M. e.V.
Frau Ruth Müller, Heinrich Hoffmann-Str. 10, 60528 Frankfurt, Tel.: 069-63017180,
Fax: 069-63015189

Alzheimer Gesellschaft Offenbach e.V.

Herr Stephan Detig, Goerdeler Str. 5, 63071 Offenbach, Tel.: 069-87876506, Fax: 069-80652079

Alzheimer Gesellschaft Wiesbaden e.V.
Frau Ingrid Kins, Am Alten Weinberg 32, 65207 Wiesbaden, Tel.: 06122-76016, Fax: 06122-76016

»Hilfen für Menschen mit dementiellen Erkrankungen und ihre Angehörigen« im Landkreis Saarlouis e.V.
Herr Michael Heck, Kaiser-Wilhelm-Str. 4–6, 66740 Saarlouis, Tel. 06831-444244, Fax 06831-444140

Alzheimer Gesellschaft Pfalz e.V.
Frau Gudrun Andres, Mundenheimer Str. 239, 67061 Ludwigshafen am Rhein, Tel.: 0621-569860, Fax: 0621-582832

Alzheimer Gesellschaft Baden-Württemberg e.V.
Frau Sylvia Kern, Büchsenstr. 34–36, 70174 Stuttgart, Tel.: 0711-2264920, Fax: 0711-2264922

Alzheimer-Initiative Baden-Baden/Rastatt
Herr Max Gander, Schweigenrother Str. 8, 76532 Baden-Baden, Tel.: 07221-91892

Alzheimer Gesellschaft München e.V.
Frau Inka Rath, Richard-Strauss-Str. 34, 81677 München, Tel.: 089-475185, Fax: 089-4702979

Alzheimer Gesellschaft Mittelfranken e. V.
Frau Sabine Tschainer, Adam-Klein-Str. 6, 90429 Nürnberg, Tel.: 0911-266126, Fax: 0911-2876080

Deutsche Alzheimer Gesellschaft Landesverband Bayern e.V.
Herr Peter Bratenstein, Pillenreutherstr. 41, 90459 Nürnberg, Tel.: 0911-436949, Fax: 0911-435171

Alzheimer Gesellschaft Oberpfalz e.V.
Frau Dr. Sigrid Woll, Ziegetsdorfer Str. 36, 93051 Regensburg, Tel.: 0941-9455937,
Fax: 0941-9455937

Alzheimer Gesellschaft Würzburg Unterfranken e.V.
Herr Dr. Wieland Gsell, Füchsleinstr. 15, 97080 Würzburg, Tel.: 0931-2031, Fax: 0931-203425

Alzheimer Forschung Initiative e.V.
Heinrich-Heine-Allee 53
40213 Düsseldorf
Tel.: 0211-8307112, Fax: 0211-8307354

Einige ausgewählte nationale und internationale Internet-Adressen in Sachen Alzheimer

http://www.deutsche-alzheimer.de

http://www.alzheimerforum.de

http://www.bmgesundheit.de

http://www.bzga.de

http://www.ar-msj.demon.co.uk
Alzheimer's Reports journal info&links to hot sites

http://www.alzforum.org
Forum for all aspects of AD

http://www.alzheimers.org/adear
AD education and referral center (ADEAR)

http://www.alzheimers.com
Information for carers and patients

http://www.centerwatch.com
Clinical trials listings

http://dementia.ion.ucl.ac.uk/
Dementia web

http://www. alz.org
Alzheimer's Association (US) Web site

http://www.nih.gov/nia/
National Institute on Aging (NIA) homepage

http://www.alzheimer-europe.org
Improve the case of Alzheimer's
patients through collaboration of
members associations.

http://www.alz.co.uk

adi@alzdisint.demon.co.uk
Alzheimer's Disease International
Alle Arten von gedruckten Informationen, auch unter Fax
0044171-4017351

Pharmafirmen wie Lilly, Hoechst, Marion Roussel, Bayer, Glaxo, Wellcom, Merck, Novartis etc. haben ebenfalls eigene Homepages in Sachen Alzheimer.

Personenregister

Mein Dank

gilt den Enkeln von Alois Alzheimer für viele ausführliche Gespräche. Den Dutzenden von Wissenschaftlern und Ärzten, die mir immer wieder erklärten, was ich nicht verstand. Den Forschern in den Labors, die sich Zeit nahmen für mich, obwohl ihnen die Zeit wegläuft.

MEIN BESONDERER DANK

gilt Astrid Althammer, Dr. Christian Behl, Dr. Wolfgang Burgmair, George Clare, Jakob Horowitz, Brigitte Jürgs, Anna Mitius, Klemens Roth, Dr. Matthias M. Weber und meiner Lektorin Dr. Doris Janhsen.